MÚSICA TRANSPESSOAL

CARLOS D. FREGTMAN
Com a colaboração de Egberto Gismonti

MÚSICA TRANSPESSOAL

Uma Cartografia Holística da Arte, da Ciência e do Misticismo

Tradução
MARIA STELA GONÇALVES

Prólogo
CLAUDIO NARANJO

Ilustrações
ROGERIO KATO

EDITORA CULTRIX
SÃO PAULO

Título do original:
Musica Transpersonal
Una Cartografia Holística del Arte, la Ciencia
y el Misticismo

Edição
1-2-3-4-5-6-7-8-9-10

Ano
91-92-93-94-95

Direitos de tradução para a língua portuguesa
adquiridos com exclusividade pela
EDITORA CULTRIX LTDA.
Rua Dr. Mário Vicente, 374 - 04270 - São Paulo, SP - Fone: 272-1399
que se reserva a propriedade literária desta tradução.

Impresso nas oficinas gráficas da Editora Pensamento.

A música é uma alma inaugurando uma forma

Ao meu filho Alan

Sumário

Prefácio

Em todas as culturas e nações se faz música e, ao que parece, a música nos acompanha desde a mais remota antigüidade. Os seres humanos se comportam como se a música constituísse uma necessidade essencial: "consome-se" música em todas as classes sociais, como se consomem alimentos.

Em contraste com a importância do acontecer musical, chama a atenção a pobreza do que se diz a seu respeito. Em geral, os músicos profissionais não apreciam exprimir em palavras a experiência musical, e não sem certa razão, tendo em vista as medíocres tentativas dos críticos musicais do começo do século. . . paisagens outonais ou furacões podem sem dúvida ser sugeridos pela música, mas estão muito longe de constituir seu significado principal, mesmo no caso da música mais descritiva. A reação foi, contudo, o empobrecimento do discurso musical, que se limitou praticamente à linguagem técnica da musicologia, uma linguagem útil e necessária à pedagogia da música, mas que não pode pretender aproximar-nos da sua essência. Há algumas décadas, Bernard Shaw caricaturava o discurso da crítica musical parodiando-o através do famoso monólogo de Hamlet. "O autor, valentemente, enuncia o seu tema no infinitivo", começava ele, se bem me recordo; "depois de uma passagem que, apesar de sua brevidade, reúne os significativos alternativo e negativo, volta a enunciar o infinitivo; e assim chegamos ao primeiro ponto e vírgula. Na frase seguinte, o acento recai enfaticamente sobre o adjetivo demonstrativo. . .", etc., etc.

Enquanto na Idade Média a música integrava, junto com as matemáticas e a astronomia, o *trivium* – a parte do currículo orientada para os assuntos universais –, e apesar das reiteradas afirmações de grandes compositores sobre o significado do seu ofício e da sua obra, domina hoje no "pensamento oficial" a idéia formulada por Hanslik no começo do século segundo a qual a música é essencialmente forma pura que nada significa – fenômeno que satisfaz a uma especialíssima faculdade estética. A música por excelência é, de acordo com esse ponto de vista, "música pura", e esta, por sua vez, é uma ordenação de sons que obedece a algum critério matemático oculto, algum complexo cânone de beleza que é percebido pelo ouvido.

Diante desse clima de opinião tão difundido, agrada-me a orientação de Carlos Fregtman, explícita já no próprio título do livro. Falar de música "transpessoal" implica afirmar que *a música não só expressa algo* como também, além de refletir prazer, dor e os vários estados de mente cotidiana, serve (na melhor das hipóteses) de *veículo à expressão de vivências espirituais*. Pessoalmente, creio que a verdadeira música, a grande música, e também o que faz da música um verdadeiro alimento sutil, têm natureza *implicitamente espiritual*.

A música começou como música sacra: uso da voz humana e dos instrumentos a serviço do sagrado e da elevação da consciência (como ainda podemos ver nas culturas xamanísticas). E considero que, ao se produzir a separação entre música sacra e música secular, na nossa própria cultura, a melhor música sacra não apenas ficou fora da igreja como perdeu o seu conteúdo espiritual explícito. Por isso, indicar o conteúdo espiritual da música pode servir para ouvi-la melhor; pode constituir um convite implícito para que ela não seja considerada um mero "prazer do ouvido", mas *um modo de vincular-se consigo mesmo, com o mundo e* – para além dos conteúdos individualizáveis da mente – *com o Ser*.

Além de sua louvável orientação geral, o autor nos apresenta – num "vôo de pássaro" – uma interessante antologia de pensamentos que, embora procedam de pensadores bem conhecidos, são pouco acessíveis a quem não se disponha a investigar o que eles disseram especificamente a respeito da música. Ainda que não configure uma síntese propriamente dita, essa excursão pelo pensamento dos filósofos aponta para ela e fundamenta ao mesmo tempo a idéia da música como *linguagem do espírito* e como *forma ressonante de padrões universais*. Por outro lado, o livro está salpicado de pequenas jóias como, por exemplo, a descrição feita por Gismonti de sua aquisição de um sitar na Índia, ou as declarações de Gregory Corso.

A despeito do aparecimento recente de algumas obras sobre semiótica musical, o campo de "música e consciência" continua praticamente virgem. Espero que este livro não só instigue os apreciadores da música a atentarem para o mistério em torno do qual se move o som, mas também constitua um estímulo para o pensamento em matéria de estética e de filosofia musical.

CLAUDIO NARANJO
Babia, Almería, 1990

À Guisa de Prelúdio

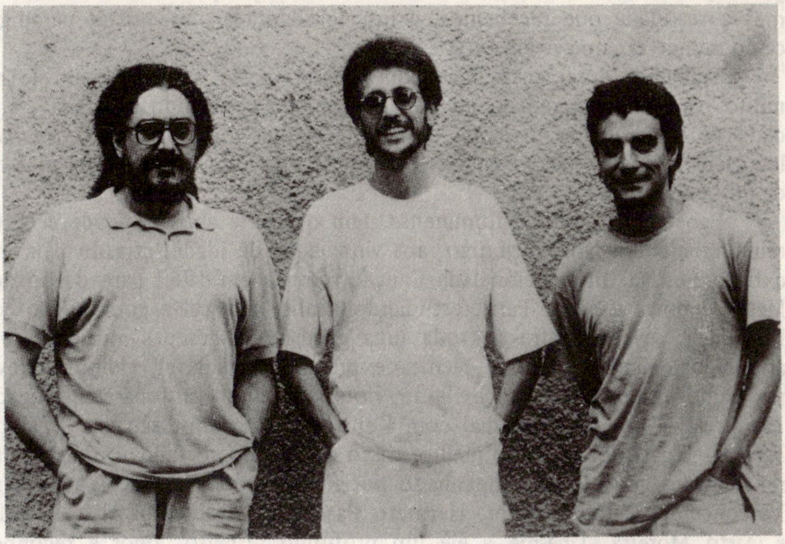

E. Gismonti - C.D. Fregtman - R. Kato
Nova Friburgo, Rio de Janeiro
Primavera de 88

Estimado Diaulas

Acabo de ler *Música Transpessoal* (o original anexo que envio) e estou muito emocionado, pois o texto configura o testemunho ou livro de registro de um extenso mapeamento que explora o confluente caminho da arte, da ciência e do misticismo. O projeto teve início a partir de diálogos com Egberto Gismonti e logo seguiu o seu curso, ampliando-se de modo natural. O primeiro "movimento" do livro foi escrito em colaboração com Egberto; evitamos o tema "musical" propriamente dito, centrando-nos na "metamúsica", os antes e depois que consideramos essenciais. Com referências constantes a domínios tão diversos como o taoismo, os Upanixades ou a nova ciência holonômica – nos quais conceitos como *medium*, *músico* ou *místico* se fundem e entrelaçam –, Egberto relata as suas experiências esotéricas com os índios do Amazonas, as suas primeiras vivências transpessoais surgidas em relação com a música de Antón Webern, as suas viagens à Índia, os seus encontros com o candomblé procedente de antigos ritos africanos ou o seu particular estado de consciência emocional ao criar música. O "segundo movimento" amplia, multiplica as trilhas traçadas nesses relatos, com "meditações" que completam, realçam ou tentam ex-plicar o universo im-plicado transpessoal da música, assim como o ato de criação. A terceira parte constitui um apêndice *noético* para trabalhadores do corpo e da saúde, psicoterapeutas (denominei-os *psiconautas*) e educadores; como o restante do livro, ela é também uma reflexão sobre estes quinze anos de trabalho e mergulho científico na abordagem holística da psicoterapia e, mais especificamente, no campo multidimensional da *musicoterapia transpessoal* que formulei. Essa singular sincronicidade procura promover a gestação de um profundo "olhar interior", pois, como observa Jung, aquele que olha para fora dorme, enquanto quem olha para dentro desperta. . . *vê*. A idéia nodal deste livro é a de que criamos o universo que percebemos, não porque haja algum tipo de realidade fora do nosso ser, mas porque selecionamos e reformulamos a realidade que recebemos, a fim de adaptá-la aos nossos paradigmas acerca do mundo em que vivemos.

Trabalhei duramente, mas com alegria, neste projeto, pois ele representa muito para mim. Agradeço ao *Tao* por me ter concedido a "graça", a oportunidade de compartilhar o cerne desta tarefa com um verdadeiro *iluminado* (você logo lerá parte de suas vivências) e, com certeza, um dos músicos mais relevantes de nossa era.

Egberto Gismonti é fluminense, tem quarenta anos de idade e vinte de carreira; criado em Nova Friburgo, aos vinte anos de idade, atraído pela mística do extinto Festival Internacional da Canção, desceu em 1967 para o Rio de Janeiro. Meses depois, está em Paris, estudando análise musical e composição com Nadia Boulanger, severa mestra de toda uma geração de grandes músicos. Compositor, arranjador, pianista de uma técnica expressiva inigualável, violonista revolucionário, canta e, além disso, toca flauta, violoncelo, sitar, sanfona e sintetizadores. Em 1967 realiza um *tour* mundial com Keith Jarrett e um disco seu – *Dança das Cabeças* – é galardoado como melhor disco do ano nos Estados Unidos. Mais de quarenta discos gravados, acompanhado por músicos do porte de Jan Garbarek, Naná Vasconcelos, Ralph Towner, Hermeto Paschoal, Nivaldo Ornellas, Charlie Haden e Airto Moreira. Une-me a ele um profundo respeito, amor e reconhecimento; Egberto é um dos meus Mestres de Consciência e, sobretudo, um ser humano cristalino, livre para *ser música*.

As ilustrações são de Rogerio Nogueira Kato, um artista que dançou com seu pincel criando sábias meditações sobre a essência dos temas tratados. Cada pintura representa – à maneira do símbolo da mandala ou de uma placa holográfica – tanto uma totalidade em si como um sistema de informação de um Todo maior e mais amplo. Elas nos possibilitam uma imersão estética ligada ao caminho da intuição espiritual e mais além do limite das palavras.

Pela temática abordada, este livro (um verdadeiro holograma referente à natureza do ser humano, à realidade, à arte, ao impulso criador e à psicoterapia como processo criativo, à educação e ao misticismo como sistemas que tendem a uma evolução global significativa) teve de ser escrito "a partir de dentro", como sugere Lilly, no "olho do furacão", convivendo com realidades não habituais, conjugando linhas diferentes de pensamento e expressões transpessoais de primeira mão. Tive a oportunidade de dialogar com seres e espaços incríveis, e parte desses "encontros" se reflete nas meditações deste livro.

Bem, não é bom que um autor fale muito de si mesmo, embora não seja nova a minha descoberta de que não sou *somente eu* quem escreve; Norman Brown ensina que somos uma "corporação", uma *multidão de almas* que nos habitam e transcendem. Tenho consciência de que este não é um livro composto por um ego isolado e solitário; para além de toda perspectiva individual, sempre existem sistemas ou campos de consciência em intrínseca relação. Devo reconhecer que não me teria sido possível escrevê-lo sem a colaboração, a ternura, a inspiração e o amor que me ofereceram minha esposa Gabriela e meu filho Alan, o "pequeno Buda de cabelos de ouro". Talvez eu escreva os capítulos, mas são eles que "inspiram", de forma criadora, os meus pensamentos. Por isso, e muito mais, *Música Transpessoal* é uma tentativa de transmitir uma experiência de vida que, dia-a-dia, procura incrementar a capacidade de carinho, expressão, silêncio e iluminação. Vivendo de verdade – superando a nossa fragmentada maneira de pensar –, aprendemos que, *se não há frutos, vale a beleza das flores;*

se não há flores, vale a sombra das folhas; e, se não há folhas, vale a intenção da semente.

Do som, da magia e da luz destas montanhas, um afetuoso abraço.

Carlos Fregtman.

CARTOGRAFIA[1] TRANSPESSOAL

NO FIO DA NAVALHA

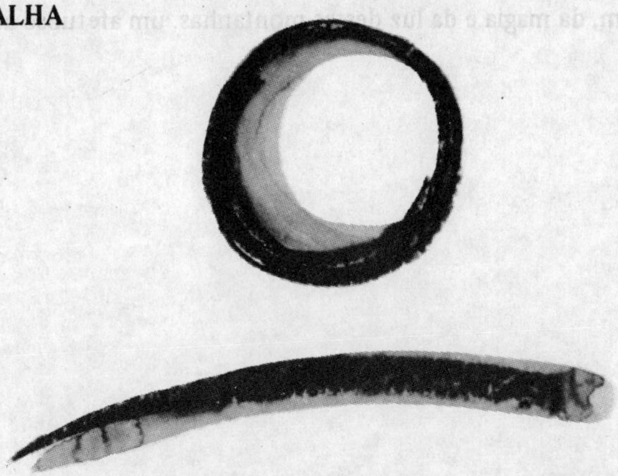

O milagre é que o universo tenha criado uma parte de si mesmo para observar o resto, e que essa parte, ao observar-se a si mesma, tenha descoberto o resto do universo em suas próprias realidades naturais internas.

John C. Lilly

Criação noética

Em sua acepção popular, a *noética* se relaciona com uma forma de apreensão puramente intelectual, mas o próprio Platão já se refere ao conhecimento noético como um sistema elevado de inteligência, a origem das *verdades eternas* que transcendem o universo discursivo normal do raciocínio lógico. O termo provém da palavra grega *nous*, que significa "mente" ou "espírito", nível superior da tríade *espírito-psique-corpo*. Aristóteles explicava essa hierarquia afirmando que "assim como a visão para o olho, está o espírito para a psique". A noética é a Ciência da Consciência ou Ciência Transpessoal.

A palavra *ciência* significa originariamente "conhecimento" e, além de representar um tipo de conhecimento derivado das faculdades racionais da mente, determina um modelo de conhecimento há muito deixado de lado pelo mundo científico, no qual a Consciência se erige como conceito *central* e *unificador* que subjaz aos diversos aspectos do Ser.

O tema da Consciência – o tema da Música, pois esta é expressão dessa Consciência Absoluta – é tão vasto e caleidoscópico como o próprio cosmos, podendo ser apreendido apenas por um processo cognitivo direto e íntimo, para além da observação objetiva "avalizada" por um raciocínio dedutivo. Essas formas de percepção devem ser integradas, superando a antítese dicotômica do nosso paradigma dominante nos últimos 350 anos: ciência ou arte, razão ou intuição, racionalidade ou irracionalidade, conhecimento objetivo *versus* experiência subjetiva.

1. Toda descrição, representação ou explicação de uma realidade é necessariamente, em certo sentido, o mapeamento – feito sobre alguma superfície, matriz, estrutura ou conjunto de coordenadas sincrônicas – das derivações dos fenômenos que se pretendem descrever.

A matriz unificada da Consciência Transpessoal é o campo comum em que se aliam ambas as formas de conhecimento. Refletindo esse antagonismo, a American Academy of Sciences afirmou em 1972 que ciência e religião são "âmbitos de pensamento reciprocamente excludentes", reiterando modelos de comportamento rígido, como o ocorrido em 1600 com Giordano Bruno – condenado pelos teólogos a morrer queimado por afirmar que a Terra não era o centro do Sistema Solar e que havia outros sistemas solares habitados por seres vivos. Como esse, um estreito dogmatismo condenou e executou Mozart, Reich ou Lennon, por *re-evolucionarem* o mundo das crenças.

A nova concepção "bela" da "verdade" científica mostrou a existência de um infinito potencial criativo em nosso âmbito transpessoal – supra-individual, para além dos habituais limites do ego, onde a consciência íntima do homem é idêntica à realidade fundamental do universo –, até agora totalmente desdenhado pelo ser humano. Esse *potencial criativo* foi conhecido e manifestado antes por sábios da antigüidade e por alguns mestres esclarecidos, no mundo da arte, da religião, da filosofia ou do misticismo, que utilizavam uma "linguagem" (verbal ou não-verbal, como no caso dos *ensinamentos estéticos*) pré-científica velada, a fim de expressar a *intuição do inexpressável*. Creio que, nesta era de Aquário, estamos preparados para redescobrir esses conceitos e percepções globais, a partir dos recursos experimentais objetivos da ciência nascente, desde que o dogmatismo e os pressupostos *misoneístas*[2] do passado não o impeçam. Aproxima-se "o presente do êxtase" anunciado ironicamente por Watts para 1990, uma vivência tão fundamental e vital como as vitaminas, o repouso e o lazer: a experiência reveladora decorre do fato de se compreender que os elementos que parecem opostos são, na realidade, partes que compõem um todo mais amplo, ou seja, uma mesma Consciência.

Nave Espacial Terra

Edgar Mitchell, astronauta e caminhante lunar, membro da expedição Apolo 14, conta que, quando foi à Lua, era engenheiro, um homem de ciência altamente preparado *para ser* tão pragmático como qualquer um dos seus colegas pilotos; ele tinha dedicado mais de um quarto de século à aprendizagem de um enfoque empírico que lhe facilitasse a "compreensão" do universo. Em muitas opornidades – conta Mitchell, hoje presidente do Institute of Noetic Sciences, Califórnia –, a minha vida tinha dependido da validade dos princípios científicos e da confiabilidade da tecnologia elaborada com base nesses princípios. Mitchell acreditava que, operando-se com dados objetivos do pensamento lógico, se produziria uma tecnologia reveladora de boa parte dos segredos íntimos do cosmos que demonstraria os limites do espaço e, em nível microscópico, penetraria na estrutura atômica. Contudo, no decorrer da missão espacial, contrariando a sua atitude pragmática, ele experimenta um *estado místico* diante da visão do planeta Terra "flutuando no espaço". Nem as fotografias mais fiéis e espetaculares podiam refletir essa visão majestosa, a de "uma jóia esplêndida, branca e azul, suspensa contra um céu de veludo negro"; o nosso planeta parecia adaptar-se pacífica, harmoniosa e misteriosamente aos padrões evolutivos que sustentam o cosmos. Nessa experiência culminante, Mitchell *compreende* que a vida do universo não é apenas um acidente baseado num processo de seleção aleatória, e *sente*

2. Ver glossário.

a presença da divindade como algo palpável. Essa vivência não se adequava ao seu raciocínio discursivo e era *evidente* que o universo era um sistema unificado com direção e significado; isso não podia ser percebido por meio dos órgãos sensoriais comuns, mas *estava ali*: uma dimensão insuspeitada que flui por trás da criação visível, outorgando-lhe um desígnio noético e conferindo à vida um propósito transcendente. A descrição de Buckminster – que menciona o planeta como "Nave Espacial Terra" – era extraordinariamente adequada para descrever essa *consciência global instantânea*.

Extasiado por essa visão de *eternidade não-interrompida*, Mitchell centra os seus pensamentos na vida cotidiana do planeta – com suas guerras, assassinatos, conquistas, sofrimentos, fome, ignorância, miséria, armamentismo nuclear, luxúria, vaidade e preconceito – e o seu sentimento maravilhoso lentamente se transforma em dor.

"Esses pensamentos" – diz Mitchell – "e as questões correspondentes me acompanharam durante toda a missão Apolo, nas amerrissagens e nos desfiles. Obcecaram-me com a esmagadora certeza de que temos uma visão muito limitada da nossa própria vida e da do planeta. Como podia a compreensão ter se dissociado do instinto de modo tão completo?"

Caminhando "no fio"

Claudio Naranjo, um dos membros impulsionadores da contracultura mística, afirma ser a seguinte a descrição óbvia do nosso tempo: este é um *período de crise* – crise econômica, crise energética, crise ecológica, crise nos valores humanos. *Apenas o nível da nossa sabedoria e da nossa compaixão pode ajudar-nos a sobreviver e levar-nos coletivamente à outra margem. A consciência – um luxo no passado – talvez seja agora a nossa embarcação comum*.

A alternativa é promover um estado de *metanóia*[3] da humanidade, ou um novo despertar do sono em que estamos mergulhados, a fim de podermos compreender o dilema que nós mesmos criamos e, através de uma modificação da Consciência e de uma ampliação da responsabilidade individual, restabelecermos algum dia a união do homem com o homem e também com a totalidade do mundo que o contém.

Um processo de metanóia favorece a elevação do homem à totalidade do gênero humano, da autoconsciência à consciência cósmica, do pessoal ao transpessoal. No cerne da arte, da ciência ou do misticismo reside uma mesma *verdade*, uma mesma *beleza*: *a ordem harmoniosa de tudo o que existe*.

Música das esferas

Os diversos aspectos da vida não existem por si mesmos, estando, na verdade, entrelaçados com outros contextos; cada parte não só expressa algo de si mesma como também contém *patterns* de informação sobre os contextos mais amplos em que se desenvolve. Determinados por nossas séries de idéias, não nos compreendemos a nós mesmos, nem ao nosso universo, de uma forma holística ou

3. Do grego, seu significado preciso é "novo estado de consciência" ou "modificação da mente".

holográfica; o cérebro não é um simples refletor do mundo que nos rodeia, mas cria, a partir de sua estrutura peculiar, as formas e acontecimentos que vemos, *selecionando* vibrações dentre um infinito espectro de ondas.

Os mapas do espaço interior coincidem com a cartografia do espaço exterior. Há uma surpreendente variedade de caminhos e formas de viagem para o *psiconauta* que percebe as virtudes do *impulso criador holonômico* subjacente ao nosso acontecer manifesto; não apenas arte, ciência honesta, psicoterapia ou disciplinas espirituais de libertação. O caminho transpessoal com freqüência é representado simplesmente pela realização do trabalho cotidiano como um *jogo criativo*, imbuído da intenção consciente de viver uma vida *mais humana, mais universal*, com a ajuda da bondade, da humildade, do estudo, da oração e da caridade.

Primeiro Movimento

MUSICONAUTAS

NAVEGANTES DA CONSCIÊNCIA

Escrito em colaboração com EGBERTO GISMONTI

A obra de arte é um *ser* que precisa do criador
como *medium* para a sua realização.

C. G. Jung

METAMÚSICA

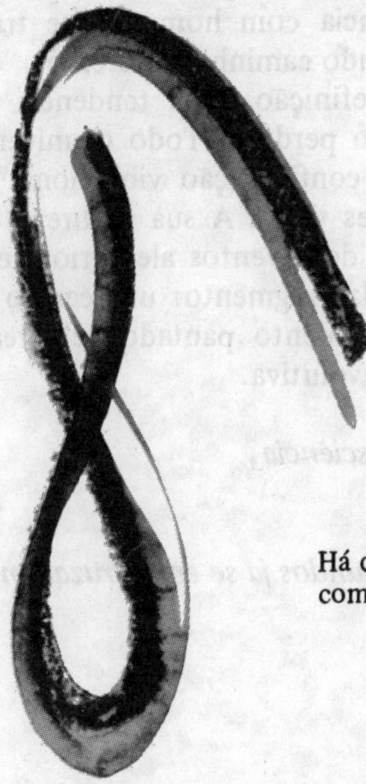

Há que escrever livros
como quem compõe música.

Novalis

O *complementar* pode ser um modelo de composição. Ele implica dizer algo que esteja mais aquém ou mais além do que disse ou fez o outro. Contraponteando. Com uma direção compartilhada, às vezes com idéias diferentes. O distinto, o heterodoxo, costuma ser complementar. Equilibra. Quando complementa, a mensagem também completa – sem acrescentar ou suprir – a mensagem do outro. Confere plenitude. Indaga. Propõe. Dispõe. Instiga. Inquieta. *Impulsiona* a criação.

Somente uma mente plena é clara – dizia Schiller –, *a verdade habita as profundidades*. Uma mente criadora não se compõe apenas de experiências profundas ou abundantes, mas também de conceitos com os quais possa falar dessas experiências. A visão *binocular* oferece profundidade, descobrindo ressonâncias e dimensões holonômicas. As ressonâncias proporcionam o acesso a uma gestalt pluridimensional e totalizante, que se contrapõe à visão monocular. A trama argumentativa se abre em leque, sem procurar analisar, questionar, avaliar, dissecar, *ex*plicar; só contrapontear, como os músicos de uma *jam session*,[1] complementando mais aquém ou mais além. Harmonizando. *Im*plicando-se.

A música é uma experiência inacessível por meios eruditos ou literários, pois é uma experiência de caráter não-verbal, não linear, analítica ou discursiva. Só podemos fazer *metamúsica*, na medida em que o prefixo *meta* sugere a formulação de questões ulteriores – mais afastadas do território habitual –, questões que se situam *para além, depois, junto, entre* ou *com* os conceitos fundamentais de certa disciplina.

O músico cria, revela e impulsiona uma nova realidade. Tal como o cientista ou o místico, ele busca os caminhos para exprimir a sua sensação de unicidade com o universo.

Quando descobrimos as motivações essenciais de uma tendência, às vezes em aparente oposição à nossa, reconhecemos nela as nossas próprias dúvidas, lutas

1. Improvisação de jazz.

e esperanças. Desse modo, podemos escolher de forma reflexiva a rota que antes fora traçada por instinto, mas com uma alegria característica daquele que se reconhece empaticamente em ressonância com homens que travaram uma luta semelhante à nossa, mas talvez percorrendo caminhos diferentes.

Um impulso determina, por definição, uma tendência à pulsação, uma restauração de uma batida ou equilíbrio perdido. Todo o universo é vibração e pulsação rítmica. O ritmo não é uma configuração vibracional criada pelo homem, não é uma energia privativa dos seres vivos. A sua natureza cósmica atua em todo o existente. Por trás da *entropia* dos eventos aleatórios dessa proposta há uma harmonia profunda que conecta cada fragmento: um centro móvel de equilíbrio e proporção, um manifesto desdobramento pautado pela realidade como totalidade simbólica. Uma serena pulsação evolutiva.

E a evolução
é sempre uma subida para a *Consciência*,
para a *Unidade*.

Um novo mundo nasceu. Dois mundos já se entrecruzaram.

IMPULSO CRIADOR

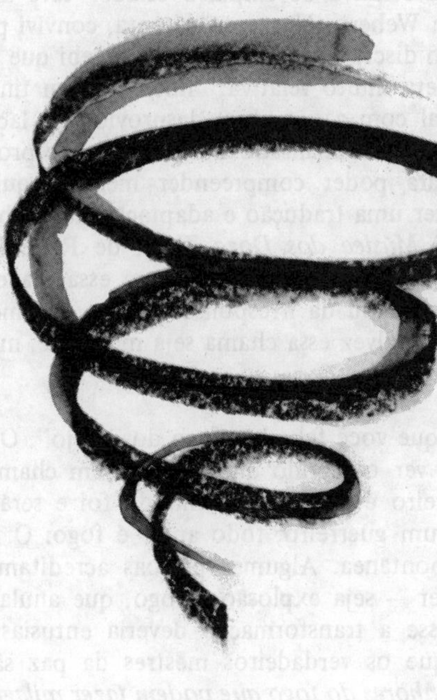

Rumo à criação

Gismonti: Eu gostaria de começar falando do *impulso para a criação*. Parto do princípio de que esse impulso criador – que não chamo aqui de inspiração e que diferencio do ato da criação – nasce por um "descuido" da consciência. A partir desse pressuposto, sempre tentei, como músico, desenvolver e explorar a busca de certa "inconsciência" presente. *Quando estou menos consciente, sou menos racional e mais abundante, eis o impulso para a criação*. Refiro-me a consciência e inconsciência, mas poderíamos pensar numa realidade palpável e numa não-palpável, num universo racional e em outro mais ligado à intuição. O impulso criador é o começo e o fim de toda a história que vamos retomar nestas meditações.

Não creio que esse impulso tenha uma clara significação *consciente* e talvez cheguemos à conclusão de que, na verdade, ele possui um claro sentido *de Consciência*. É possível que o ato ou a obra criadora apresentem um conteúdo consciente, mas o que leva um músico a concluir que certas notas "combinam"? A percepção dessa forma de relação peculiar, essa "combinação" nas pautas de conexão de três ou quatro notas, podem gerar – impulsionar, instigar – uma obra de quarenta minutos de música. Esse estado de *lucidez* é um estado que, por outras razões, muitos seres humanos procuram, configurando a *entrada mais decisiva para o espaço da criação*.

No meu caso, esse estado não-palpável se tornou definido através de uma longa convivência com realidades tão diferentes e irracionais que me possibilitaram estabelecer parâmetros de comparação entre a índole e categoria dessas experiências de vida e a essência e qualidade do resultado artístico do meu trabalho.

O fogo do desejo

A primeira revelação relativa ao impulso criador teve uma estreita vinculação com a obra de Antón Webern. Nos anos setenta, convivi por um longo período com Jean Barraqué, um discípulo de Webern, e percebi que a *qualidade* ou propriedade do seu trabalho era muito relativa;[1] notei que eu tinha estabelecido um vínculo puramente racional com a sua obra, desprovido de laços afetivos. O conceito estético e formal podia ser analisado de modo muito profundo, mas não era absolutamente sentido. Para poder compreender melhor aquilo a que Barraqué se propunha, cheguei a fazer uma tradução e adaptação da "Bíblia dos Doze Tons", denominada *Introdução à Música dos Doze Tons*, de René Leibovitz. Eu tinha vinte e um anos quando conheci Barraqué, e, com essa idade, o "fogo do desejo", a chama da inconsciência ou da irresponsabilidade que me habitavam tinham uma grande dimensão. Hoje, talvez essa chama seja mais leve, mas muito mais administrável.

Fregtman: É interessante que você fale do "fogo do desejo". Os Upanixades dizem que a verdadeira prece é ver o mundo que se eleva em chamas. Na mitologia, a verdade revelada ao guerreiro é a de que o mundo foi e será fogo imorredouro. Todo amante é também um guerreiro; todo amor é fogo. O fogo simboliza a liberdade, a combustão espontânea. Algumas pessoas acreditam que o Satori – o estado de libertação do ser – seja explosão e fogo, que anulam os limites. Rilke escrevia que quem desejasse a transformação deveria entusiasmar-se pela chama. O lama Govinda sugere que os verdadeiros mestres da paz são aqueles que têm o poder mais elevado, *os senhores do fogo que podem fazer milagres.*

Gismonti: Era um momento de combustão espontânea. Eu viajava para fazer a direção musical de um show internacional e estava pletórico, com um impulso fantástico. Eu me preparara a vida inteira para ser músico e, de certo modo, sobretudo para alguém que tem vinte anos, aquilo era sentido como uma consagração. Em meio a esse fogo, a esse fascínio consagratório, tive a oportunidade de conhecer um discípulo direto de Antón Webern, que eu considerava o auge da concentração musical. Naquele momento eu não sabia que, quatro ou cinco anos depois, terminaria por abominar a música do discípulo e do mestre. Aconteceu algo muito curioso: comecei a adorar a forma escrita da música de Webern, mas não tolerava ouvi-la. Ao mesmo tempo, surgiu um problema ainda maior, que se transformou numa descoberta importantíssima para a minha carreira. Possuindo uma boa leitura musical, tomei consciência de que, lendo a música de Webern, eu sentia prazer em "ouvi-la" em minha cabeça. Quando a lia, eu a "ouvia" em minha imaginação e ela me agradava; mas, se a executavam, me aborrecia. Passei um tempo com uma dúvida incrível, pois não conseguia discernir o que me agradava ou desagradava em relação a Webern. Eu escutava e sentia que era uma música desagradável, mas, por outro lado, os caminhos da partitura me faziam vibrar de emoção.

Finalmente, surgiu a revelação, o primeiro fato perturbador em consonância com esse impulso criador. A música escrita de Webern é tão absurda, do ponto de vista dos princípios da orquestração – da parte estética nem falo, pois é um domínio que não permite a análise –, é tão assustador e terrível o comportamen-

1. Em filosofia, a *qualidade* indica um aspecto sensível das coisas, que não é suscetível de medida ou quantificação.

to que provoca nos músicos executantes em todos os níveis (sobretudo para nós, latino-americanos, que não carregamos o peso de tantas guerras em nossas costas), é tudo tão inadmissível em termos racionais que a leitura dessa música me leva a um estado parecido com o que chamo de inconsciência, anterior ao impulso criador. Quando leio uma peça de um minuto e trinta e sete segundos, e "ouço" a música dentro de mim, sei, por exemplo, que o músico que deve tocar o fagote permanecerá um minuto e trinta e quatro segundos num suspense horroroso, pois tocará uma fração matemática de divisão de compassos de três segundos de som, que somente um "louco" poderia escrever. Esse instrumentista de fagote, um ser humano que pretende a liberdade de expressão, se especializaria numa concentração que o torna capaz de executar à maneira de um cronômetro com centésimos de segundos. Essa música escrita me leva a um estado *não-racional*, a uma circunstância *não-natural*, a um espaço *não-habitual*: leva-me a *outra realidade*. É inadmissível que alguém permaneça um minuto, trinta e cinco segundos e quatro centésimos totalmente nervoso, "louco" e desesperado, para tocar "PIRIP" no momento exato, de modo a não arruinar o conceito total. Trata-se de um acontecimento que não pretendo avaliar ou julgar, mas que cito aqui por apresentar um *fator de irrealidade*. Essa foi a primeira coisa que me fez pensar nos espaços que geram o impulso para a criação. Levei anos para compreender que certas coisas que não se conjugam naturalmente, que não combinam entre si e são inadmissíveis como fundamento em termos racionais, são, no fundo, os fatores que mais estimulam e instigam a criação. Elas têm um sentido muito claro, mas "inteiramente enlouquecido" diante da análise racional. Concluir que a leitura de Webern é estimulante, pois impulsiona a minha criação, mas que, ouvida, a sua música não me diz nada, é uma conclusão muito real. E tão absurda quanto a necessidade do impulso criador.

Sons transpessoais

Os índios *Xingu* do Amazonas, que conheci há alguns anos, também criam certa "irrealidade" que impulsiona uma relação objetiva com música. O ruído do cotidiano, seus instrumentos e músicas associados com o dia-a-dia, pertencem a um nível palpável e manifesto. As suas flautas-taquaras sonorizam o universo real e cotidiano, o *mundo pessoal*. Mas eles têm uma flauta, eleita pela cultura e tradição indígena, chamada *Jacuí*, que *representa o espírito, um mundo não-palpável nem manifesto*.

Fregtman: Há instrumentos que representam o mundo pessoal e outros, um contexto *transpessoal*.

Gismonti: Sim, evidentemente. *Existe uma distinção entre o som do cotidiano e o som que nos facilita um acesso a outros estados diferenciados de realidade*. O Jacuí, a flauta sagrada dos *Xingu*, é de madeira, e não de bambu como as demais. São duas peças de madeira escavadas, que produzem certas escalas determinadas, mas não sei por que *aquelas* flautas, *o* âmbito no qual as executam, *convocam o espírito sagrado, transformam-se nele ou o contêm*. As taquaras, as outras flautas de bambu, têm um som muito bonito; tive a oportunidade de escutá-las em cerimônias de iniciação ou reclusão, quando os jovens se isolam por um ano em certa casa para se tornarem adultos, mas esses sons não têm comparação com o som que *vi* dentro da *Oca* sagrada. Supondo que o Jacuí represente o espírito, e transpondo esse espírito para qualquer tipo de fé professada, por uma questão histórica admitimos que *aquele que tem fé tem acesso ao seu espírito no momento em que o desejar*.

Fregtman: A *fé* carece de conceitos e de contextos delimitadores prévios. É uma abertura sem reservas à verdade, seja qual for. Watts dizia ser como um mergulho em águas desconhecidas; nessa linha de pensamento, ele difere, em seus princípios básicos, da crença. *Um criador só tem espaço para a fé*, pois, se é um crente em relação à sua obra, às suas formas de pesquisa ou evolução, sempre se aferrará às suas crenças. Ele só abrirá o seu coração àquilo que se enquadre em suas idéias preconcebidas da verdade. Não se pode crer numa flauta sagrada. Somente podemos ter *fé* de que algum dia ela seja soprada pelo espírito. Só se pode crer na realidade conhecida, preconcebida ou imaginada. *O músico que não revela novas realidades deixa de ser criador*. Morre. É um reprodutor. Transforma-se em *crédulo*, em "*criativo*". É um bom ilusionista. O mesmo acontece no domínio das psicoterapias: surgem manipuladores de ilusões que sabem desfiar todo um arsenal de truques atraentes. Mas as portas da ciência ou da arte transcedem o imaginado. Transcedem a nós mesmos. A fé pode representar uma convicção baseada em certezas muito sólidas acerca de realidades espirituais (Ch. Tart) que nunca podem ser traduzidas em manifestações físicas observáveis.

Considerado o "pai da moderna teoria quântica", Max Planck, Prêmio Nobel de Física, dizia que, se não tivéssemos fé, e fôssemos capazes de resolver todos os enigmas da vida pelo uso da razão, a vida se transformaria numa carga insuportável. Não teríamos nem música, nem arte, nem capacidade de espanto. E tampouco teríamos ciência, pois esta teria perdido a pedra angular sobre a qual repousa toda a sua estrutura: a percepção da existência da realidade extrema através da Consciência. Planck cita Einstein, recordando que ninguém poderia ser cientista se não soubesse que o mundo exterior realmente existe, embora esse conhecimento não decorra de nenhum tipo de raciocínio. Trata-se de uma percepção direta, e, portanto, de natureza semelhante àquilo que denominamos fé; é uma *fé* metafísica.

A fé é a percepção de um ato transmundano – sugeria Novalis –, pois se refere exclusivamente a "coisas de outro mundo". A fé é o primeiro requisito para que se revele o *impulso criador*.

Realidade irreal

Gismonti: Se as religiões ensinam que *aquele que tem fé tem acesso ao espírito no momento em que o desejar*, eu me pergunto por que esses índios do Amazonas criaram uma situação que, de certa perspectiva, poderia ser considerada "*completamente irreal*" *para chegar ao mundo espiritual, ao universo transpessoal*. Eles constroem uma *Oca*, uma casa indígena em forma de semicírculo com armação de madeira, coberta de diversas folhas e palhas. Se a flauta Jacuí exala a voz do espírito, por que, para ouvir essa voz, eles criaram uma situação não-natural? Ou seja, uma *Oca* pequeníssima, sem luz nem entradas de ar, com uma porta tão diminuta que sequer permite a entrada de alguma claridade, e na qual só podem entrar aqueles que têm o *dom* ou o poder de *ser ou convocar os espíritos*. Mais uma vez *há uma situação irreal – não convencional – que se torna necessária como impulso para a criação e como acesso ao Real*.

Esse impulso não é administrável, mantendo relação direta com aquilo que chamamos de *sagrado*. *É uma força*.

Se culturas tão evoluídas como a dos índios do Brasil ou a dos aborígines da Austrália – que também conheci – determinam que, para se ter acesso ao impulso criador, é preciso apagar a consciência racional, não devem existir crenças mas fé, isso reafirma em mim a idéia de que o que eu sentia com Antón Webern era bastante acertado. São necessárias outras realidades. Cheguei a essa conclusão por caminhos diversos, através de índios, computadores, Webern, aborígines, candomblé, etc. No processo de criação – tão simples e, contudo, tão difícil de "tocar", de apalpar – considero necessária uma *abstração total de qualquer realidade conhecida, admissível ou plausível*.

Esse fato é tão significativo para mim que o estúdio em que componho tem um violão, um computador, cartas de amigos, uma capa de disco, bonecos de barro, *janelas que nunca se abrem*, configurando um espaço "natural" aleatório que é necessário em minha vida, pois, *se eu tivesse como horizonte a realidade do exterior, nunca poderia criar*.

Não se tem um acesso absoluto à criação. Parece despropositado extrair idéias vibrantes e estimulantes de uma criação à qual não temos acesso. *Os artistas podem fazer essa criação vibrar, com um impulso que ultrapassa a nossa habitual realidade relativa*.

Fregtman: Eu gostaria de pensar nessas "outras realidades" de que você fala. Crescemos num plano de existência ao qual costumamos dar o nome de real. Assim, identificamo-nos de forma total com essa realidade, considerando-a de maneira absoluta. Toda experiência ou vivência que não se coadune com esse quadro de realidade é descartada, avaliada como um sonho, uma alucinação ou algo irreal. Einstein afirmou que toda realidade é relativa. Há múltiplas versões da realidade e a nossa forma de ver o mundo com freqüência representa uma das facetas de como as coisas são realmente. O universo é definido pela forma como pensamos. É como se criássemos uma janela particular demarcada pelas nossas crenças, da qual observamos – e, evidentemente, ouvimos – o universo. O impulso criador é uma força que nos instiga a ir mais alto, a escalar outras dimensões, desafiando "enlouquecidamente" (obrigado, bendita "loucura") a ordem convencional dos nossos pensamentos racionais. Nos momentos-limite dessa ascensão, o criador *transcende a sua própria identidade, a sua própria realidade*. Não obstante, depois de atingir esse ascendente apogeu e de passar por um estado de transformação, o músico deve ainda dar o passo mais difícil (e habitualmente doloroso): regressar, "pousar na terra", no mundo do cotidiano, a fim de revelar o ato criador. O artista nos conta (um passo que o psicótico não pode dar), com a sua música, a sua poesia, os seus movimentos, algo do que foi visto nas alturas. Laing dizia que o esquizofrênico, o místico e o artista nadam no mesmo mar; a única diferença é que o psicótico se afoga, enquanto os outros se mantêm boiando. De uma coisa estamos certos: aquele que volta de uma ascensão nunca mais será o mesmo homem; volta *transformado pelo impulso criador*.

Castañeda nos fala também de duas realidades ou mundos bem diferenciados. O primeiro é sustentado pela *razão*, formado por tudo o que conhecemos de nós mesmos e do nosso mundo, tudo para o qual temos palavras; ele o denomina *tonal*. Por outro lado, existe um mundo para o qual não temos descrição literal possível, nem nomes, nem sensações, nem conhecimento. Uma parte da realidade que nunca abordamos, *a única parte nossa capaz de criar*; é o *nagual*. Não se trata nem da experiência nem da intuição, embora este último processo às vezes nos indique uma direção possível; só é efeito e se fundamenta numa *vontade de ser* (aconteça o que acontecer). É o mundo responsável pela criação.

Não há maneira de fazer referência a essas realidades desconhecidas – diz Don Juan. Você só pode presenciá-las. É possível que o que chamamos de "irreal", como você observou, se transforme em Real: aquilo que para o Shakta Vedanta é inacessível ao pensamento e inexprimível pela palavra, em virtude de transcendê-los. A natureza do *Real* não mantém correspondência com nenhum dos nossos conceitos.

Pareceria que a doutrina Vedanta e os ensinamentos dos feiticeiros toltecas definem uma mesma realidade. *Irreal por ser alógica, anumérica, para além do tempo, do espaço e da causalidade*. Como ocorre com a música, uma experiência de *desvelamento*.

As janelas não se abrem para olhar o exterior. O *Real*, o "irreal", deve ser descoberto na nossa interioridade. Jesus o ensinou quando disse que o Reino de Deus está em nós.

Penso em Carmo, o seu estúdio de trabalho. . . As janelas não se abrem para olhar os caminhos do exterior.

Melhor é percorrer os *caminhos do coração*.

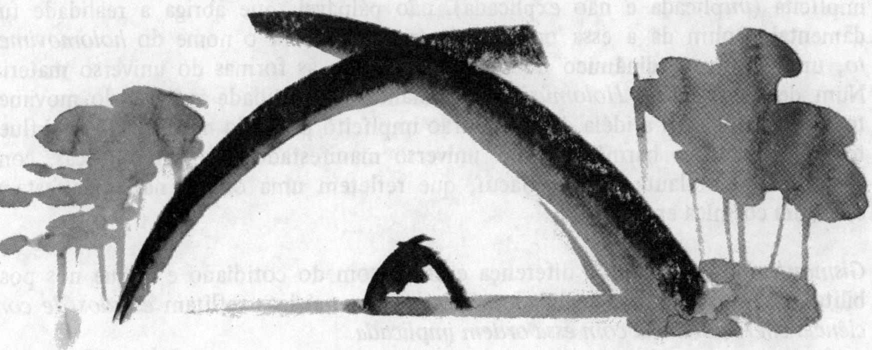

A Terra vive

Como uma besta gigantesca se agita em seu sono,
Fugindo com gases internos,
sonhando e sentindo um pouco de comichão,
Respira e cresce,
seus sucos vitais circulam.
Os nervos do mundo crepitam sem cessar
com mensagens de vida.
E agora,
por intermédio de colônias sensíveis de células
situadas em sua epiderme,
está começando a sentir-se coibida.
Nós e o nosso planeta
estamos avançando juntos para a maturidade.
Abrimos os nossos sentidos coletivos ao universo inteiro,
observando e esperando
o acorde que assinale o princípio de uma dança,
uma dança nova e muito mais satisfatória.
Estamos prontos para responder à música das esferas.

Lyall Watson

Alto Xingu

Fregtman: Quando falou dos *Xingu*, você se referiu a um mundo *manifesto* e a outro *não-manifesto, palpável* e *não-palpável*, respectivamente. Essa idéia está em consonância com uma das propostas mais recentes da nova ciência holográfica: o universo *dobrado* e *desdobrado*. O físico David Bohm – antigo colaborador de Einstein e Oppenheimer – propõe um novo ponto de partida para descrever a realidade. Tudo aquilo que aparenta ser visível, audível, estável, *palpável*, é uma espécie de ilusão, uma ordem manifesta e desdobrada das coisas. O mundo possui uma ordem implícita (*im*plicada e não *ex*plicada), não palpável, que abriga a realidade fundamental. Bohm dá a essa ordem primária imanifesta o nome do *holomovimento*, um fenômeno dinâmico do qual fluem todas as formas do universo material. Num de meus livros, *Holomúsica*, formulando a identidade indivisa do movimento e do som, sugeri a idéia de um padrão implícito primário musical, do qual fluem todos os padrões harmônicos do universo manifestado. Existem músicas, como a emitida pela flauta sagrada Jacuí, que refletem uma ordem não manifesta da estrutura cósmica energética.

Gismonti: Há uma grande diferença entre o som do cotidiano e o que nos possibilita o acesso a outras realidades. Talvez essas músicas reflitam *estados de consciência em ressonância com essa ordem implicada*.

A primeira vez que fui ao Amazonas, fiquei no Alto Xingu cerca de quarenta e cinco dias. Vivi num lugar chamado Posto Leonardo, a três quilômetros da aldeia Ywalapití. Quando começava a clarear, bem cedo pela manhã, eu caminhava até a aldeia, penetrando pelo "mato". Chegava perto de um local reconhecido por todos como a entrada principal da aldeia, a periferia; eu me sentava, pegava os instrumentos que tinha transportado até aquele lugar e ficava tocando violão ou flauta, procurando chamar a atenção da pessoa que havia motivado a minha viagem ao Alto Xingu. Chamava-se Sapaín e era o músico que tocava o Jacuí em Ywalapití. Desde a manhã, envolto pelos inacreditáveis sons de toda aquela vida que pulsava na exuberante vegetação, eu fazia música para Sapaín. Pássaros, animais, ventos que corriam por entre as copas daquelas gigantescas árvores, tudo se unia aos acordes do meu violão.

Enquanto isso, Sapaín caminhava, sem manifestar nenhum sinal de interesse por mim.

Eu esperava. Os dias iam passando.

Tinham me aconselhado a não entrar diretamente na aldeia, pois, para a cultura Xingu, *ninguém tem direito de entrar na casa de outrem sem ser chamado*. Embora não existissem portas, paredes ou grades para a delimitação do espaço dos índios, uma das primeiras coisas que eu tinha de aprender era exercitar a minha percepção para intuir onde terminava o espaço permitido e começava essa outra zona – a relativa aos costumes, à terra, às crenças e aos modos de ser dos indígenas de Ywalapití.

O primeiro passo era começar a *ver* o limite. Um limite não manifesto, mas perfeitamente claro. *Uma fronteira entre duas realidades.*

Fregtman: Renunciar aos limites é renunciar ao princípio da realidade. Esse princípio estabelece um falso limite traçado entre o interior e o exterior, entre o sujeito e o objeto, o real e o imaginário, o físico e o mental. O princípio da realidade delineado pela psicanálise é um limite irreal entre o imaginário e o real, cuja função é dicotomizar, dividir, partir. A linha fronteiriça não é natural, mas convencional, baseando-se no amor e no ódio. Atravessar a periferia da aldeia não significa transpor simplesmente uma fronteira estadual (a de Ywalapití), mas também transgredir o domínio interior de Sapaín. O estabelecimento de um limite não altera o fato de que, na realidade, não há limite. *Ver o limite* implica começar a desvendar o mistério da ilusão do dentro-fora, das falsas frentes e fronteiras que separam a sua música da de Sapaín.

Em *Totem e Tabu*, Freud observava que as crianças e os "selvagens" acreditam poder modificar o mundo exterior mediante o simples ato de pensá-lo. E é realmente assim.

Somente as coisas mentais são reais, escreveu Blake. O princípio da realidade diz que, se algo está ali, não está aqui, ou seja, se está dentro não está fora, e vice-versa. Esse não deixa de ser um pensamento cartesiano, temporal, espacial e dualista. *Não há limites*. Ver o limite é descobrir o dualismo em nós. *A realidade é unificação*, pois não é uma coisa apreensível ou catalogável. De acordo com a física moderna, a realidade são acontecimentos, um "mar de energia" em atividade que sempre transpõe os limites que tentamos delinear. Superar o dualismo estabelecido pelas demarcações seria como despertar de um sonho. Diz Norman Brown que os esquizofrênicos sofrem da verdade, pois vivem num mundo de *participação mística adualista*: a ausência de limites do eu torna impossível estabelecer limites ao processo de identificação com o ambiente.

Sua chegada a aldeia me lembra certos deslocamentos do terapeuta numa sessão; movendo-se, tocando ou "cantando" a distância, sem transgredir o mundo paralelo do "delírio", alimentando o começo de uma futura relação sem metamapas nem metademarcações que isolam: unindo realidades não-convencionais.

O mistério essencial do nosso universo é a não existência, nele, de fronteiras. Todas elas são ilusões, demarcações, metademarcações, limites. Não é que não exista um limite entre Sapaín e Gismonti, mas sim que um já implica a presença do outro sem fragmentações ou dualismos. Seria impossível para nós compreender neste momento do relato a realidade de cada um de vocês, enquanto entidades ou partículas independentes analisáveis. O vínculo já havia surgido desde a sua decisão de viajar do Rio de Janeiro ao Alto Xingu. Mais que dois músicos demarcadamente "limitados", já se estabelece um conjunto de relações travadas de modo recíproco: uma *superfície de encontro.*[1]

A realidade é o que não tem fronteiras. Os limites existem, mas, como ensinava um mestre zen, *você sempre deve transcendê-los*.

Ultrapassar o limite

Gismonti: Eu chegava pela manhã à periferia da aldeia. Escolhia uma pedra para me sentar e começava a tocar. Isso por cerca de quinze dias. Comecei a entrar em contato com algumas crianças: elas se aproximavam, olhavam para mim, algumas me falavam em seu dialeto (totalmente incompreensível para mim). Depois começaram a brincar comigo e riam quando eu falava em português. Contudo, Sapaín parecia não notar minha presença.

Fregtman: Não é por acaso que os primeiros a se aproximarem de você tenham sido as crianças. Sempre achei que elas olham com os olhos do sábio, pois conservam um estado de pureza e graça isento de preconceito que tinge todas as suas ações

1. Referência a limites de sistemas definidos por intercâmbio de informação e mudanças de codificação, e não a formas separadas por uma epiderme; é o lugar de interação sistêmica.

de força *e-motiva.* Somente um coração inocente, uma alma de criança, pode conter o espaço que um dia abrigará a revelação de um novo conhecimento. Pensando nos primeiros quinze dias que você passou na periferia de Ywalapití, eu me lembrava do encontro do Pequeno Príncipe com a raposa, quando esta o instrui na arte de ter um amigo.

"Deve-se ser muito paciente. No início você se sentará um pouco longe de mim, assim, na grama. Vou olhá-lo de esguelha e você não dirá nada. A palavra sempre é fonte de mal-entendidos. Mas, a cada dia, você poderá se sentar um pouco mais perto. . . Os ritos são necessários. É o que leva um dia a ser diferente dos outros dias, uma hora das outras horas."

Gismonti: Numa manhã "diferente das outras manhãs", por volta das cinco horas, chega a Posto Leonardo o irmão de Sapaín, Aipú. Eu estava dormindo profundamente, pois durante todo o dia anterior tocara diante da entrada da aldeia. Aipú entra no quarto (que, naturalmente, não tinha portas), aproxima-se da rede onde eu dormia e me sussurra num português rudimentar: "Sapaín está chamando". "A mim?", perguntei surpreso e, diante da afirmativa de Aipú, me levantei e de imediato partimos para Ywalapití. Aipú andava muito depressa e, para minha surpresa – talvez motivado pela minha emoção ou por "alguma outra razão" –, consegui acompanhá-lo sem dificuldade. Chegamos à aldeia e pela primeira vez ultrapassei os limites. Simplesmente trocamos saudações. Lá estavam Sapaín, seu cunhado e Aipú. Entramos os quatro na Oca sagrada. Durante muitíssimo tempo eu alimentara o desejo de entrar na Oca num momento de música. E senti como se fosse algo natural o fato de entrar naquele espaço sagrado com eles. Foi um grande erro. Não a minha entrada, pois *esse foi o momento mais significativo e marcante da minha vida como músico*, mas o senti-la de modo "natural". Creio ter agido segundo um conceito muito ocidental de poder; sendo Egberto Gismonti, era lógico que eu pudesse estar ali. *Eu tinha muito a aprender.*

A Oca sagrada

Em Ywalapití não existe nenhum serviço de rádio nem alto-falantes que chamem os outros habitantes da aldeia e digam "agora Sapaín entrará na Oca e tocará o Jacuí". Nos primeiros quarenta dias em que lá fiquei, na primeira vez, os músicos entraram em duas ocasiões. As pessoas simplesmente se informam, sabem que aquilo está ocorrendo e, seja qual for a hora do dia, se sentam em volta da Oca para escutar a voz do espírito, que *fala com sons que são compreendidos de maneira integral pelo resto da comunidade indígena.*

A entrada na Oca foi uma verdadeira *porta para o mais além*, com todas as implicações que o uso dessas palavras conota.

Fregtman: Um mais além do âmbito pessoal, das nossas crenças, do nosso ego.

Gismonti: Sim, evidentemente. *Mais além de todo o conhecido. Todo.*

O espaço interior da casa era muito reduzido, com três flautas de um metro e vinte cada uma, que pendiam de um pedaço de madeira. Sentei-me. Eles pegaram as flautas e começaram a prepará-las, colocando água dentro dos instrumentos para criar uma película interna sobre a qual o som desliza com maior naturalidade. Sapaín tinha nessa época perto de sessenta anos e era o *homem de conhecimento* da aldeia, seu agente espiritual; um dos dois ou três índios que, em toda a extensa região do Xingu, foi eleito por toda a comunidade indígena para representar a mensagem do espírito *quando toca*. É também ele que conhece, de modo integral, a sabedoria relativa às plantas medicinais, resolvendo os problemas que ocorrem na aldeia. Eu não gostaria de dar-lhe o nome de *bruxo* ou *xamã*, pois isso gera falsas interpretações; creio que a acepção mais ampla é a de "homem com profundo conhecimento". Conhecimento, e não conhecimentos. Ele é o *tocador de Jacuí*.

Fregtman: O homem de conhecimento ou "pajé" (como é costume chamá-lo em seu dialeto) é um agente do sagrado, ou seja, um indivíduo que, através de uma capacidade individual revelada em determinado momento de sua existência, bem como das técnicas de êxtase aprendidas a partir de então, mantém uma comunicação *regular* e *controlada* com o mundo transpessoal. "Um agente assim atua como intermediário entre duas ordens de realidade, que qualificarei de natural e sobrenatural, respectivamente" (Eliade, 1951).

Ronald Sukenick diz que o "homem de conhecimento", assim como o artista, transcende a visão de qualquer forma particular que a ficção possa adotar, em relação ao próprio poder fictício; e, diante da virtual ausência de ficções realmente poderosas em nossas vidas cotidianas, talvez tenha chegado o momento de transformar-nos todos em bruxos. Para um bruxo, *a sua vida é a sua arte e não há outra produção de sua arte senão ele mesmo*.

Na análise estrutural de seus primeiros passos de aprendizagem, o antropólogo Carlos Castañeda se refere ao conceito operativo de "homem de conhecimento", antepondo a idéia de que um homem de conhecimento parte da verificação e aceitação irrestrita de que *há em nós outro tipo de consciência*. Eu gostaria de resgatar alguns conceitos esclarecedores a partir desse enfoque.

Chegar a ser um homem de conhecimento implica um processo incessante de aprendizagem, possuir uma intenção ou vontade inflexível em todos os momentos, clareza de mente, um esforço contínuo para chegar a ser eficaz, estar bem desperto e confiar em si mesmo. Um homem dessa magnitude deve imbuir de profundo respeito tudo que se relacione com o seu conhecimento. Um homem de conhecimento tem um *aliado*, um *poder capaz de transportar um homem para além dos limites de si mesmo*.

Um tocador de Jacuí é um homem de conhecimento.

Ver o som

Gismonti: Depois de umedecerem os instrumentos (os "aliados"), um ritual realizado com absoluta entrega, eles começaram a caminhar em círculos de uma maneira muito particular, enquanto seguravam as flautas nas mãos. Um pé golpeava o chão e o outro se arrastava na terra. O ritmo era lento, recorrente, hipnótico. Tosh Tosh Tosh Tosh Tosh Tosh Tosh Tosh Tosh Tosh Tosh Tosh Tosh Tosh.

Durante anos sonhei com esse som. Um pé batia, o outro se arrastava.

O lugar estava muito escuro e o ar rarefeito pela poeira levantada. Tosh tosh. . . Para quem conhece música, era mais ou menos assim:

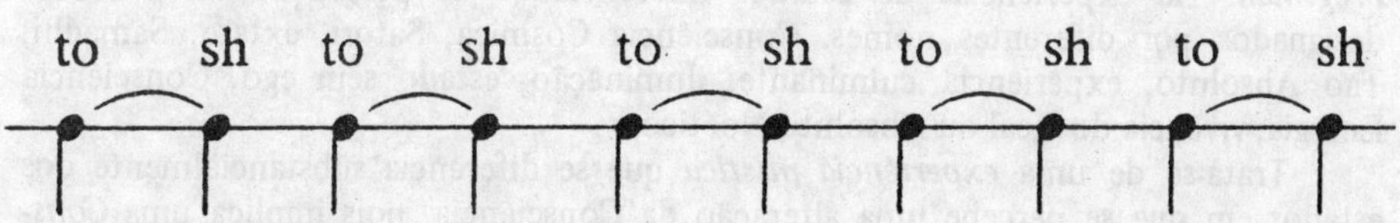

Sem nenhuma modificação no andamento e por cima do ritmo da caminhada, começaram a tocar as flautas, desprovidas de qualquer tipo de relação com os passos. Eram dois acontecimentos absolutamente independentes.

Por volta das dez e meia da manhã, eles se detiveram e pararam de tocar. Aquelas quatro horas foram suficientes para que eu fizesse uma profunda análise da música que tinha absorvido em toda a minha existência. No momento em que a música começou a ser tocada – corroborada por aquele reiterativo caminhar em círculo, pelo "clima" percebido dentro da Oca, pela falta de horizonte e de tempo –, entrei num *estado alterado de Consciência.*

Fregtman: Existe um estado de consciência, um sistema holístico de organização para o funcionamento mental conjunto, estrutural, de cada um e em qualquer momento dado. Segundo Tart, um estado alterado de consciência é uma diferenciação radical da linha de consciência habitual, de tal modo que quem o experimenta pode perceber que estão em funcionamento leis ou modelos diferentes. Ele não implica uma mudança quantitativa (uma simples ampliação), mas uma *alteração qualitativa* da nossa forma de perceber o mundo.

Gismonti: Coisas aparentemente incríveis foram visualizadas com extrema facilidade. Eu sentia que toda a minha educação musical ortodoxa tradicional fora absolutamente necessária, mas, ao mesmo tempo, fiquei convencido de que, para ouvir aquela música do Jacuí, não havia a menor necessidade de eu conhecer música. Para ouvir aquilo da forma como eu o escutava era necessária a minha educação; contudo, para ouvir da forma como eu o fazia não era necessário ter conhecimentos musicais.

Entrei num estado de *êxtase* total e tive a sensação de *ver* a música. *Tudo se apresentava a mim sem separações, sem uma distinção clara dos limites entre a música, o instrumento ou o executante.* Eu olhava para Sapaín, Aipú e o seu cunhado, e tinha a certeza de que eles eram o som que eu estava escutando; eles não eram a música, mas o *som puro e essencial.* Eu olhava a flauta e também me convencia de que aquele instrumento era Sapaín. Eu *via* o som, com a segurança de que esse som era a flauta; Sapaín soprava a flauta, *mas ao mesmo tempo era soprada pelo Jacuí.*

Era a primeira vez que eu *via*, que percebia uma realidade dessa natureza. Já tinha sentido uma integração semelhante entre aquele discípulo de Webern e a música que escrevia. Mas ela não foi total, pois não havia fechado o círculo do som. A música não existe sem o elemento som, assim como não existe o instrumento sem o músico que o põe em movimento, nem a música sem o ser humano que a *manifesta.* Assim se fecham os círculos e se abrem outras realidades. A *emoção* que me invadia dentro da Oca era visualizada como um círculo que se completava de modo perfeito.

A sensação plena que me invadia era *ver.* Ver o som de uma forma concreta e manifesta; com cor, aroma, textura, sentido. Só que eu não o sentia intelectualmente. *Eu o via.*

Fregtman: Há experiências de estados diferenciados de percepção da Unidade, designados por diferentes nomes. Consciência Cósmica, Satori, êxtase, Samadhi, Tao Absoluto, experiência culminante, iluminação, estado sem ego, Consciência Energia, vivência do Real ou Absoluto Noético.

Trata-se de uma *experiência mística* que se diferencia substancialmente dos estados em que se percebe uma alteração da Consciência, pois implica uma *Cons-*

ciência da Unidade que envolve e inclui todos os estados parciais. Transcende o pensamento e é inexprimível pela palavra. A sua natureza não mantém correspondência com nenhum dos nossos conceitos. É a "experiência perfeita" relatada pelo Shakta Vedanta.

Bohm afirma que o termo 'místico' deve ser aplicado à pessoa que teve certa experiência direta do *mistério* que ultrapassa a possibilidade de ser descrita. O místico – diz Bohm – se assemelha ao artista, ao músico. Ele executa em si mesmo a imanência e a transcendência de todo o universo. Ambos (o místico e o músico) executam de forma criadora tudo o que vêem. Se o místico é, nesse sentido, um artista criador, o verdadeiro músico também é, no fundo, um místico; sua obra é uma meditação criadora, que transcende o espaço e o tempo, o sujeito e o objeto, o mundo interior e exterior.

O *ver* é uma capacidade especial que pode ser cultivada e que possibilita a percepção da natureza última das coisas. É algo que o corpo sente e faz ao colocar-se em contato de observação com outros acontecimentos. Ver consiste num lapso de verdadeiro silêncio interior – ensinam os toltecas – seguido por uma elongação externa de algo no si-mesmo, que se encontra e se funde com um evento situado dentro do campo da percepção. A explicação está contida numa observação correta, relatam os sufis. E observar corretamente – *ver* – é extrair de qualquer fenômeno conclusões seguras com referência à *unidade de todas as coisas.*

Invocar o espírito

Gismonti: Quando pararam de tocar, Aipú começou a conversar comigo sobre coisas triviais e simples, sem comentar nada acerca do que acontecera. A naturalidade com que eles começaram e pararam de tocar me mostrava claramente que aquelas três pessoas que me acompanhavam na Oca tinham um acesso tão fácil a outras dimensões que, na realidade, não eram elas que chegavam a outros estados do ser; ou seja, no momento em que tocavam *não eram elas mesmas*. Quando a música acabou, eles continuaram a ser aqueles que eu conhecera antes. Tinham entrado em outra manifestação do mundo e, ali, não eram eles que se mostravam.

Existia uma diferença precisa entre o cotidiano e o *fantástico, espiritual ou mágico.*

Fregtman: A raiz do termo "magia" é *maj*, que significa um estado do ser real, grande, superior. Magia é maestria ou magistério de domínio do próprio estado de si mesmo. Na antigüidade, mago, bruxo, curandeiro, músico, xamã, eram uma única e mesma coisa. A ação de invocar os espíritos foi conhecida pelo nome de magia. O mago deve invocar as forças superiores através de uma linguagem que só ele conhece: de maneira habitual, certos ritmos e melodias invocatórias são acionados como meio de obtenção do mais alto grau espiritual de si-mesmeidade alcançável. O homem que canta ou toca uma fórmula mágica costuma *fascinar*, dando à palavra *fascinum* a sua acepção verdadeira, que é "estremecer pelo canto". Uma das conquistas é cultivar um modo de alterar os estados de consciência e partir de dentro, por intenção e habilidade, sem ajudas artificiais que são consideradas secundárias. (Entre nós, acredito que esses antigos médicos-bruxos tenham sido os primeiros *musicoterapeutas* inscritos num enfoque transpessoal.)

Gismonti: Apenas eles conhecem a forma de invocar o espírito. Tive a sensação de que tocaram porque, naquele momento, o espírito tinha de dizer alguma coisa. E eles *falaram* essa coisa que o espírito precisava comunicar.

Enquanto conversava com Aipú, eu lhe manifestei o meu desejo de voltar a escutar a primeira música que eles haviam tocado.

Ele consultou Sapaín e este respondeu em dialeto Xingu.

Agora já passou, traduziu. *Já foi dito*.

Sapaín aproximou de mim o Jacuí para que eu o conhecesse. Ele voltou ao ritual de prepará-lo para ser tocado, fazendo correr água em seu interior. Entregou-o a mim e me pediu que o tocasse. Depois de algumas tentativas fracassadas, consegui extrair alguns sons dele. Eles riram e caçoaram sem cessar.

Mundo infalável

Fregtman: John Lilly diz que o humor é um elemento indispensável na exploração do desconhecido. Você acha que o próprio Deus se leva a sério?, brincava Watts. Ele conhecia um mestre zen, Joshu Sasaki, que ensinava que a melhor técnica de meditação – depois do insuperável sistema de silenciar os pensamentos e escutar o ambiente sonoro – consistia em ficar de pé com as mãos nos quadris e rir às gargalhadas durante dez minutos, todas as manhãs. Ele também ouvira falar de um indivíduo, uma espécie de simpático xamã, que curava a tinha das vacas pela simples operação de marcar as feridas e, em seguida, começar a rir às gargalhadas. As pessoas verdadeiramente religiosas também brincam sempre acerca de sua religião. Grande parte do segredo da vida consiste em *saber rir*.

Gismonti: Após quarenta minutos de distensão e brincadeiras, de "meditação" segundo afirmava esse mestre zen, eles iniciaram novamente a dança e a música. A música era de uma polirritmia fascinante. Eles agora incluíam emissões vocais aliadas ao som das flautas sagradas.

E outra vez eu *via*.

A música acabou perto do entardecer. Eles lavaram os Jacuí e voltaram a pendurá-los no pedaço de madeira. Aipú veio em minha direção e falou-me. Depois de permanecer oito horas tocando dentro da Oca, a sua primeira frase foi:

Vamos comer tapioca?

Não se falou mais do que acontecera na Oca. Comemos tapioca (uma fécula granulada e branca obtida da mandioca) com peixe.

Quando saímos da Oca havia trinta ou quarenta pessoas reunidas escutando e *vendo* o espírito falar. O maravilhoso era que toda a comunidade indígena aceitava aquilo com absoluta naturalidade. Alguns comiam tapioca enquanto ouviam, outros faziam alguma tarefa e as mulheres cuidavam dos filhos. Não era necessária a concentração numa sala especial de concertos, pois esses outros estados se encontravam tão próximos que eram parte integrante da vida da aldeia.

Eles sabem que Sapaín tem pelo menos duas manifestações: uma cotidiana e outra quando entra na Oca e começa a tocar o Jacuí. Neste caso *é* o espírito. Não se transforma em espírito. *É*.

Tentei propor a Aipú questões relacionadas com essa música, mas imediatamente compreendi que *há linguagens que não podem ser misturadas*.

Fregtman: O domínio do "infalável", do "inominável". Chuang Tzu disse que quem fala com o silêncio está falando toda a sua vida; nunca fala e nunca deixa de falar.

Gismonti: Essa sensação de *ver* música não pode ser explicada em palavras, nem transplantada para a nossa linguagem; é infalável. Diante das minhas perguntas, Aipú sorria.

Depois dessa primeira entrada na Oca sagrada, permaneci em Ywalapití mais um mês, aproximadamente. Apesar da minha insistência, eles nunca comentaram nada sobre o acontecido.

Ouvir a floresta

Sapaín já balbuciava algumas coisas em português, e eu conseguia entender algumas palavras da sua língua. Uma manhã, caminhávamos os dois por uma trilha que margeava uma frondosa vegetação. Comecei a fazer-lhe perguntas, uma atrás da outra; eu *sentia* que era o momento para isso. Sapaín me olhava. *Entendia tudo*. Por fim, respondeu quase sem usar palavras.

Vamos – disse.

Saímos andando em direção à mata cerrada da selva amazônica.

Ele daria naquele momento a resposta a todas as minhas perguntas. Eu viria a compreender a magnitude da sua "resposta" muitos anos depois.

Andamos quinhentos ou seiscentos metros e só então percebi que nos dirigíamos para a mata cerrada da floresta. Detivemo-nos a três metros de uma vegetação praticamente impenetrável, com árvores de sessenta metros de altura. Sapaín fez o tradicional sinal de silêncio. Permanecemos simplesmente observando e escutando por cerca de vinte minutos.

Pouco a pouco *comecei a ouvir a floresta. Sapaín estava respondendo*. . .

Fregtman: Capra diz que toda nova descoberta se origina num súbito instante não-verbal. Escutar o nosso ambiente é escutar-se por dentro. Transformando o inconsciente em consciente; a audição revela um conhecimento vital que determina um contato direto com o real. Costumamos confundir o mundo com o que pensamos ou falamos sobre ele, sem sentir as coisas tais como são, mas apenas como as nomeamos com um símbolo. A Consciência é a experiência da vida tal como se apresenta neste momento, *extrema lucidez* (Krishnamurti) sem julgamentos ou idéias a tal respeito. Os nossos mapas não estão de acordo com os territórios mapeados; o território é a realidade, ao passo que um mapa sempre representa ou significa apenas algum aspecto de uma totalidade maior.

Estamos tão cheios de pensamentos e palavras que os sons puros e reais – como a "música da floresta" – não têm espaço em nosso ser.

O conhecimento simbólico estabelece uma cisão entre sujeito e objeto conhecido, entre pensador e pensamento; estabelece uma forma de relação dualista que constitui a pedra fundamental do pensamento ocidental newtoniano.

Existe outro modo de "conhecer" a realidade, que podemos denominar vivência *íntima*. Sujeito e objeto estão inextricável e intimamente unidos, sem dualismos nem análise simbólica. O observador (o ouvinte) deixa de sê-lo, para passar a ser *participante ativo de um universo que o contém holisticamente*.

O universo é uma vibração. Escutar a vibração de uma paisagem sonora é um exercício de meditação para abrir a nossa mente ao que acontece, em oposição ao que se diz que acontece.

Escute a floresta – disse Sapaín sem palavras. – *Esse som é você.*

Você é também a floresta, as aves, os rios contaminados, as cidades, o choro de uma criança e o brilho de uma estrela fugaz.

"Ouvir a floresta" é *vê-la*, pois, quando os ouvidos ouvem por si mesmos, os olhos também vêem por si mesmos. *Só refletem o que é.*

"Ouvir a floresta" é ver o invisível, o incógnito, o indefinível e imanifesto dessa floresta. É silenciar a nossa mente. Eckhart afirma que *não há nada no universo que se pareça tanto com o Criador quanto o silêncio*. O pensamento sempre opera sobre o conhecido e, por definição, não pode ser criador.

Sou o meu organismo, assim como sou tudo o que me rodeia, pois um implica a presença do outro. Sou os sons que me rodeiam e a minha presença *implica* a – participa da – vibração sonora do meu ambiente.

Escute a floresta. Esse som é você.

Gismonti: Foram momentos incríveis. Era como se o meu corpo se "afinasse" suavemente para perceber com maior nitidez.

"Agora já podemos entrar", pensei com os meus botões. Sapaín sussurrou outra vez "vamos".

Penetramos na floresta enquanto ele me indicava *zonas* para que eu olhasse. Mostrava-me a *casa do espírito*. Naquele momento ele não era o índio que cortava mandioca, atirava flechas, receitava uma poção ou subia nas árvores com as crianças; era o tocador de Jacuí, embora não tivesse a flauta nas mãos. *Era a voz do espírito que me guiava para a essência da vida. A boca do mato. O mistério revelado*. O lugar que reúne as energias para engendrar, conceber, "dar à luz" o mistério do espírito.

Fregtman: Existe uma hipótese que representa o renascimento de um poderoso mito da antigüidade, o da deusa grega da Terra; formulada pelos bioquímicos Lovelock, Epton e Margulis, ela define o nosso planeta como um sistema auto-regulado – autotranscendente com vida própria, muito parecido com uma célula ou um organismo humano. Essa estrutura – denominada *Gaia* por Isaac Asimov – é capaz de manter o clima, a atmosfera, os solos, o ritmo, a harmonia e a composição dos oceanos; uma vida unitária da qual todos participamos. No âmbito dessa hipótese, a rede total de todos os nossos sistemas nervosos formam o cérebro de *Gaia*, assim como o imponente Amazonas constitui o seu pulmão vital. O coração de Gaia se sustenta com equilíbrio dinâmico do pulsar de sua macroscópica "respiração" e da consciência dos homens, que se inter-relaciona com essa Consciência pulsante vital.

A *Ressonância Schuman* é outra inquietante hipótese que afirma que a Terra tem pulso e respira, numa pulsação de cerca de sete hertz. As florestas do Amazonas e da África fornecem o oxigênio, assemelhando-se a dois grandes pulmões. O mais fascinante é que os cientistas que defendem essa proposta descobriram que, quando entra num estado mediativo particular ou se sente comovido profundamente por uma obra musical, um ser humano coordena a sua atividade de onda cerebral com a *Ressonância Schuman*, ampliando de maneira notável as suas capacidades psicofísicas. O indivíduo é capaz de abrir-se, de ver e perceber os acontecimentos de um modo diferente do que caracteriza os momentos em que não está sintonizado com a onda de vibração do planeta.

Revelam os sismógrafos que a Terra "soa" num registro inaudível para a esfera humana, sendo as ondas mais lentas de aproximadamente 55 minutos de freqüência de pulsação. Enquanto o tom do átomo se situa vinte oitavas acima do registro humano, o nosso planeta vibra vinte oitavas abaixo da extensão audível; dessa forma, a nossa audição fica a meio caminho entre os mundos macro e microcósmicos.

Gaia "sopra" o espírito da música através da boca do mato, vibrando misteriosamente a voz do Jacuí. Impulsionando com a sua pulsação a nossa criação.

Gismonti: Lembro que Sapaín me mostrou uma árvore que modificara a sua trajetória inúmeras vezes por causa das plantas parasitas que a impediam de seguir sempre o mesmo curso; apesar disso, ela jamais deixara de crescer em direção ao céu. Em sua forma de caminhar, Sapaín também expressava algo muito semelhante, orientando-se, adaptando o seu corpo à folhagem sem transgredi-la. Foi uma lição que me serviu para o resto da minha vida. Eu não deveria cortar "as parasitas"; eram os desafios que devia enfrentar. Sem violentar um fluir natural, transcendendo, orientando as minhas velas pelo vento; *buscando a luz*. Como aquela árvore, *sempre rumo à luz. . .*

Fregtman: Esse é o estilo de vida de quem segue a corrente do *tao*. O *wu wei*, segundo os sábios taoístas, é um nadar com a corrente – não forçando, adaptando-se para conquistar, orientando as velas pelo vento. Como a forma de andar de Sapaín, ele pode ser compreendido como um sistema de conhecimento, uma maneira de perceber as estruturas, princípios e tendências das questões naturais e humanas, maneira que permite utilizar a menor energia possível na abordagem dessas questões e desenvolver o máximo de *quietude ativa,* porta para a criação. O *tao* é o curso, o processo da natureza, o *sentido*, tudo em seu grau mais alto. Essa árvore da floresta ilustra a corrente do *tao,* a flexibilidade da água. O fluir pautado do universo. A mente do músico – quieta, mas inquieta –, que atua com o comprimento da onda do *tao*, que entra em sintonia com o pulsar indefinível de *Gaia,* ao estar em repouso se torna espelho do universo e impulsiona a criação. Os caminhos da música e do *tao* encerram estreitos paralelismos: não podem ser expressos simbolicamente em palavras, pois não são idéias nem conceitos, podem ser sentidos mas não explicados, adivinhados mas não racionalizados, intuídos mas não são classificados.

O *tao* – manifestado na floresta amazônica – é a última realidade e energia do universo; é o fundamento do ser e do não ser.

Um lado canta

Gismonti: Sapaín voltou a dizer-me "vamos" e nós nos afastamos da floresta em direção à aldeia.

As respostas às minhas perguntas haviam sido dadas. Ele me mostrou o acontecimento mais importante da cultura *Xingu*: a floresta, o mato. Ele me levou ao maior e mais vivo da natureza que nos rodeava. Tudo em silêncio. *Fluindo.*

Mais adiante me explicaria claramente:

"Para que se estabeleça qualquer relação, um lado deve cantar. Depois, o outro também canta. Assim começa uma relação."

Esse "cantar" implica que um lado deve dispor-se – expor-se – à relação. O outro volta a reiterar o ritual, mas com a sua própria interioridade, o seu próprio canto. Assim se constrói a ponte entre ambos.

Por isso me tinham aconselhado a me apresentar com a minha música a Sapaín.

Primeiro ele escutou o meu canto.
Depois cantou. . . E o nosso vínculo nasceu.

Fregtman: Compreender é como cantar. O canto, a música comunicam sem o mascaramento defensivo que é habitual nas palavras. A linguagem corrente se refere à vida. A música *é* vida. *Um lado canta, o outro canta; desse modo tem início uma relação.*

Gismonti: Na floresta senti uma *integração* muito significativa. Em instantes compreendi algo que percebia de maneira inconclusa ou inacabada. *Eu tinha escutado o espírito na Oca, mas ainda não havia cantado para ele.*

RETORNO AO PODER

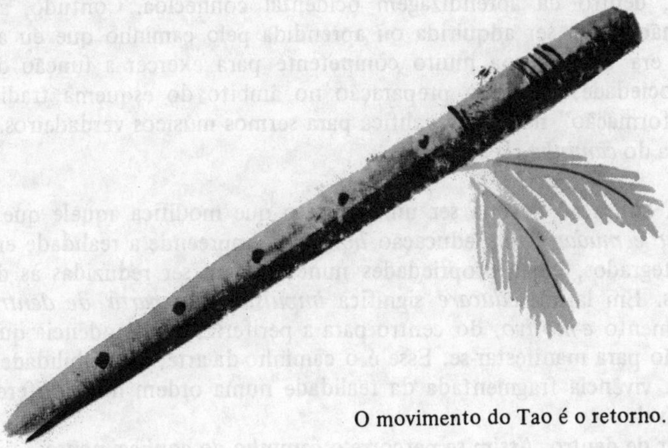

O movimento do Tao é o retorno.

Lao Tzu

Gismonti: Três anos depois do meu primeiro encontro com Sapaín, decidi voltar ao Alto Xingu. Eu estava feliz em regressar a Ywalapití e eles também me receberam com muito afeto. Sapaín falava um pouco de português, pois viajava por todo o Brasil representando a comunidade indígena em convênios e tratados. Eu queria contar-lhe todas as coisas que tinham acontecido comigo desde o primeiro contato com o Jacuí. Esperava encontrar um momento adequado. De repente, sem que ocorresse nada de especial, Sapaín se retira para a sua Oca e volta com uma flauta nas mãos. Aproxima-se sorrindo e entrega-a a mim. Dirigindo-se a Aipú, que estava conosco, ele fala em seu idioma. Faz-se um profundo silêncio ao nosso redor.

Sapaín está lhe dando a Kulutá – diz Aipú. – *Kulutá é a primeira flauta de um cantador de Jacuí.*

CARAÍBA CANTADOR – anuncia Sapaín.

Caraíba significa "homem branco" e *cantador* é aquele que toca a flauta sagrada. Ele me escolhera como o seu *aprendiz de cantador de Jacuí*.

Cantador do espírito

Depois de uma semana de permanência, decidi voltar ao Rio de Janeiro. Sem que houvéssemos falado, Sapaín já *sabia* tudo o que eu tinha para lhe contar. Um tocador de Jacuí transcende as palavras. *Um homem de conhecimento vê.* Por outro lado, sua resposta estava dada.

Nunca mais eu voltaria a Ywalapití, embora tornasse a encontrar Sapaín várias vezes.

A minha vida mudou a partir de então. A minha música mudou.

Fui preparado e estudei toda a minha vida para ser músico, da melhor forma possível, dentro da aprendizagem ocidental conhecida. Contudo, a qualidade de vida não podia ser adquirida ou aprendida pelo caminho que eu antes percorrera. Eu era uma pessoa muito competente para exercer a função de músico em nossa sociedade, mas essa preparação no âmbito do esquema tradicional de "adquirir informação" não nos qualifica para sermos músicos verdadeiros. Às vezes até nos afasta do *caminho da arte*.

Fregtman: A educação deveria ser um processo que modifica aquele que aprende, pois *aprender é mudar.* Uma educação *holista* compreende a realidade em termos de todos integrados, cujas propriedades nunca podem ser reduzidas às de pequenas unidades. Em latim, *educare* significa *impulsionar a partir de dentro.* Implica um movimento *e-motivo*, do centro para a periferia, uma tendência que *expressa*, faz pressão para manifestar-se. Esse é o caminho da arte, a possibilidade de transformação da vivência fragmentada da realidade numa ordem nova: diferente, fantasiosa, possível.

A partir de dentro. Assim se percorre o *caminho do conhecimento.*

Gismonti: Em meu *caminho*, a flauta de um aprendiz de homem de conhecimento – Kulutá – representou uma conotação simbólica mais ampla do que o estritamente instrumental. Sapaín sabia que os nossos caminhos se cruzavam, mas que não eram os mesmos. Eu deveria ser um "cantador do espírito" com os meus próprios instrumentos, com o piano, os violões, as flautas, o sitar ou os computadores: meu estúdio de trabalho, uma Oca sagrada.

Sapaín me ajudou a *ver* o som. *Mostrou-me a essência material da criação, o acesso ao espírito*. Deu-me o *impulso* inicial que me levaria a outros estados de consciência. O resto era trabalho meu. *Caraíba Cantador*.

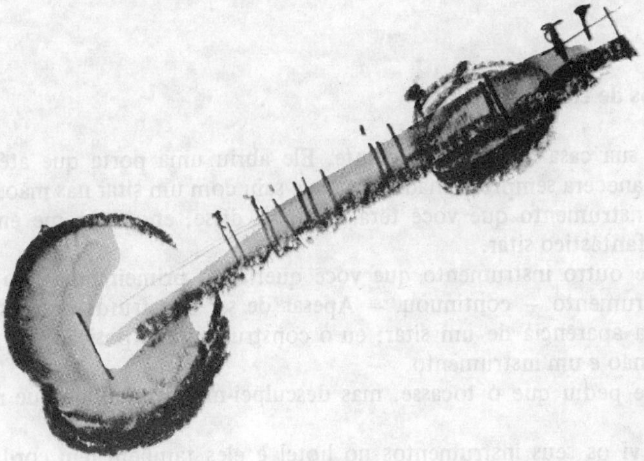

Gismonti: Eu me encontrava na Índia, fazendo uma série de concertos, e tive vontade de comprar um bom sitar. O meu amigo Chaurasia, um excelente músico indiano com quem havíamos filmado um documentário para a televisão francesa, me apresentou a um dos *luthiers* mais importantes da Índia. Eu simplesmente esperava comprar um bom instrumento, mas. . . terminaria por receber algo muito maior.

Na primeira manhã, Chaurasia me acompanhou. Entramos juntos num lugar em que estavam expostos os instrumentos. Eram verdadeiras obras de arte. Olhei os sitares, experimentei um pouco os sons e decidi escolher um deles.

– *Quero aquele que está ali* – falei ao *luthier* que os vendia, mostrando com a mão uma estante em que estava o sitar que eu supunha ser apropriado para mim.

– Aquele? – disse o *luthier.* – Então sente-se que eu vou preparar um chá.

Bebemos chá, conversamos, mas não mencionamos nenhum tema referente ao sitar. Depois de algumas horas, ele se despediu com cortesia.

– Devo continuar meu trabalho – desculpou-se. – Espero-o amanhã.

Retirei-me um tanto perplexo, pensando que aquele homem não era um vendedor muito bom. Além disso, não estava certo de voltar, pois, embora a conversa tivesse sido muito agradável, a minha intenção era comprar um sitar e eu não dispunha de muito tempo.

Voltei na manhã seguinte. Para minha surpresa, o dia transcorreu de uma forma muito parecida; tomamos chá, falamos, e ele novamente me sugeriu que eu voltasse a visitá-lo no dia seguinte.

Ao encerrar o nosso terceiro encontro, ele manifestou o desejo de me ouvir tocar. Se fosse muito trabalhoso transportar os instrumentos até ali, ele próprio iria ao hotel em que eu me hospedava.

No dia seguinte, ele foi ouvir-me. Toquei várias horas para ele.

– Por favor, toque aquele violão – sugeria-me ele e escutava trinta ou quarenta minutos sem interromper-me.

– Agora este – dizia sorrindo.

– Volte amanhã – concluiu por fim. – Falaremos do sitar. – E se foi humildemente, saudando com cortesia e agradecendo por eu ter tocado para ele.

Instrumentos de conhecimento

Fui à sua casa na manhã seguinte. Ele abriu uma porta que até aquele momento permanecera sempre fechada, entrou e saiu com um sitar nas mãos.

– O instrumento que você terá é este – disse, enquanto me entregava com carinho um fantástico sitar.

– Esse outro instrumento que você queria no primeiro dia não era um verdadeiro instrumento – continuou. – Apesar de ser construído da mesma maneira, ele só tem a aparência de um sitar; eu o construí para exposição, ele soa perfeitamente, mas não *é* um instrumento.

Ele me pediu que o tocasse, mas desculpei-me dizendo-lhe que não sabia tocar sitar.

– Eu vi os seus instrumentos no hotel e eles também têm cordas – respondeu ele. – Procure fazer música com ele. É o seu instrumento.

Modifiquei um pouco a afinação, até encontrar uma escala que parecia mais razoável para os meus conhecimentos harmônicos, e comecei a experimentar. Ele ria ao escutar minhas primeiras melodias.

– Você também deveria ter um dilroba – disse. – É um instrumento que se toca com arco, mas que se parece muito com a sua maneira de tocar.

E ele me trouxe um precioso dilroba.

– Você vai precisar de uma caixa para levar o sitar no avião – disse ele, trazendo uma caixa de papel grosso, bastante frágil. – É a única que temos por aqui – confessou. – Quando viajamos, só temos estas caixas para transportá-lo. *Aqueles que têm alguma roupa sobrando* devem envolver o sitar para protegê-lo de possíveis batidas.

Ele me entregou a caixa.

– Você também vai precisar levar cordas, pois não encontrará no Brasil as que são adequadas ao seu instrumento. – E trouxe cordas "para dez anos".

– Obrigado por tudo – falei emocionado. – Gostaria de saber quanto custa este sitar.

Ele não respondeu.

– Qual é o preço de tudo isto?

Ele parecia não escutar.

– Quanto tenho de lhe pagar? – tentei outra vez, "afinando" a pergunta.

– *São quarenta dólares* – respondeu. – *Você tem de me pagar quarenta dólares.*

De imediato pensei que ele tinha se enganado na conversão da moeda. Não podia ser só quarenta; talvez quatrocentos. Ainda assim continuava me parecendo barato demais. Quatro mil já era um preço mais razoável para um instrumento daquela categoria.

Observando minha perplexidade, ele começou a rir.

– Poderia repetir? – disse eu, confuso.

– Quarenta dólares – disse ele serenamente. – *É tudo o que preciso para sustentar-me por quinze dias, enquanto construo outro sitar.*

– E o estojo? As cordas? O seu trabalho?

– Você não pode levar esse sitar sem estojo – respondeu. – Você também não pode tocar sem cordas.

Eu me sentia envergonhado, recordando o meu modo de entrar naquela casa. "Quero aquele que está ali." Esse homem me entregava uma obra de arte, um incrível instrumento construído com todo o seu amor e conhecimento, *e só me pedia em troca que eu o transformasse em música.*

– Este é um sitar construído especialmente para você – disse ele com afeto. – Leve-o com você. *É o seu instrumento. É a sua música.*

Eu quis falar, agradecer-lhe, desculpar-me, mas ele, com um gesto, me pediu silêncio. Deixei de olhá-lo para *vê-lo* pela primeira vez. A história se repetia; novamente a benevolência, o respeito, o afeto, o conhecimento, a música. Inundou-me uma sensação de plenitude, de profundo amor. Lembrei-me naquele instante dos ensinamentos de Sapaín, do seu riso inocente.

Permanecemos alguns minutos em silêncio. Depois nos abraçamos e rimos até as lágrimas.

Paguei-lhe quarenta dólares.

As palavras do silêncio

Fregtman: Lao Tzu, "o velho" (como é chamado por aqueles que, como nós, sempre o têm perto de si), dizia que, se não existisse o riso, o tao não seria o que é.

A linguagem da sabedoria não são as palavras, mas o silêncio. Ele encerra o ensinamento mais perfeito. Eu me lembrava da sua entrada na "boca do mato" com Sapaín e do silêncio que tudo disse. Therese Brose propõe a analogia com uma lâmpada elétrica. A linguagem se parece com o filamento incandescente da lâmpada, enquanto o silêncio é a corrente, sem a oposição de uma resistência ao seu curso.

Na tradição hindu, Shiva, o instrutor do mundo, inicia os quatro Rishis – filhos de Brahma – nos segredos da vida espiritual mediante o "conhecimento de si mesmo". Como seus discípulos se mostram pouco aptos para a compreensão intelectual racional, Shiva decide mergulhar no silêncio. Desse modo, ele leva os Rishis a se observarem e a se conhecerem, silenciando o pensamento e a palavra. O silêncio quer dizer eloqüência suprema, escreve Sri Ramana Maharshi, que ensinava mais pelo silêncio do que pela palavra. Qual é o melhor método de comunicação? Pregar em voz alta sem obter resultados ou guardar silêncio, difundindo em volta de si uma corrente de forças espirituais que atuem sobre os outros? O conhecimento transcendental não manifestado, o conhecimento supremo abstrato, é transmitido num instante de silêncio. Esse silêncio é o útero dos pensamentos e das palavras, necessárias e eficazes, mas inválidas sem a sua contraparte criadora. O silêncio é um impulso que engendra os sons, as linguagens, as músicas.

Muitas vezes, permanecer em silêncio numa sessão de terapia vale mais do que mil palavras ou sons. Estabelece-se um profundo vínculo, uma empatia em ressonância. Os nossos sentidos se tornam mais agudos. *O silêncio também é música*. Quando penetramos no âmbito do silêncio, começamos a ouvir *outras realidades mais profundas*, e não apenas palavras, conceitos ou notas vazios. Assim como há psicoterapeutas que falam com o raciocínio, também há músicos que tocam com a razão, e não a partir do coração. Capra diz que chegará um momento em que, se se quiser avançar, será preciso deixar de falar, escrever ou pensar racionalmente. A arte é a única área de crescimento do homem que o impele a outros domínios. É uma forma de comunicação presente, uma linguagem mais ligada à emoção. E se encontra inextricavelmente unida com o silêncio, pois entrar em contato com o espaço vibracional do som puro é pôr em evidência o silêncio que o cerca, os intervalos entre as notas com que se constrói a melodia. É como a "tela em branco" para um pintor.

A melhor iniciação, e a mais poderosa, ocorre através do silêncio. As iniciações pelo contato são inferiores. O silêncio iniciático muda o coração de todo homem. É a instrução espiritual mais significativa. A verdade transcende as palavras, embora estas possam muitas vezes indicar uma direção.

O caminho para a criação, para a mutação verdadeira, não passa pela porta de uma igreja, nem por um livro, um guru ou uma música, mas pela porta da tomada de consciência daquilo que se é. A música do Jacuí, uma partitura de Webern ou o som daquele sitar só transformarão os que silenciarem o seu interior, os que entrarem numa Oca com um estado de *vacuidade,* vazio indispensável para que o conhecimento se revele a nós. Toda mudança exige que um buscador dotado descubra aquilo que não pode ser dito com palavras.

O que provoca uma mutação, um impulso criador, é simplesmente *ver,* descondicionando o nosso cérebro que nos leva a condenar, hierarquizar, dividir ou justificar.

Segundo Norman Brown, religar a consciência com o inconsciente é religar as palavras com o silêncio. Se a consciência for só palavras, sem nenhum silêncio, o inconsciente permanecerá inconsciente.. Cego. Surdo. Cheio de si mesmo.

Diz Krishnamurti que, quando há *compreensão de si mesmo,* quando há *suspensão de si mesmo,* a eternidade pode entrar na existência. Nesse momento a nossa música transcende as fronteiras do ego, transforma-se numa corrente transpessoal que ultrapassa o nosso ser individual.

A partir do silêncio, a partir da benevolência desse sábio mestre *luthier* que fabrica "moradas para o espírito" (tal como os alquimistas denominavam os instrumentos musicais), a sua música se torna universal. Sem fronteiras.

E então um sitar pode valer quarenta dólares.

Habitantes da minha música

Gismonti: Esse encontro em Nova Deli foi essencial para a minha decisão de fundar Carmo, uma produtora independente de música. Resolvi que devia usar parte do meu tempo – e, portanto, do meu dinheiro – para ouvir outros artistas ainda não reconhecidos e, ocasionalmente, produzir algum disco com esses músicos.

Aquele *luthier* me ensinou que ser músico é dirigir o olhar para as coisas fundamentais da vida. O respeito, a benevolência, a paciência, o silêncio. Essa é a verdadeira sabedoria.

Essa sabedoria faz parte do impulso para a criação. É emoção. É música.

Agora esse *luthier* não vive apenas em Nova Deli. Ele também habita cada nota das minhas músicas. *E parte da batida do meu coração.*

Fregtman: Todas as coisas, e cada uma delas, incluem simultaneamente todas as outras, em todo momento, sem omissões nem deficiências. Ver um objeto é ver todos os objetos. Escutar uma nota é também vibrar com todos os sons. Cada diminuta partícula contém os objetos, os seres, os acontecimentos e princípios do nosso passado, expressos em suas formas dinâmicas, junto com as "tendências a acontecer" do universal futuro. *Cada músico é muitas pessoas, muitos músicos.* E mais ainda. *É uma multidão de almas.* Uma multidão elaborada numa pessoa, uma "corporação", como diria Norman Brown. Essas outras pessoas são partes de nós; tivemos e temos influências, deliberadas ou não, sobretudo daqueles que estabeleceram uma relação emotiva conosco, que nos amaram ou odiaram. Fomos moldados em nossa música, assim como, ao mesmo tempo, *moldamos o mundo com os nossos sons.* Por outro lado, a nossa criação é sempre nova, única, livre e pertencente a outra dimensão. Sapaín. Um sábio *luthier.* Antón Webern. *Somos membros uns dos outros.*

Gismonti: Todos eles e muitos mais habitam silenciosamente o meu som. *Não as suas pessoas ou personalidades, mas tudo aquilo que os transcende.*

> *Antes desse dia*
> *minha alma ouvia vagamente*
> *e nada além de clamores e gritos.*
> *Mas agora aprendi a ouvir o silêncio,*
> *a nele ouvir os coros*
> *entoando a música dos séculos,*
> *cantando os hinos do espaço*
> *e desvelando os segredos da eternidade.*
>
> Kahlil Gibran

TRANSCENDENDO REALIDADES

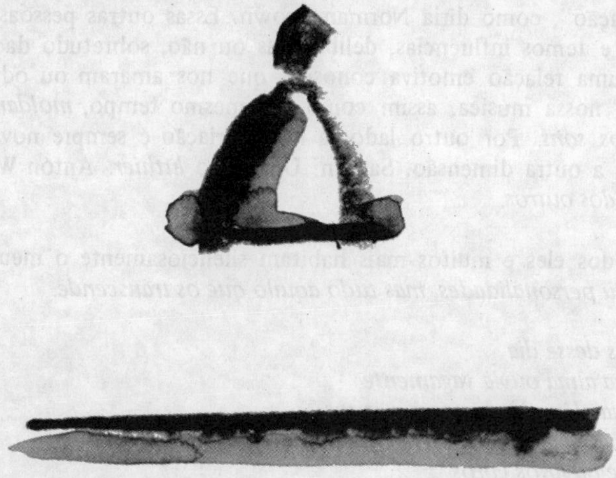

> O sentido do mundo deve estar fora dele: se há algum valor que tem *valor*, encontra-se fora de toda a esfera do que ocorre e passa.
>
> *L. Wittgenstein*

Flutuando no ar

Gismonti: Esta experiência que vou contar ocorreu no ano de 1983, em Nagypur, uma cidade do interior da Índia. Naquele dia passava pela cidade um grupo de "teatro popular", algo totalmente diferente do nosso teatro convencional. Era um grupo formado por músicos, poetas, bailarinos, atores, que percorrem toda a Índia, caminhando o ano inteiro por diversas cidades para falarem sobre um texto sagrado desse país. Eles o consideram um texto *naif*, mas em estreita relação com sagradas escrituras, provavelmente o Shakta Vedanta. Eles armaram um rudimentar tablado de madeira de sessenta centímetros de altura, a céu aberto, num enorme descampado. Ao meio-dia, com um sol resplandecente, éramos cerca de duas mil pessoas reunidas, sentadas no chão, para assistir àquela espécie de função ou ritual cerimonial. Eu me sentei a dois metros do tablado, pois desejava observar de bem perto aquela manifestação de arte sagrada popular. Os músicos se instalaram e começaram a tocar. Apareceu uma espécie de orador ou relator que lia um texto. As pessoas do público participavam entoando sílabas. Depois foi a vez dos bailarinos, que, naturalmente, também eram acompanhados pelos assistentes, que cantavam em coro alguma melodia. Surgiu uma espécie de ator, que falava algo que eu não conseguia compreender, mas ao qual, em algumas frases, a totalidade dos presentes respondia. Após cerca de duas horas desses rituais com música, dança, palavras, narrações mântricas, chega a vez de um ancião, que começa também a reiterar algumas frases, repetidas em coro pela maioria. Pouco a pouco se foi criando um clima especial, um silêncio geral que prenunciava um momento importante. A música continuava, insistente, repetitiva, envolvente. O homem se sentou em posição de lótus, com as pernas cruzadas, sozinho naquela espécie de cenário a céu aberto, e começou a meditar, recitando monocordicamente um trecho dos textos sagrados.

E acontece algo *incrível*!

O homem começa a levitar.

Diante dos meus olhos e dos olhos de outras duas mil pessoas. A três metros de onde eu estava sentado. Eu não podia crer no que me informavam os meus sentidos. Olhei o público e parecia que as pessoas viam aquele fato como algo natural.

Entrei em pânico. Eu mesmo pensava que estava louco. Acreditava não ser possível uma levitação; quando aconteceu, não consegui explicar o fato de tê-la visto e se tornado possível.

Naqueles momentos pensei coisas divertidas. "Não estou em Los Angeles; esta cena em Hollywood seria normal, pois existem Steven Spielberg e George Lucas; mas estes não são efeitos especiais. Este homem está levitando sobre um rudimentar tablado de madeira mal pregada; tampouco há um helicóptero ou um lugar onde sustentar um fio de nylon. . . Isso não é possível."

Enquanto o homem meditava no ar, suspenso a dois metros de altura, as pessoas começaram a criar um estranho e envolvente clima sonoro extático, que circulava e crescia em intensidade. De repente, o homem começa a descer suavemente e pousa na superfície.

O ritual prossegue com "naturalidade".

Decidi voltar imediatamente ao hotel; estava desesperado. Precisava de tempo.

Uma profunda fantasia

Não consegui dormir naquela noite. Chorava, dava voltas e voltas. Não queria falar com ninguém. *Eu não queria nem podia entendê-lo racionalmente*. Algo se havia quebrado no meu interior, talvez as minhas crenças ou a minha forma de pensar a realidade. Aquela estranha música. . . Um ritual incompreensível e esotérico em pleno sol. . . Levitação. . . O êxtase do público expresso em seus sons. A graça da minha presença naquele local.

Aquilo não podia ser definido. Só sentido. Era uma realidade irreal. Uma profunda fantasia transformada em realidade.

Ainda no hotel, lembrei-me de um texto do poeta Fernando Pessoa. *Entender é errar. Compreender o que outra pessoa diz é não estar de acordo com ela; é discordar. Sentir o que outra pessoa diz é ser ela. Ser outra pessoa é de grande utilidade metafísica*. Porque Deus é todos nós. Ser outro é sentir isso que chamamos de Deus dentro de nós.

Eu não conseguia conciliar o sono. Pensava na música. . .

Sentir uma música é ser essa música.

E ser música é ser outros mundos.

Nada de real. Só fantasia. Pura ilusão.

Fregtman: Em concomitância com a frase de Pessoa, Novalis propõe algo semelhante quando diz que o erro é o instrumento necessário da verdade. *Com o erro construímos a verdade. A partir do erro chegamos à verdade. A utilização completa do erro é a posse completa da verdade*. Para a verdade, toda ilusão é tão necessária como o é o corpo para a alma, dizia Novalis. *A verdade é um erro completo*. Existe um mundo milagroso e um natural – dizia esse filósofo em 1795.

Um mundo dos espíritos e outro que erroneamente denominamos real. Há séries de acontecimentos – declara André Bretón ao falar de Novalis – que correm de modo paralelo aos reais. Os homens e as circunstâncias, em geral, modificam o andamento ideal dos acontecimentos, de forma que parece imperfeita; e as suas conseqüências também são imperfeitas.

Ser outra pessoa, ser uma música. O princípio supremo de toda arte é compreender que *eu é igual a não-eu; que eu sou você.*

Não há limites.

Gismonti: Entender é errar. Pura ilusão. Fui me tranqüilizando à medida que as horas passavam.

Eu não entendia absolutamente nada.
Com o tempo comecei a compreender.
A vida é a nossa mestra mais perfeita.

Fregtman: O que se crê ser verdade é verdade, ou se torna verdade dentro de limites que devem ser descobertos através da experiência e da experimentação. John Lilly diz que esses limites são crenças que precisam ser transcendidas. Quanto mais abertos formos a diferentes estados de manifestação do ser, tanto mais ampla será também a nossa música. Somos o que pensamos. Somos os nossos atos criadores; eles são determinados por nossos paradigmas de crenças limitadoras, que se apoderam de nós, nos possuem e transfiguram os nossos desejos no momento de criar. Se cremos que podemos chegar até certo lugar, certamente só chegaremos até aí. O criador deve estabelecer uma *série aberta* de crenças sobre o desconhecido, *para além das barreiras da região da mente. O desconhecido é a argamassa do impulso criador.*

Um músico é também um explorador e, embora os mundos da arte e da ciência sejam aparentemente *excludentes*, eu gostaria de relacionar os passos propostos por Lilly para o explorador que se embrenha em regiões não conhecidas, pois acredito que eles se assemelham a estas experiências.

Examine tudo o que puder sobre as situações dos novos espaços a serem descobertos, do que serão ali as "idéias básicas". Depois, considere essas idéias da nova região como se fossem verdade. Olhe esse novo espaço completamente aberto, desperto, e conserve-o de modo integral, por mais neutro ou extático que seja, ou por mais doloroso que o acontecimento se revele. Depois, volte à sua realidade convencional, guardando temporariamente o que foi coletado nessa nova região. Construa um modelo que inclua essa realidade e a nova de maneira integrada, por mais dolorosa que seja essa revisão de modelos. Última proposta: não adorar, venerar nem temer nada ou ninguém, seja pessoa, grupo, espaço ou realidade não convencional; o músico – explorador de uma realidade superior – não tem espaço para essa bagagem. A chave é aceitar as crenças locais como verdadeiras, experimentar intensamente para depois poder aprofundar.

Em certa ocasião, Carlos Castañeda "transformou-se" em pássaro; *viu* que lhe brotavam asas das maçãs do rosto e que do seu pescoço saía uma cauda. Mais tarde, ele se afastou voando com outros três pássaros numa viagem de vários dias. Quando voltou de seu vôo, Carlos se sentiu desconcertado por muitas semanas. Vivia com a ansiedade comum a todos os viajantes que penetraram em *outros mundos*. Por algum tempo, não sabia se era um professor de antropologia da Universidade da Califórnia que pretendia ser um pássaro ou um pássaro que se fingia de professor. Compreendeu por fim que a verdade literal e a poesia *nunca podem ser separadas. O importante é voar alto e depois voltar à terra.*

Anfíbios de dois mundos

Gismonti: Depois de viver essa experiência, eu me sentia profundamente só. Pela primeira vez tomei consciência de que *o ato de criação é uma tarefa completamente solitária.*

Fregtman: O artista, o criador, por ser *agente de mudança*, porque *sendo o mais forte, é o mais fraco*, está condenado – assim como o "doente mental" emergente de um grupo familiar – à solidão.

Gismonti: Não há maneira de compartilhar o momento da criação; podemos compartilhar o ato consumado, mas nunca o momento em que se põe em movimento o impulso criador. *A criação implica um estar só consigo mesmo, mas conectado com diferentes níveis de realidades subjacentes. Com outras realidades.*

Penso que, a partir da pluralidade, chegamos à expressão da unidade. Todo músico que compreende a arte como uma forma criadora de vida também reconheceu espaços de consciência em outros níveis do seu ser, espaços que lhe permitem um acesso a mundos paralelos e próximos. Esses *espaços transpessoais* pouco ou nada têm que ver com o mundo cotidiano habitual, mas, não obstante, estão vinculados a este último de forma indissolúvel. *Um músico apreende outros mundos e os manifesta através da sua obra.*

A criação desses universos lateriais da arte provém de uma *não-aceitação do mundo cotidiano enquanto tal.*

Fregtman: Em psicologia transpessoal damos a esse mundo o nome de *novela pessoal*, um cenário em que as personagens – personas – representam o drama teatral da sua existência condicionada, uma tragédia em que tudo gira em torno de coisas, objetos, posses, separações, efeitos, poder e competência. Aldous Huxley dizia que o homem é um ser anfíbio que vive em dois mundos ao mesmo tempo.

Imaginar sem limites

Gismonti: Agora dou muito menos valor às formas preestabelecidas pela sociedade e pelo mundo em que vivo; sei que essas formas não me interessam. A possibilidade de tornar-me um viajante contribuiu enormemente para a diminuição dos meus preconceitos. Essas viagens e essas experiências me impeliram a libertar-me muito mais e a aceitar que o mundo em que vivemos é um horror. Disso tenho absoluta certeza. Não vale nada. Como músico, como artista, *devo conviver com outros mundos, mundos paralelos.*

Agora tenho de fantasiar muito mais do que fantasiava antes. A cada ano que passa, a cada semestre, convenço-me de que a minha fantasia ainda é muito pequena. Não pequena em tamanho, mas não forte o suficiente para possibilitar-me viver de modo agradável neste mundo em que estou vivendo. Tenho de fantasiar muito mais. Isso nada tem que ver com a criação de outra realidade, com mentir em relação à realidade. Fantasiar é algo que nasce em nossas vísceras. Fantasiar é imaginar, *imaginar sem limites*. Fantasiar de onde vem o ser humano e para onde vai, fantasiar e imaginar a minha vida. *A arte é uma profunda fantasia. Nada tem de real*, estou procurando não ter nada mais de real em minha vida. Não quero nada da "realidade".

Fregtman: A imaginação do músico não está a serviço da descoberta ou da constituição de uma realidade estabelecida, propondo-se, pelo contrário, a inventar e construir um mundo original através do *exercício da liberdade*; um mundo de formas e qualidades inexistentes dentro do universo objetivo. Kant define a imaginação como a intuição de um acontecimento também em sua ausência; dessa maneira, ele a distingue da percepção. A imaginação, na medida em que produz também imagens involuntárias, é chamada de fantasia.

Gismonti: A sensação que as pessoas têm ao me ouvirem tocar não é a realidade. O sentimento evocado não é real, é uma fantasia. Ou como o queiramos chamar, mas *tampouco é irreal. É algo que não se define, se sente*. Quando falamos muito, normalmente usamos todos os procedimentos de linguagem e cultura que conhecemos, e, ao desenvolvermos um raciocínio, afastamo-nos do real. Entender é errar. Sentir o que outra pessoa faz é ser ela.

Aquele que está satisfeito com o mundo em que vive não precisa *re-criar mundos paralelos*. A insatisfação com o cotidiano nos impele a reinventarmos novas realidades, a partir de uma consciência diferenciada da cotidiana. *Diante da insatisfação, a minha resposta é a criação.*

Para a *pessoa Gismonti*, uma levitação a céu aberto é algo incrível; *para o músico Gismonti*, essa experiência é impulso para a criação.

Descobrir a liberdade

Fregtman: O músico elabora a vivência do *sinistro* – aquilo que possui a maioria de nós sem que sequer nos demos conta disso – e transforma esse sentimento num produto artístico. Em *El Proceso Creador*, Enrique Pichón Riviere diz que o sinistro, ao ser elaborado na arte como vivência estética, de imediato se transforma em maravilhoso. Assim, a vivência transformadora da arte pode transmutar o terror em impulso para a criação; pode *enfrentar a morte*. Um guerreiro – como todo criador – reeduca os seus hábitos de percepção com vistas a captar mensagens e forças naturais que de outro modo não são percebidas. *Ele não crê em nada, mas aceita tudo tal como se apresenta a ele. Age como se nunca tivesse ocorrido absolutamente nada. Descarta sem descartar, aceita sem aceitar. Nunca se sente como se soubesse, mas tampouco sente como se nada tivesse acontecido. Ainda que esteja tremendo de medo, age como se tivesse o controle*. O conhecimento sempre é pavoroso, aterrorizante. *A verdadeira arte do músico consiste em equilibrar o terror de ser um homem com a maravilha de ser um homem*. E isso ele o consegue enfrentando a morte. *A arte mata a morte*.

Por volta de 1980, compus, juntamente com o psicoterapeuta Ricardo Grimson, um singular trabalho intitulado *La Crencia, la Creación y el Delirio*; usando texto dele e música minha, procuramos estabelecer um diálogo entre os mundos da arte, da loucura e da cultura. Quando você fala dessa *insatisfação com o cotidiano* que o leva a explorar novas realidades criadoras, resgata alguns fragmentos:

"Somos as nossas crenças, as nossas criações e os nossos delírios, assim como somos os nossos mitos, a nossa vontade de viver, o nosso medo da morte. O delírio desfigura o medo da morte e propõe um final antecipado. A crença protege, às vezes orienta, dilui, mas também cerceia. A criação se nutre nos mitos, desordena-os, desarticula-os, destrói-os e aponta para um reordenamento ou para o *ainda não conhecido*.

O processo de criação e sua conseqüência – a obra – representam um projeto dramático situado no desenvolvimento das capacidades da pessoa no sentido de sintetizar o enfrentamento e a superação de problemas técnicos e conceituais. O desafio da obra e o enfrentamento da morte. Uma aposta na sobrevivência. Uma pretensão de imortalidade.

O músico, o artista, responde simultaneamente a uma *insatisfação com o cotidiano e a uma angústia cósmica* (Koestler). Divergência de planos que caracteriza a dupla percepção do *singular* e do *universal*. Ele não pode aquietar-se. Para o seu terror ao enquadramento, à anulação, ao desespero, busca uma representação que o exteriorize, tenha existência própria e, além da descrição da sua dor, contenha o caminho para afastar-lhe desta. Liga-se a esse movimento (do *insight* ao *outlook*, dirá Koestler) por um processo cujo domínio lhe escapa. Ele é *agente e efeito* de tal processo.

Dirá um pintor amigo mergulhado num período criador. Sinto-me cada vez mais voltado a centrar-me num único problema, que é um método de trabalho diário, semelhante e homogêneo, para desenvolver as minhas pesquisas em pintura. Pintar todos os dias e estabelecer um ritmo que é como iniciar uma narração complexa e acidentada da minha relação com a forma. Essa é a única maneira de tirar algo do forno. Esse é um velho problema para mim. Faz muitos anos que se coloca em termos idênticos. Busco esse derramamento de mim mesmo numa forma há muito tempo. Em certo momento pensei em suicídio, algo que ainda não se encontra solucionado. Trabalho buscando – como o velhinho da última parte de *Amarcord*, que se perde na névoa – um rastro que sem dúvida deve ser muito fugaz, tão difícil é achá-lo. . .

E, ao dizer isso, ele esclarece uma idéia do processo a desenvolver, *a busca, o aproximar-se da perda dos limites com o real*. Da mescla entre o ceticismo diante do conhecido e a crença nos novos elementos surgirá, nos melhores casos, uma nova síntese. Ter-se-á produzido uma criação. "*Um resumo de novos postulados, uma destruição de antigos conceitos, uma montagem com velhas peças e novas idéias de um corpo novo.*"

Presenciar uma levitação implica um ato de fé, no sentido atribuído a esta última enquanto oposta à crença e enquanto pré-requisito para um mergulho nas águas do desconhecido. Hernán Kesselman ensinou-me algo sobre os ciganos. Ao medo bastante real e concreto, aquele "que se pode tocar", eles dão o nome de *hindoy*; àquele que tem características de presságio, que não tem uma lógica racional, "que não se toca" e é difuso, "embora bastante claro", é denominado *hindama. Hindama* acomete você na obscuridade, e esse ritual na Índia me evocou esse medo, assim como o *misoneísmo*, conceito formulado por Jung, que significa um medo ancestral e supersticioso pela novidade. Um contato tão próximo com um acontecimento "não habitual" da consciência, com essas *profundidades nas quais reside a verdade*, motiva necessariamente num artista aberto uma mudança gradual em seus sistemas de *percepção, pensamento* e *valores*, uma autêntica modificação na sua forma de ver o mundo. Isso constitui um alimento para a impulsão criadora e uma necessária transformação dos *paradigmas* ou imagens que imperam no mundo da arte. Um paradigma é um conjunto de pressupostos referentes à natureza da realidade. É uma espécie de ponto de vista geral de tal alcance que pode incluir em seu campo a maioria dos fenômenos conhecidos ou proporcionar-lhes um contexto que os contenha. Um paradigma é, portanto, um quadro contextual para certas formas de pesquisa no domínio da arte, e, por ser um contexto, exclui necessariamente outras espécies de informação que não se enquadrem em seus limites. Está ocorrendo uma mudança de paradigmas no mundo da arte ocidental – mudança que acompanha uma transformação na ciência, na psicologia e na filosofia em geral – e essa mudança resulta, em parte, do contato com crenças e acontecimentos *transculturais* referentes à natureza da realidade e da Consciência. Um determinado quadro cultural também é uma forma de visão do universo. O conhecimento íntimo de outras culturas, o que você chama de "transformar-nos em viajantes", oferece uma maior compreensão dessas culturas, atribuindo-lhes um maior grau de objetividade. As nossas idéias não são o centro do pensamento universal, e questionar o nosso paradigma de crenças estimula um impulso criador, pois implica um transcender os nossos limites, proporcionando uma perspectiva holista totalizadora à nossa música, ao nosso ato de criação.

Seu relato fala de algo semelhante à *mágica sensação de irrealidade* que costumava ter o Prêmio Nobel, propulsor da física quântica, Werner Heisenberg, quando se embrenhava no que denominava "a alma das coisas". Essa "alma" supõe uma ordem ou núcleo interior central do ser, cujas manifestações no exterior adquirem diversas formas, ultrapassando, na maioria das vezes, o nosso nível habitual de compreensão.

A insatisfação com o cotidiano – que nos impele a quebrar a monotonia das formas estabelecidas – motiva também um reconhecimento de que a nossa identidade não é mais que um processo e de que o mundo em que vivemos é uma construção arbitrária da nossa percepção. Isso favorece um avanço para a *descoberta da liberdade*, que, dessa maneira, se abre diante de nós. Se *não sou mais que o processo do meu ser*, isso me oferece a possibilidade de refazer, em todos os momentos, a minha vida, a minha realidade, e de escolher a possibilidade de torná-la inteiramente diferente da forma passada, pois o passado já não é dono do eterno presente. A criação se transforma num *exercício de liberdade* em seu sentido mais amplo.

Gismonti: Isso me faz lembrar de um caso ocorrido na Alemanha Oriental, em Leipzig. Eu estava fazendo um concerto solo, num piano Blutner igual ao que tenho no meu estúdio de gravação, quando a platéia começou a bater palmas e pés de modo ritmado, mas fora do compasso da música. Eu não entendia o que era aquilo. De repente, aparece o apresentador para encerrar bruscamente o concerto, mandando todo mundo para casa. Então me explicaram que eu nunca mais seria convidado para tocar naquele local, porque eu tinha transmitido para aquelas pessoas uma tal sensação de liberdade que elas de alguma forma corresponderam, subvertendo o silêncio ritual de um concerto.

Com o tempo comecei a *compreender*. . .

Entender é errar. . .

Errar é um exercício profundo de liberdade.

LUCIDEZ INQUIETANTE

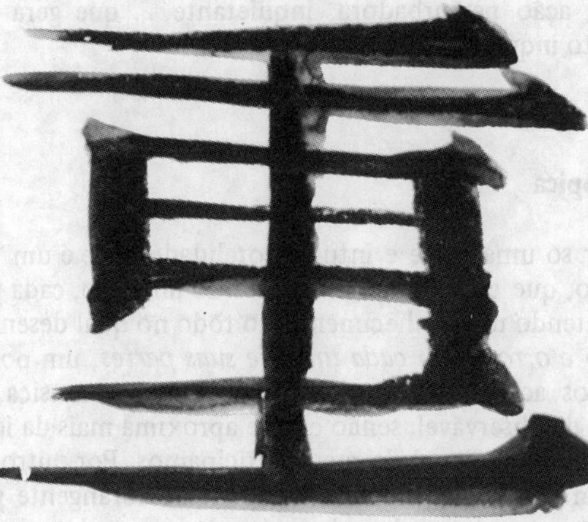

A música é uma alma inaugurando uma forma

Gismonti: Por alguma razão inexplicável, em concertos ou gravações, costuma acontecer — cada vez com maior freqüência — de o meu corpo impregnar-se de "certas qualidades". Nesses momentos, torno-me espectador daquilo que estou fazendo e potencializo todas as minhas faculdades. Embora pareça contraditório, sinto-me espectador *do que farei alguns segundos depois; intuo, vejo* por antecipação o que farei e não o faço caso não o considere adequadamente espontâneo.

Fregtman: A *intuição* é uma das atividades cognitivas mais poderosas, atuando por princípios que ultrapassam a ordem lógica da razão e estão fora do entendimento consciente. Esse "fora" do nível consciente significa que o funcionamento do próprio processo intuitivo não é conhecido; à consciência só se apresenta a solução final intuída. Jung — que casualmente dizia que o nosso inconsciente primordial não apenas expressa os resíduos de um passado, mas também possui as *sementes do futuro* — afirmava que a *percepção sensorial* denota a existência de algo, o *pensamento* determina o que é, o *sentimento* nos diz se é agradável ou não, mas a *intuição* é a única a indicar-nos *de onde vem e para onde vai*. Quando falava da fantasia, você a relacionou com a imaginação sem limites e de certa forma definiu o seu fantasiar como uma busca *"de onde vem e para onde vai"* o ser humano. Você usou as mesmas palavras de Jung ao referir-se à intuição; *imaginação, intuição* e *fantasia* são três ingredientes necessários para um artista. Uma coisa curiosa: você sabe que Jung foi o único psicanalista notável que conheço a submeter-se pessoalmente a um tratamento de musicoterapia, com Margaret Tilly, uma pianista de São Francisco que pesquisava terapia e música?

Gismonti: Como diz Jung, percebo, penso, sinto e intuo a música, e tenho *certeza* de como ocorrerá o resto; conhecendo intimamente apenas uma célula da música, *imagino a totalidade. Esse fluxo totalizador está presente em cada nota*, embora não tenha ainda se desenvolvido em termos temporais, não tenha se manifestado aos nossos sentidos comuns.

Creio que essa estranha e extrema lucidez é provocada pela ação do impulso criador. É uma ação perturbadora, inquietante... que gera movimento. A lucidez sempre é muito inquietante.

Consciência holotrópica

Fregtman: Observar só uma parte e intuir a totalidade. Esse é um "inquietante" pensamento holográfico, que concebe cada aspecto do universo, cada fração de som, por exemplo, como contendo um conhecimento do todo no qual desenvolve o seu existir. *Cada parte no todo e o todo em cada uma de suas partes*, um pouco à maneira das conversas que temos acerca das nossas vivências com a música. Cada aspecto do universo não é algo de observável, senão que se aproxima mais da idéia de um acontecimento ou expressão vibracional da qual participamos. Por outro lado, cada expressão energética é, em si mesma, um todo, um sistema abrangente por si mesmo, que armazena informação completa sobre si. *Cada nota musical é um sistema em si mesma, parte de um todo mais amplo, de um "ser" maior e de outro sistema mais global.*

O modelo holográfico da consciência, promovido por Karl Pribram, afirma que os acontecimentos são afetados pelo que visualizamos, pela nossa imaginação. O nosso cérebro age como um holograma que interpreta um universo holográfico. Esse cientista descobriu que os centros motores do nosso cérebro não apenas estão envolvidos no movimento como em *todos os sistemas de processamentos anteriores à ação*.

Não podemos tentar explicar com um modelo cartesiano obsoleto, linear e lógico, fenômenos que parecem ultrapassar o "aqui" ou o "ali", estar fora de uma dimensão linear do tempo e do espaço. Por outro lado, e sem presumir que a sua experiência o seja, o cientista Willis Harman formula a idéia de que percepções transpessoais tais como a pré-cognição – que é a "lembrança" de fatos de algum momento do futuro, próximo ou longínquo – se encontram latentes em todas as pessoas, mas costumam ser fortemente reprimidas; ele concorda com o fato de serem elas processos de conhecimento por *identificação intuitiva*, que surgem em certos estados de percepção superior ou consciência cósmica, estados nos quais se tem um conhecimento imediato de uma *realidade atemporal*.

É o homem que cria o Universo. A física moderna equipara o espaço e o tempo, determinando um *continuum unificado* que é uma realidade física cujas propriedades são as responsáveis pelas diferenças entre o passado e o futuro. A sua estrutura é a de uma corrente que se consome. A sua densidade é afetada pela *qualidade* dos nossos pensamentos. Walker e Feinberg recorrem à física quântica para explicar a biologia dos fenômenos pré-cognitivos; trata-se de uma memória do futuro relativa a estados do cérebro. Um cérebro que observa os seus próprios estados. Uma presença lúcida da Consciência.

A propósito dessa lucidez inquietante, dizem alguns que estar inquieto é estar "com a alma num fio".

Gismonti: É caminhar numa corda muito fina a partir da qual observo, *participo* daquilo que estou tocando como numa visão, e me antecipo. Talvez seja a minha consciência – a minha alma – quem observa. Quem *vê*. Talvez seja um holograma interpretando um holograma maior. Esse estado inquietante pouco tem que ver com a inquietação tradicional, pois provoca um processo de clara lucidez da Consciência.

Fregtman: Quero ser inquietante – diz Picasso. – Depois começarei a construir... "Para mim, pintar um quadro é se comprometer com uma ação dramática na qual a realidade se rompe. Quero revelar ao espectador algo que ele não pode descobrir. Atravessar a realidade em todo o sentido da palavra... Quero ser inquietante."

A inquietação criadora implicaria, mais do que estar "Com a alma num fio", o estender "um fio rumo à alma".

Gismonti: Um estado de inquietação é uma abertura para a lucidez; uma perturbação que promove clareza.

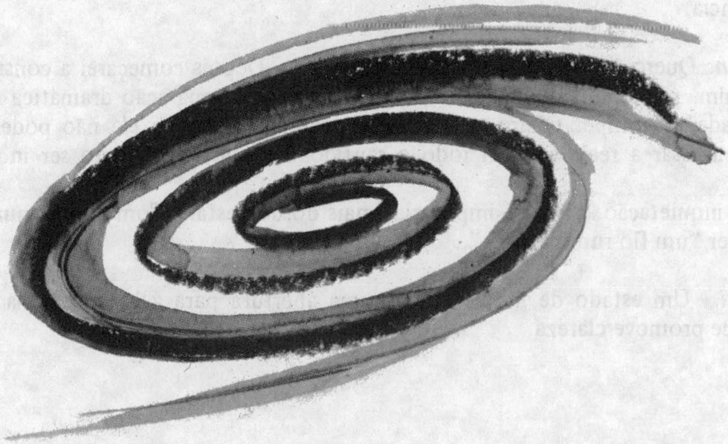

> O organismo é uma parte do cosmos. . . A expressão emocional expansiva plena é um anelo cósmico.
>
> *W. Reich*

Prazer enlouquecido

Gismonti: Depois de um profundo mergulho da minha vida como músico, bem como de sua relação com as outras coisas do universo, me vejo fora deste mundo e, ao mesmo tempo, dentro de outro, paralelo, onde não há nada, apenas um destino: *recomeçar sempre*. A proposta é falar com a alma para viver de modo mais solidário. Essa alma é *música de uma consciência emocional*.

Há um caso interessante: quando um dos meus últimos discos – "casualmente" intitulado *Alma* – estava concluído, convidei um grupo de jornalistas e amigos para escutá-lo em meu estúdio. As pessoas foram chegando para ouvir o disco. Tínhamos contratado recentemente uma empregada para servir café e cuidar da limpeza; quando ela foi servir café, encontrou todos chorando e não entendeu nada. Eu lhe expliquei então que *aquilo era emoção*.

Houve uma época em que eu era um músico sem emoção; estava hipnotizado pela competência. Agora não quero mais esse tipo de perfeição. Apenas *integrando* a técnica, o conhecimento, à emoção e ao sentimento, é possível ser *realmente livre*, livre para exprimir a música do universo.

Normalmente, caminho na direção a que me proponho, com passos medidos; embora eu o reconheça depois, depois de dar o passo. Pode parecer incrível, mas escuto uma gravação com *Alma* e ainda sou muito espectador, porque tenho consciência, através da informação teórica que possuo, de que esse piano, da forma como é tocado nesse disco, provavelmente não é tocado por ninguém mais no mundo. Não pela dificuldade, mas pela *singularidade*. A agilidade que esse piano tem, seja na velocidade ou na expressão, é muito grande. *Eu* normalmente nada tenho que ver com isso. *Eu* não penso dessa forma, com esse tipo de sensações. *Eu* não absorvo dessa maneira. *Eu* não sou tão sutil como a música desse disco. *Eu* não toco tão bem quanto o que é tocado. *Eu* toco bem, mas o que está gravado talvez tenha sido motivado por um *impulso de um prazer enlouquecido,* para além do meu próprio *eu.* Isso é *expansão emocional.*

Fregtman: É *na* emoção e *com a* emoção que a música nos restitui o autêntico movimento expressivo. Embrenhar-se nos sons é sentir e compreender a linguagem expressiva emocional primária em nós mesmos. O âmbito da música pode ser o lugar de reencontro com a emotividade perdida.

Possuímos um corpo emocional; todos os tecidos são virtuais portadores de uma carga energética vibracional e, entre essa energia e a emoção, se estabelece uma *identidade funcional.* O nosso plasma emocional original é habitualmente transfigurado por mensagens e processos dissociadores, que condicionam, desnaturalizam e retraem a sua matéria-prima de origem: *a sua energia emocional.*

Impulso para a emoção

Reich desenvolve um enfoque *ecossistêmico* do homem e do seu ambiente, afirmando pela primeira vez no âmbito da psicanálise que a *energia cósmica funciona no organismo vivo como energia biológica específica.* No ser humano, essa energia desenvolve uma pressão interna para um movimento de exteriorização, tornando-se *ex-pressiva*. Esse "mover para fora", "impulsionar para o exterior", é o significado literal do termo emoção. Reich diz que a emoção é um movimento protoplasmático expressivo.

Os estímulos sonoros prazerosos geram em nós uma *e-moção,* uma expansão, uma abertura, um movimento vital primário que tende a exteriorizar-se de um centro para a periferia orgânica. De modo inverso os sons desagradáveis provocam uma *remoção*, um retorno ao próprio corpo, um movimento de contração da periferia para o centro. A emoção é, basicamente, esse "impulso de prazer enlouquecido" que se exterioriza. Essas duas correntes direcionais básicas estabelecem uma correspondência com os dois afetos básicos do nosso aparelho psíquico: prazer e angústia.

Para Reich, a música é *movimento com um caráter expressivo totalizador;* ela expressa a pulsação vital do nosso ser. Descreve o processo de uma forma semelhante às vivências e conceitos que você arrolou sobre o impulso para a criação. Quando expressiva, a música desenvolve uma pressão interna (um impulso) para um movimento de exteriorização. Reich dá-lhe o nome de *impulso para a emoção,* identificando funcionalmente essa função orgânica não apenas com a energia vital mas também com a criação. *O impulso para a criação é composto fundamentalmente de matéria emocional. É emoção.*

Wilhelm Reich o *ex-pressa* da seguinte forma:

"Embora reflita de modo imediato o estado de emoção protoplasmática, a linguagem não pode atingir esse estado por si mesma. O vivo funciona não apenas *antes* e *para além* da linguagem verbal; mais ainda, ele tem as suas próprias formas específicas de expressão, que não podem ser traduzidas em palavras. Todo indivíduo afeiçoado à música conhece o estado de emoção criado pelas grandes obras musicais; contudo, é impossível expressar essa emoção em palavras. A música carece de palavras. Apesar disso, é uma expressão de movimento e cria no ouvinte a sensação de ser *com-movido.* A falta de palavras da música é considerada como sinal de *espiritualidade mística* ou da mais profunda emoção, incapaz de ser expressa em palavras. A interpretação científico-natural é que a expressão musical provém das próprias profundezas da substância viva. O que se define como 'espiritualidade' da grande música é, pois, uma descrição adequada do simples fato de que a seriedade de sentimento é idêntica ao contato com o vivo.

"Até agora a ciência nada pôde dizer de decisivo sobre a índole da expressão emocional musical. Sem dúvida, o artista nos fala com movimentos expressivos desprovidos de palavras, movimentos provenientes da profundidade da função viva. Desse modo, ele confirma a postulação da biofísica orgânica segundo a qual o vivo possui a sua própria linguagem expressiva, para além de toda linguagem verbal, e independente. O vivo opera de maneira autônoma, transcendendo os domínios do intelecto e da volição."

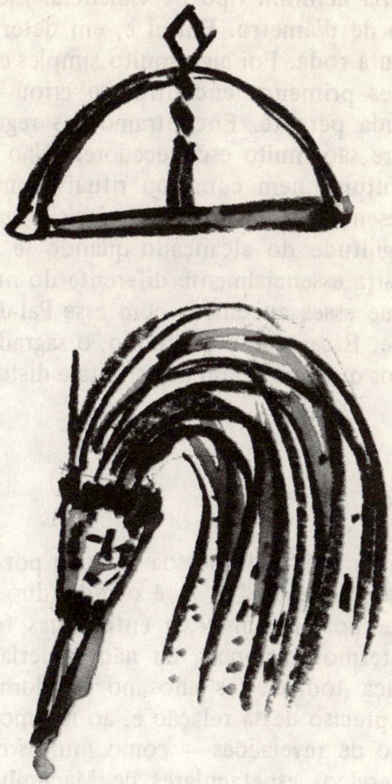

Roda de fogo

Gismonti: Meu primeiro contato com um Pai-de-santo[1] ocorreu há cerca de quinze anos. Eu passava por um momento em que me sentia "pesado", cansado, suportando uma carga de muita tensão que não conseguia entender nem resolver. Um amigo me apresentou a um Pai-de-santo, da zona norte do Rio de Janeiro. Na primeira visita, fiquei profundamente impressionado; ele trabalhava com a leitura de "búzios" (conchas marinhas)[2] e conversamos a partir do que ele "lia" nos búzios. Surpreendeu-me a sua visão esclarecedora em relação ao que acontecia comigo, bem como a sua proximidade, empatia e o modo franco de encarar as coisas. O Pai-de-santo propôs que eu voltasse dentro de poucos dias, pois, além de conversarmos e jogarmos os "búzios", no encontro seguinte devíamos realizar um "trabalho" relacionado com tudo o que eu estava sentindo. O Pai criaria uma *roda de fogo* para que eu ficasse dentro – trata-se de um círculo que se faz com uma espécie de pólvora, para "queimar" energia "negativa". Assim narrado, pode parecer um tanto estranho e "irreal", e reconheço que eu também estava entre assustado e surpreso, mas a lembrança do "estado" vivido quando do meu primeiro encontro dissipava qualquer dúvida possível. Com a minha intuição "funcionando" (e também um pouco de desconfiança), fui à minha roda de fogo; o Pai me explicou

1. Pai-de-santo é o agente espiritual, autoridade máxima (Chefe do Terreiro) no Templo em que se pratica o Candomblé, um sincretismo religioso oriundo da assimilação de cultos e ritos afro-ameríndios.

2. O "jogo de búzios" (lançar as conchas) e a sua posterior leitura são uma forma particular de oráculo utilizado por um Pai-de-santo; assim como o *I Ching*, trata-se de um sistema *a-científico* que se baseia no princípio da sincronicidade.

que não haveria nenhum tipo de violência. Ele fez um círculo de pólvora, de um metro e meio de diâmetro. Entrei e, em determinado momento, com uma explosão se acendeu a roda. Foi algo muito simples e, ao mesmo tempo, muito mágico. . . A partir desses primeiros encontros se criou um vínculo muito intenso, uma relação que ainda persiste. Encontramo-nos regularmente, conversamos, e esses encontros sempre são muito esclarecedores. Não houve mais "trabalhos", nem prognósticos de futuro, nem curas ou rituais com atabaques.[3] Trata-se de um diálogo que se desenvolve em *outro nível de Consciência*, o qual, embora não tenha a mesma magnitude do alcançado quando se faz música – o estado do ato criador –, se mostra essencialmente diferente do nível comum de atenção e percepção.

Sinto que esses encontros com esse Pai-de-santo estão num espectro de realidade diferente. E sei que o profundo, o sagrado, o místico, a arte, são, todos eles, acontecimentos que se afastam da estreita e distorcida realidade cotidiana.

Mundo mágico

No Candomblé, cada pessoa é regida por um santo (orixá); o Pai espiritual – como eu gosto de chamá-lo – é o indivíduo que estabelece uma ponte intermediária entre ambos. É um *nexo* entre duas formas distintas de manifestação do mundo. Em termos racionais, eu não poderia analisar nem explicar o porquê da minha presença todos estes anos no Candomblé, mas, intuitiva e espiritualmente, sinto que preciso dessa relação e, ao mesmo tempo, me enriqueço com ela. Não é um processo de revelações – como muitos costumam acreditar – nem curas milagrosas ou serviços espetaculares de Macumba. Por um lado, nada tem que ver com todos esses fenômenos, mas, por outro lado, se relaciona um pouco com tudo isso. Quando você tem consciência do santo que o rege, quando vivencia a estreita relação, você sente que isso ocorre em espaço sobre-real, num dinâmico mundo mágico.

Tenho um Pai-de-santo no Rio de Janeiro, mas há três anos conheci Raul de Xangô, um Pai-de-santo que mora em Brasília. Nunca tínhamos conversado antes e, em nosso primeiro encontro, aconteceu algo muito curioso. Manifestei-lhe o meu desejo de falar com ele, de conversar sobre os "búzios". Ele respondeu que eu já tinha um Pai e que precisava "consultá-lo" para saber se tinha direito de intervir nesse processo metafísico, jogando os "búzios" no âmbito do mesmo caminho espiritual. No outro dia, ele me disse que já "consultara" e que tinha permissão para jogar os "búzios". Eu nunca lhe havia falado de meu Pai e, além disso, não existe nenhuma relação entre eles, nem forma de se comunicarem. Ele jogou os "búzios".

Quando cheguei ao Rio, fui visitar o meu Pai-de-santo de lá. Tão logo nos encontramos, ele me olhou e disse: "A leitura foi positiva". Ele *via, sabia* que eu tinha estado com outro Pai. *Eles têm acesso imediato a uma realidade misteriosa, para além do tempo e do espaço, que todo músico criador também procura*.

Tudo isso influi de maneira notável em minha música, pois vinculo esses fatos com a liberdade de ser – a liberdade do Ser – que, no meu caso, é quem gera e impulsiona música. *Somos transmissores. Transmissores de liberdade. Pontes entre mundos*.

Todos esses processos mágicos, místicos, me ensinaram que a verdadeira possibilidade de relacionar-se espontaneamente com outros níveis é uma ques-

3. Tambores usados nas cerimônias do Candomblé.

tão de trabalho. Raul de Xangô não me estimula *na* música, mas, não obstante, me estimula *para* a música. Neles vejo pessoas que são "mais do que pessoas", no sentido de que possuem o "dom", mas que trabalharam de maneira muito firme para desenvolver essa capacidade de relacionar-se à vontade com planos e níveis não comuns de realidade.

São impulsionadores de liberdade, de amplitude, em nossos quadros de pensamento. E *a liberdade. . . é o primeiro requisito para a criação*.

Fogo que contemplam os homens na noite
na noite profunda.
Fogo que ardes sem queimar
que brilhas sem arder.
Fogo que voas sem corpo.
Fogo sem coração
que não conheces lar
nem tens casa.
Fogo transparente de palmeiras,
um homem te invoca sem medo.
Fogo dos feiticeiros, onde está teu pai?
Onde está tua mãe?
Quem te alimentou?
És teu pai, és tua mãe;
passas e não deixas rastros.
A lenha seca não te engendra,
as cinzas não são teus filhos.
Morres e não morres.
A alma errante se transforma em ti, e ninguém o sabe.
Fogo dos feiticeiros. Espírito;
pássaro sem asas, coisa sem corpo.
Espírito da Força do Fogo,
escuta a minha voz.
Um homem te invoca
sem medo.

Canto bantu do fogo

Segundo Movimento

MENSAGENS NA GARRAFA

MULTIPLICANDO MEDITAÇÕES

Existe um fluir comum;
todas as coisas se harmonizam em simpatia.

Hipócrates

Envio um S.O.S. ao mundo
Espero que alguém receba
a minha "mensagem na garrafa".

Sting

Reflexos

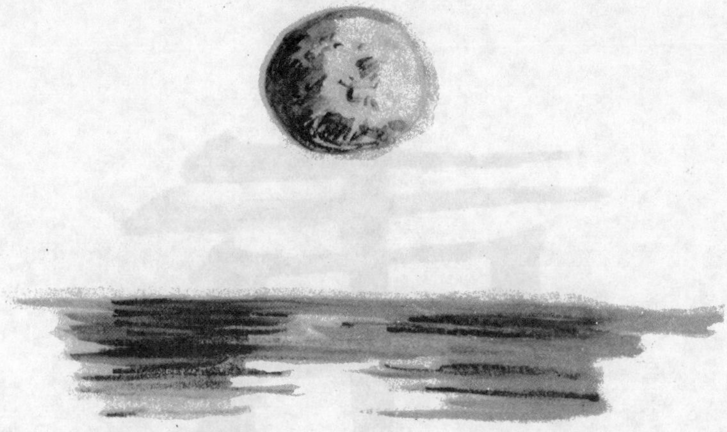

Uma natureza
contém também todas as naturezas.
Uma única existência
implica todas as existências.
Um universo
contém os multiversos.
Uma única lua
se reflete em todas as águas.
Todos os reflexos
da lua na água
provêm de uma única lua.
Não é nada difícil
ver a forma no espelho das águas,
mas não existe nenhum meio
de capturar a lua
na corrente do rio.
Para apreender a lua
é suficiente olhar
a verdadeira lua.
Se indicas com o teu dedo
a lua no céu
há pessoas que não verão a verdadeira lua,
mas tomarão o teu dedo pela lua.
A ciência e o conhecimento
agem como o dedo dirigido para a lua;
indicam uma direção clara.
Alguns vêem a lua
ouvem o murmúrio do riacho
o soprar do vento
a verdadeira música do Jacuí.
Outros buscam a verdade
na palma da mão
ou na ponta do dedo.

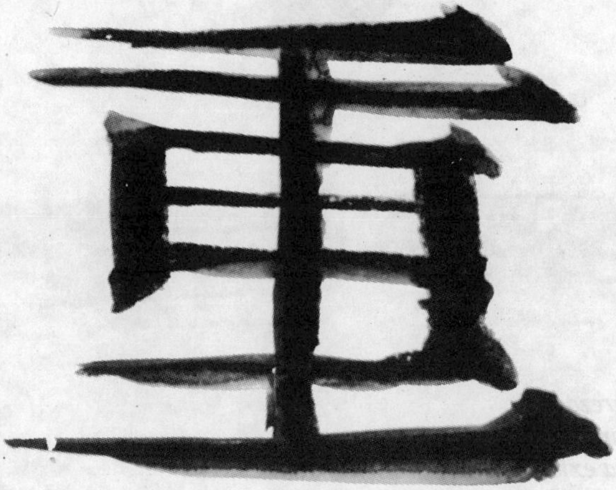

A intuição ilumina

A filosofia destacou o valor superior da intuição, considerando que ela proporciona uma compreensão mais imediata e substancial do real do que o saber discursivo.

Platão afirma que a intuição apreende a própria realidade na forma (*eidos*); ela implica um ato de ver e um acontecimento que se olha, no exterior ou interior à mente, como, por exemplo, uma idéia.

Plotino descobre uma intuição que determina uma *identificação mística* com o movimento criador do músico; trata-se de uma contemplação, não de um objeto presente, inteligível, sensível ou do mundo comum, mas de algo inefável, puramente espiritual.

Descartes e Locke se ocupam especificamente da intuição, considerada como único caminho para se chegar ao conhecimento. Descartes afirma que ela é um ato unificado do pensamento que nos oferece uma evidência, uma certeza, ao passo que a percepção sensível nos mantém na insegurança; Locke acredita ser ela uma "luz natural" que nos possibilita apreender as relações, o significado, as formas abstratas e o *entrelaçamento não sensível das coisas*.

No idealismo de Fichte, a intuição é o *saber do saber* e da liberdade, a visão da verdade e a consciência de si mesmo como ato puro. Para Schelling, trata-se de um conhecimento direto e imediato do Ser absoluto, do real e ideal, do subjetivo e objetivo, da liberdade produtiva do espírito que se encontra na própria origem de todas as divisões. Diz Schelling que, enquanto a intuição intelectual representa as idéias formadas com a matéria do pensamento, a intuição criadora do músico oferece uma visão do *absoluto na fantasia*. Em sua *Filosofia da Arte*, ele afirma que aquilo que denominamos realidade fixa e estável não é mais do que um mero produto da imaginação; *o mundo da arte é imaginário, pura fantasia e ficção de uma natureza irreal*.

Schopenhauer faz uma distinção entre o conhecimento da realidade que se obtém na vida científica e a intuição da realidade proporcionada pela música. Para os homens comuns, a faculdade de conhecer é uma lanterna que ilumina o caminho – escreve Schopenhauer; para o criador, é o sol que ilumina o mundo.

A intuição de Bergson exalta uma visão mais direta da realidade, a qual, segundo ele, é *puro fluir criador*. Se a realidade tocasse diretamente os nossos sentidos e a nossa consciência – afirma Bergson –, se pudéssemos entrar em comunicação imediata com as coisas (à maneira de uma percepção zen), todos seríamos artistas, pois as nossas almas vibrariam então sem cessar em uníssono com a natureza; ouviríamos em nossa alma a melodia constante da nossa vida interior. Tudo isso se encontra ao nosso redor e, contudo, nada disso é percebido por nós de modo claro. A última realidade é uma rede subjacente de conexões. O cérebro reflete, como uma tela, apenas uma parcela dessa vastidão. Os artistas, assim como os místicos, têm acesso ao *élan vital*, ao impulso criativo que entretece essa imensa rede.

Imagine, pense no seu universo como num *multiverso*, ou num *biverso*. . . Somos todos músicos, todos podemos *intuir o mundo da arte*, uma vez que nos despojemos das nossas crenças limitadoras. A intuição criadora não parte de nenhum objeto, realidade ou crença preexistente para reproduzi-los, diferenciando-se de outras formas de intuição, pois estas geralmente são visões enfocadas e dirigidas para algo já existente.

Fantasia

Partindo de Husserl, Sartre elabora uma fenomenologia da intuição e da imaginação; ele afirma que a imagem e o que é percebido se contrapõem e se excluem mutuamente, vinculando o mundo irreal com a imaginação e o real com a percepção. Situar algo como imagem é colocá-lo na irrealidade. A música é um objeto irreal. Quando escutamos uma melodia, diz Sartre, o real percebido são os sons que ouvimos, mas o objeto estético, aquilo que nos comove, não está em nenhum lugar, em nenhuma parte.

Eugen Fink postula que a fantasia constitui uma posição neutra que não se pronuncia sobre a realidade, e, aplicando a fenomenologia husserliana, induz que a imaginação objetivada – a música – não é certamente nenhuma realidade, mas tampouco é uma negação dela. Sem negar a realidade, ela oferece uma nova dimensão dessa realidade.

Para a maioria dos autores, existe uma distinção, uma diferença clara, entre a imaginação que procede de uma lembrança ou se dirige a um conhecimento e a que, como no caso da música, é o resultado da produção de algo novo. Quando procuramos recordar ou compreender algo, geramos um percurso que vai do conhecido, vivido no passado, a uma determinada imagem ou conceito vinculado com o real; quando tenta dar forma à sua obra, um músico não se dirige a nada já sabido, nem conhecido, criando sem conceitos prévios uma imagem sonora inédita. Mas há algo muito mais importante: o músico não tem como objetivo exclusivo exprimir os seus sentimentos, buscando, pelo contrário, criar uma obra *para além do âmbito do seu ego, uma criação transpessoal*.

A música é indissociável em seu conteúdo e forma; e, se ela significa ou simboliza algo, esse algo lhe é imanente, isto é, a música se significa a si mesma. Segundo Nicolai Hartmann, quando ouvimos música, efetuamos uma dupla intuição: uma sensível, de seus elementos materiais, e outra supra-sensível, do seu conteúdo transpessoal. Hartmann acredita que apenas o resultado da dupla intuição constitua a sua presença viva, pois na articulação de ambas as intuições penetramos na essência da música.

Nada de real. Apenas fantasia. . .

Sartre afirma que, para ser livre, a consciência deve poder dizer *não* à realidade. A negatividade do mundo, "nadificá-lo", é a condição possível para que a consciência *tenha* mundo, em lugar de ser absorvida por ele. Essa faculdade de negar é o primeiro passo para a liberdade de todo músico. A liberdade negativa da consciência exige uma clara ação positiva por parte desta, a fim de desenvolver a sua existência como consciência vital, pulsante e livre.

Construímos o nosso mundo

O fenomenologista alemão Edmund Husserl crê que esse exercício da liberdade se manifesta *quando a consciência dá forma e sentido às imagens da fantasia*. Sam Keen recorda uma pequena história relacionada com esse filósofo alemão: um estudante muito achegado a Husserl entregou a Carlos Castañeda – conhecendo o interesse desse antropólogo pela fenomenologia – um pedaço de ébano que antes estivera sobre a escrivaninha de Husserl. Carlos tinha lido e comentado com o seu informante e mestre yaqui Don Juan passagens do texto *Idéias*, de Husserl, motivo pelo qual decidiu, por sua vez, dar-lhe o ébano. Don Juan tomou o ébano nas mãos, fechou os olhos, acariciou-o "do mesmo modo" que Husserl o fizera uma geração antes, e lhe concedeu um privilegiado lugar de honra no seu Tesouro de objetos de poder utilizados para conjurar. E isso se revelou absolutamente apropriado, pois Husserl sempre quis entrelaçar o fato e a ficção, o real e o imaginário na fantasia, escapando da certeza da sua própria mente subjetiva. Muitos anos depois, Don Juan ensinava algo semelhante ao revelar-nos o nosso erro: ficamos presos ao mundo da psique e menosprezamos os prodígios que nos rodêiam. Segundo Castañeda, Edmund Husserl é a primeira pessoa no Ocidente a conceber a possibilidade de "suspender o julgamento", ou seja, descobrir e destruir os preconceitos perceptuais. Em *Idéias para uma fenomenologia pura e uma filosofia fenomenológica* (1913), Husserl se refere ao que denomina "redução fenomenológica"; a fenomenologia não nega, apenas questiona os elementos que sustentam a nossa percepção comum. Castañeda considera que esse quadro teórico-metodológico foi útil para compreender os ensinamentos de Don Juan. Para Husserl, a percepção varia segundo a história do sujeito, os seus conhecimentos adquiridos e a sua imersão em determinada cultura; *o ato de conhecer depende da intenção* e não da percepção. Numa entrevista concedida a Graciela Corvalán, Castañeda insiste no fato de a percepção comum só nos dizer uma parte da verdade e de a idéia de que somos livres ser uma ilusão e um absurdo. "O que é tudo isso que nos rodeia? A tarefa que Don Juan realizou comigo foi a de desfazer pouco a pouco os preconceitos perceptivos até chegar à ruptura total. Assim, por exemplo, ao objeto 'casa' é *construído* por mim. O referente fenomenológico é mínimo. A intenção é o que transforma o referente em algo concreto e singular. A percepção comum não nos diz toda a verdade." Tanto o filósofo como o homem de conhecimento índio reconhecem que somente a fantasia pode descondicionar as barreiras da nossa forma parcial de percepção. *A fantasia é uma intenção. Ela constrói o nosso mundo.*

Imagens da Consciência

Fink afirma que fantasiar implica um certo uso da liberdade. A consciência do artista não se retira do real – no sentido de perder-se em sonhos, ilusões ou divagações –, mas recorre ao exercício real e positivo da sua liberdade criadora.

Cassirer, Langer, Collingwood e Sartre observam que a consciência, a inteligência e a linguagem não têm início com os conceitos, mas com as imagens. A linguagem procura exprimir em símbolos um conhecimento do real, *o que é*, mas a imaginação criadora que impulsiona uma música não nos fala do que é; mas *do que começa a ser* a partir do seu aparecimento.

A linguagem não é o único descobridor do Ser – como costumam teorizar alguns filósofos, os quais, segundo Etienne Gilson, em geral não entendem muito de arte; a arte pode descobrir relações insuspeitadas e linhas de integração entre "as razões do coração e as razões da razão" (Bateson).

> "Se eu puder explicar-lhe do que se trata, não
> teria sentido que o dançasse." (Isadora Duncan)

É preciso estabelecer uma distinção entre a imaginação que se encontra a serviço da razão e a que se dirige à criação por uma "razão do coração". Kant diz que a imaginação é a faculdade de representar na intuição um objeto, mesmo se ausente, distinguindo-a da percepção, que é a intuição de um objeto presente. Na *Crítica da Razão*, ele se refere à imaginação artística, associando-a com a fantasia, pois as duas chegam a gerar imagens involuntárias. O músico é quem integra essas imagens, atribuindo-lhes significado, padrão, redundância ou informação (Bateson).

Embora pensemos que jogamos com as imagens, a fantasia imaginativa sempre joga conosco. A fantasia é involuntária – diz Kant –, não sendo propriedade do músico; este apenas pode procurar os espaços, as situações, os estados e os acontecimentos que a impulsionam.

O jogo da imaginação

Continuemos imaginando. A harmonia observada numa verdadeira música, não condicionada por apriorismos de nenhuma espécie, é o resultado final livre de uma criação de intensidades de vida, para que de sua decantação resulte uma harmonia de potências e não uma redução da força vital. Segundo Kant, esse vigor é conseguido pela introdução do *espírito* na linguagem das simples notas ou sons. Esse espírito é um princípio que induz a pensar muito, sem que, não obstante, possa ser-lhe adequado pensamento algum, isto é, conceito algum, e sem que, portanto, alguma linguagem possa expressá-lo por inteiro nem fazer-se compreensível. Ele tende a fazer pensar, sem consegui-lo, como ocorre com todas as idéias, num mundo em que a imaginação está presente, mas nenhum esforço meramente intelectual logra abranger. *O mundo habitado pelo músico é uma forma infinita da imaginação*, mas também pertence a um aspecto da razão. Junto à Razão prática (a razão da razão) encontramos uma Razão estática (a razão do coração) que funda o julgamento universal – multiversal – e projeta mundos a partir da imaginação. A razão do músico não se refere à natureza real, mas "cria, por assim dizer, outra natureza extraída da matéria que a verdadeira lhe dá" (Kant). Embora a natureza nos "empreste" a sua matéria, nós, músicos, a modelamos para criarmos outra coisa, algo diferente que a transcenda. Não se trata de simular uma natureza que substitua a verdadeira; a proposta é intensificar a vida da consciência, introduzindo *espírito* como força que anima e gera movimento, a partir do *exercício da liberdade.*

Nem mesmo a ética é tão ampla no desempenho da liberdade humana quanto a atividade criadora do músico; porque aquele que cumpre o dever trabalha em favor de uma lei moral, que é igual para todos, enquanto *o artista atribui a si mesmo a sua própria lei.*

O músico transforma um conceito comum num mundo imaginário infinito.

"Quando sob um conceito se elabora uma representação da imaginação que pertence à exposição desse conceito, mas que por si mesma suscita tanto pensamento que nunca se deixa encerrar num conceito determinado – e, portanto, estende esteticamente o próprio conceito de um modo ilimitado – , então a imaginação é criadora e põe em movimento a faculdade de idéias intelectuais para pensar, por ocasião de uma representação, mais do que daquilo que nela pode ser apreendido e esclarecido. "Dessa forma, a expressão musical consiste propriamente numa proporção harmônica – que nenhuma ciência pode ensinar e nenhuma engenhosidade pode apreender – para encontrar idéias e chegar, por outro lado, à expressão mediante a qual a disposição subjetiva do espírito possa ser comunicada a outrem como acompanhamento dessa idéia. Para exprimir o inefável no estado de ânimo, numa certa representação, e torná-lo universalmente comunicável, é exigida uma faculdade de apreensão do jogo da *imaginação*" (Kant).

O impulso que nos leva a criar uma música é radicalmente diferente do que nos impele à compreensão do real. Trata-se, em ambos os casos, de uma tomada de consciência, mas, enquanto na postura cognoscitiva nos limitamos a configurar um símbolo do que existe objetivamente no mundo pressuposto e conhecido, na tomada de consciência do criador se produz uma transladação a um mundo novo, no qual a imaginação toma a iniciativa e submete o entendimento cognoscitivo.

Amor pela sabedoria

A tarefa do filósofo se aparenta com a do músico, ensinava Alen Watts. O filósofo resgata do espírito do artista o *amor pela sabedoria,* que nada mais é que a compreensão de que a vida se desenvolve sem desejar nenhum destino futuro, mas apenas o eterno aqui e agora presente e real. Ninguém imagina que o objetivo de uma execução musical seja chegar ao final da obra, pois este é descoberto em cada momento, em cada som, assim como ocorre com o ritmo das nossas próprias existências. O músico não prega nem estimula uma série de técnicas que tendem à melhoria; o mesmo deveria acontecer com o filósofo, o psicoterapeuta e o guru. Toda realização harmoniosa na *arte da vida* deve ser acompanhada por uma sensação de que ocorre por si mesma, sem resistências ou deliberações, sendo nós mesmos artistas da nossa existência, façamos o que façamos, jogando com isso.

Tanto o filósofo como o músico revelam o fundo eterno e carente de propósito da vida humana. A atividade do músico não se desenvolve em termos de uma busca de metas; num mundo alógico, inexprimível em conceitos, palavras ou números, ele não tenta chegar a parte alguma. Só joga o seu jogo. E por isso faz música.

Assim como é impossível molhar-se com a palavra "água", assim também a idéia, o símbolo ou a imagem não representam a realidade; a palavra "sinfonia" não soa. Algo semelhante ocorre com a experiência mística; "o que quer que digamos dela não o é" (A. Korzybski). Não sabemos *o que é*, só sabemos *que* é. A esfera da música é muito parecida com o inexprimível mundo dos semânticos e de Korzybski; algo físico, nada abstrato, mas, não obstante, indefinível.

A música é uma forma de superação da excessiva autoconsciência do eu, isto é, da crença e da sensação de que o nosso organismo é um ego absoluto, uma coisa separada "num invólucro de pele", incapaz de compor uma percepção holística unitária.

Ao tocar ou escutar música, implicamo-nos como totalidade, como unidade funcional global na qual a Consciência desempenha um papel superior de *integração*; nela buscamos algum tipo de expansão dos limites, e o nosso ser atua *sistemicamente*, além da habitual vivência fragmentada da nossa realidade. Não se trata de um desaparecimento num vazio "oceânico" luminoso dos contornos e das formas que costumamos denominar "coisas" e que utilizamos para delineá-las; nesses estados, torna-se evidente para nós que, mesmo quando possam ser usadas como divisões ou convenções, elas na realidade não dividem nada.

Paradigma sistêmico

A nova abordagem sistêmica para o estudo dos organismos vivos contribuiu de maneira altamente significativa para o reconhecimento geral da harmonia inerente entre as concepções da ciência, da arte e do misticismo. A música é um fenômeno enraizado no homem desde as suas origens, motivo pelo qual não conhece limites nem fronteiras, épocas ou linguagens; os seus ressoantes ecos impregnaram todos os domínios do agir humano. Para além das manifestações superficiais, mostra-se difícil – e às vezes até impossível – encontrar a linha divisória entre os chamados "artistas" e os ditos "cientistas". Ambos são *exploradores espirituais*. "Conspiradores" (M. Ferguson) conscientes de que a aparência mágica de uma descoberta ou a criação de uma melodia se fundamentam na noção de que o todo não é apenas a soma das partes, mas uma determinada expressão configurada por misteriosas *relações* entre essas partes.

Na alvorada de um novo século, falar de música é falar de arte ou de estética, mas, ao mesmo tempo, da natureza, da física, da semântica estrutural, da teoria da informação e dos sistemas, da cibernética, da ecologia, da psicologia, da neurofisiologia ou da biologia. Estamos imersos numa rede de sistemas interconectados, e todos os nossos modelos ou estruturas de funcionamento se encontram em relação sincrônica com estruturas maiores que os contêm. Desse ponto de vista, toda *imagem ex-pressiva* musical é uma forma dinâmica simplificada e purificada de freqüências rítmicas universais, um holograma que registra toda a sinfonia de acontecimentos vibratórios cósmicos.

Meditando com filósofos e bruxos

A arte da meditação é uma forma de colocar-se em contato com o que acontece, com a realidade. A razão fundamental para meditar é o fato de a maioria das pessoas da nossa época terem perdido o contato com a realidade. Elas confundem o mundo tal como é com o mundo tal como o pensam, tal como falam dele e o descrevem simbolicamente.

"Multiplicar" meditações é caminhar no "fio da navalha", descobrindo outras intenções, particularidades, visões e sentidos que potencializam a forma original. Multiplicar é multirresonar; invocar diferentes "mergulhadores do espírito", reconhecer os seus mapeamentos inconscientes, conjugar os aparentes opostos.

Cientistas e poetas, filósofos e bruxos, compõem uma soma de subjetividades que se aproxima de uma objetividade globalizada, omnijetiva e tetradimensional. Todos os caminhos se unem num enfoque *sinergístico*, que reconhece que o resultado da ação combinada é sempre maior do que a soma das ações parciais.

As multiplicações atracam num porto comum: o universo é vibração, e o impulso para a criação só emerge em estado de liberdade – com todas as conotações suscitadas por esse termo –, pois está subordinado à falta de repressão, ao movimento e à fé.

Mais que *homo sapiens*, o músico é principalmente *homo faber*, pois a sua atitude não é apenas receptiva; ela fabrica novas realidades. A intuição criadora não persegue nenhuma verdade, orientando-se para o irreal, para *o que não é*, para a transcendência. A fantasia de todo aquele que cria música não se encontra a serviço da descoberta ou da constituição de uma realidade dada, mas serve ao "propósito" (se é que existe algum propósito na arte) de *criar um mundo* original através do exercício da *liberdade*; um universo de formas inexistentes no universo objetivo.

> E quando jogo o jogo da vida
> procuro fazê-lo melhor todos os *dias*.
> E quando luto na noite
> a magia da música parece iluminar o caminho.
> A intuição me leva a esse lugar.
> A intuição me leva a todos os lugares.
>
> John Winston Lennon (1940-1980)

EXISTÊNCIA VIBRATÓRIA

MEDITAÇÃO WHITEHEAD

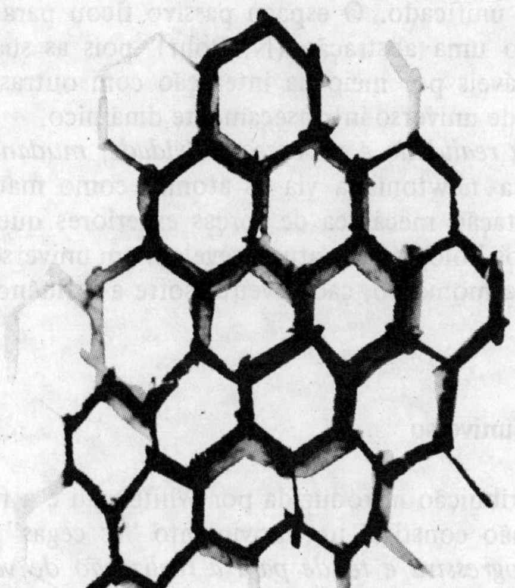

A física não é mais que a teoria da fantasia.

Novalis

O lógico matemático Alfred North Whitehead se inclina à metafísica e à filosofia por considerar que as chamadas ciências objetivas estão dominadas por um excessivo materialismo, o qual, a partir dos resultados da ciência atual, assim como da experiência, não tem a mínima justificativa. A sua formulação parte da concepção do Universo como contínuo processo criador, que se manifesta na Consciência do homem graças ao trabalho dos criadores. Ele anuncia uma teoria da natureza na qual tudo é dotado de sensibilidade, vitalidade, possuindo uma direção definida. O mundo em seu conjunto apresenta certa ordem e harmonia que exigem que ele seja interpretado como um *organismo vivo*, um vir-a-ser energético e criador.

Realidade em processo

O pensamento filosófico, segundo Whitehead, deve partir de alguma seção limitada da nossa experiência. A sua proposta explícita para este momento de "colisão de paradigmas" por que passamos é de que, através do caminho da arte, podemos estabelecer o ponto de partida mais fecundo para a *descoberta do próprio sentido das coisas.*

Os novos progressos da física exigem uma reformulação absoluta do materialismo cientificista, revelando uma teoria orgânica e sistêmica da realidade. Esse materialismo, totalmente superado hoje, supunha que a realidade fosse composta de partículas maciças, duras e movidas por forças externas no espaço vazio. A ciência atual transcende essa noção de vazio e concebe o universo especial como veículo de interconexões infinitas; uma trama holonômica (G. Leonard) sustentada numa "teia de aranha cósmica" de relações (F. Capra) entre as diversas partes de um todo unificado. O espaço passivo ficou para trás e o conceito da matéria é considerado uma abstração (N. Bohr), pois as suas propriedades só são definíveis e observáveis por meio da interação com outras redes de sistemas, implicadas num modelo de universo intrinsecamente dinâmico.

Hoje, *a realidade é processo, atividade, mudança, interconexões, tendências.* A física newtoniana via os átomos como matéria impenetrável, postulando uma interpretação mecânica de forças exteriores que moviam átomos passivos. Os conhecimentos holográficos atuais revelam um universo total, no qual não há nada fixo e, em cada momento, cada evento sofre a influência dos outros acontecimentos.

O sentido do universo

A contribuição introduzida por Whitehead é a formulação de que esse processo cósmico não constitui um movimento "às cegas", sem sentido, mas *possui uma finalidade progressiva e tende para a realização de valores.* A vida animal, vegetal, assim como a existência do homem individual e social, provam que essas tendências conscientes ou inconscientes promovem algum "sentido". A natureza não é condicionada por regras de sucessão, respondendo a uma *atividade criadora de ordem superior.* A ciência tradicional descreve a vida como um processo fortuito, específico, e, de certo modo, fútil, dominado por uma onipotente tendência ao acaso e à desordem. Dessa perspectiva mecanicista, o nosso universo avançaria infalivelmente para uma patética morte térmica. Coincidindo com os pensamentos de Whitehead, e fortalecendo-os, a obra de Ilya Prigogine, e de seus colegas de Bruxelas e de Austin (Texas), formula a descoberta da "ordem através da flutuação" sobre as chamadas "estruturas dissipativas". O nome "estrutura dissipativa" deriva do campo da química, no qual se observa que certas reações mantêm a sua produção contínua de ordem e dissipam a entropia acrescentada mediante intercâmbios com o ambiente. Pesquisas posteriores revelam que esse princípio está presente em todas as áreas – não apenas no mundo químico –, dos quarks às galáxias, de um blues à sinfonia cósmica, de uma célula individual ao ser humano integral, às sociedades ou aos sistemas culturais. Como afirmava em 1930 o célebre físico e matemático Sir James Jeans, o universo se parece cada vez menos com uma imensa máquina e cada vez mais com uma estrutura de pensamento. A vida é formulada agora de uma nova perspectiva, superando com vantagens a estreita noção de vida orgânica, de vida "morta". Quando os sistemas saem de seus limites pela excessiva produção entrópica do passado, sobrevém uma mutação que nos leva a constituir novos regimes estruturais e funcionais. Em todos os planos do universo, do micro ao macrocosmos, a evolução se manifesta sob a mesma energia e os mesmos princípios de evolução unitária e unificada. A vida já não é mais um fenômeno que se desenvolve num cosmos inanimado; o universo em si se transformou em algo inteiramente vivo e, como é evidente, criador.

Organismo participante

Whitehead afirma que a filosofia foi dirigida por um conceito enganoso do termo *experiência*. É errado o modo convencional, admitido, de conceber a experiência como saber consciente e delimitado por objetos recortados por um observador. *A experiência da apreensão do mundo "exterior" depende da forma de perceber ou não perceber com o nosso organismo participante.* O nosso organismo regula o nosso conhecimento do mundo, as nossas experiências.

Nada nos autoriza a fazer uma separação orgânica entre psique e soma, corpo e mente, do mesmo modo como é impossível para nós estabelecer uma distinção nítida entre o nosso corpo e o ambiente que o rodeia; um implica a presença do outro e nos inter-relacionamos como meio de forma transacional. Somos os sons que nos circundam, assim como a nossa presença repercute nas vibrações ao nosso redor. Confiamos no que os sentidos dizem, mas é o nosso cérebro que fabrica a imagem que acreditamos perceber de maneira objetiva. O nosso organismo possui bilhões de moléculas em constante funcionamento coordenado – explica Whitehead. A essência estrutural do nosso corpo contém uma perda e um ganho contínuos de moléculas em número indefinido de formas. Microscopicamente, não existem limites claros e definíveis que possam estabelecer onde termina um organismo e começa a natureza "externa".

"Não vimos a este mundo, surgimos dele. Cada um de nós é um sintoma do estado do universo." (Alan Watts)

Todas as coisas e eventos que em geral consideramos irreconciliáveis e opostos – como a causa e o efeito, o passado e o futuro, o corpo e a alma, o homem e a natureza, o sujeito e o objeto – são exatamente como a crista e o bojo de uma onda, uma onda de vibração única. Segundo Watts, as *linhas divisórias* não apenas podem separar, dividir ou distinguir, como também aproximar e unir. Assim como a linha da costa entre a terra e a água pode representar o lugar em que ambas se tocam, a linha "limite" da aldeia Ywalapití manifesta o lugar em que Sapaín e Gismonti se encontraram. O mundo real contém linhas, mas não possui fronteiras.

Eficácia causal

É necessário recordar o conceito de experiência para situar nela a vivência estética. "Toda ordem é antes de tudo estética." Os fundamentos do mundo são descobertos, mais que na experiência conceitual ou no conhecimento, na experiência estética. Whitehead diz que *a base de toda experiência é e-mocional* (do centro para a periferia, diria Reich). O termo "estético" alude a uma experiência "sensível ao padrão que conecta" (Bateson); uma pergunta estética é, por exemplo: como me relaciono com essa música?, que padrão me conecta a ela?, qual é o padrão que conecta todas as músicas?, qual é o padrão que conecta todas as criaturas vivas? Essa experiência estética, ou "padrão que conecta", pode ser considerada primordialmente como uma dança de partes *interatuantes*, em vez de se pensar em padrões fixos, pois isso não tem nenhum sentido. A experiência estética deve ser definida pela sua *relação* com outras coisas, e não pelo que supostamente é em si mesma.

Dessa forma, Whitehead estabelece uma distinção, na experiência sensorial, entre o que denomina *eficácia causal*, que consiste na ação direta do meio sobre o organismo, e a *imediaticidade apresentacional*, que representa a percepção do dado pelo órgão do sentido. Percebemos, em primeiro lugar, a atividade dos nossos sentidos; anterior à percepção dos *dados* dos sentidos, há uma experiência do *funcionamento* dos órgãos dos sentidos. Enquanto você escreve, improvisa ou interpreta uma frase melódica, a segunda metade da frase é determinada pela primeira e, dessa maneira, você tem uma percepção da continuidade da sua atividade, que desenvolve o conteúdo nessa frase. Whitehead acredita ser essa continuação ressonante com a continuidade não pautada da natureza. (Mais adiante veremos como Gregory Bateson se refere a essa continuidade cíclica na música e inevitavelmente estabeleceremos uma pauta estética – uma conexão – entre o seu pensamento e o de Whitehead.)

A Ordem da Harmonia

Desfazendo a visão do átomo como substância, à qual seria possível aplicar a lógica aristotélica de sujeito-predicado, a natureza se compõe de eventos dinâmicos que Whitehead denomina "atualidades", "ocasiões de experiência" ou "entidades atuais". A conexão entre esses acontecimentos energéticos não se realiza por relações externas, mas por intrincadas relações entre centros de forças que se interpenetram. Anterior à percepção sensorial cognoscitiva, existe um fenômeno de "preensão" de uma entidade atual por outra; essa "preensão" não consiste em experimentar uma qualidade separadamente de uma substância, mas em certa recepção global do objeto, que se transmite por uma pulsação universal na qual a entidade atual do passado imediato passa de modo integral para a entidade atual do presente, sendo a primeira absorvida por completo por esta última, que assim obtém uma experiência total dela. Segundo J. Kogan, todas as entidades atuais que são os elementos últimos da realidade se *sentem* assim, umas em relação às outras, e tendem para a sua auto-realização no processo.

"A base da experiência é emocional." Tem início com um sentimento do universo como acontecimento num passado imediato e com uma tendência a encaminhar ou canalizar a emoção assim recebida para a criação de algo novo. Sentimos a necessidade de modificar esse conhecimento do passado imediato, de ajustá-lo a outras influências, de completá-lo com outros valores, de derivá-lo para outras metas. "A criatividade do mundo é a palpitante emoção do passado que se lança na direção de um novo fato transcendente."

A *harmonia* e a *intensidade* que se manifestam no fato musical são prolongamento do processo criador do universo, que supõe a harmonia como forma de *ordem*, mas também, ao mesmo tempo, a intensidade, porque essa ordem é progressiva e dinâmica. Para Whitehead, a harmonia comporta, em seu interior, a intensidade. "*Emoção harmônica* representa um complexo de emoções que se intensificam mutuamente." A experiência da nossa criação não nos autoriza a limitá-la, de modo exclusivo, aos seres humanos. Com que direito podemos inferir que o sentimento humano constitui uma exceção na totalidade do Universo? Whitehead afirma que, assim como pode existir uma intensa harmonia, assim também é possível instaurar-se uma ordem na qual a "razão irrelevante" às vezes inibe as forças naturais essenciais, e decai ou desaparece a criação; a essa experiência ele dá o nome de "anestesia", sendo ela o contrário da experiência estética de realização superior.

Pulsar cósmico

Para esse autor, a ordem dinâmica do mundo é algo semelhante a uma grande sinfonia que brota de uma harmonia de intensidades. Essas intensidades se potencializam graças ao ímpeto humano criador, que introduz *novidade* (informação ou diferença) numa ordem estabelecida.

A atividade criadora não se situa numa circunscrita região da imaginação *consciente*, fazendo parte da corrente criadora universal, pois a Consciência humana e a natureza não estão dissociadas; a emotividade se difunde em todo o real e *o princípio da harmonia estética constitui a ordem central do Universo*.

Toda experiência tem início com a captação de uma palpitação universal, que recebemos a cada instante da nossa existência, mas se revela nos momentos em que age o impulso para a criação; *o impulso criador é uma batida em sintonia com esse pulsar cósmico*.

De uma perspectiva homológica essencial, nas relações estabelecidas em múltiplos níveis pela dinâmica auto-organizadora criadora, nós, humanos, nos consideramos seres superiores a outros organismos vivos; talvez desenvolvamos a nossa experiência, de maneira simultânea, numa quantidade maior de níveis do que as formas vivas surgidas em estágios de evolução anteriores. Tal como o afirma a filosofia perene, a nossa evolução como seres humanos é parte integral de uma evolução universal que a contém. *A humanidade é a própria evolução*.

De acordo com Whitehead, antes de percebermos os sons numa música, já os havíamos recebido como influxo imediato do ambiente de que fazem parte. Essa totalidade sonora (aquilo que, em *O Tao da Música*, denominei "sonosfera") nos modela, comove, afeta, projeta, e, apenas depois dessa experiência total, em função de uma condensação determinada de sons, uma música se manifesta como dado dos sentidos. "Isso é o que torna possível a arte", afirma ele. Concordando com Reich, o autor opina que essa totalidade energética sonora se tinge de uma emoção sensível original, sendo somente graças a ela que a expressão musical é transmitida com intensidade vital.

Um universo inteligente

Diz esse filósofo que os fenômenos físicos se limitam a reiterar-se quase sem modificações substanciais. O músico introduz *inovações*, porque com elas surge, ao lado da realidade física – que sempre é apenas o que é –, uma *interpretação da realidade*; o músico projeta novas formas no mundo das aparências a partir de um "impulso criador individualizado" (Whitehead).

Na aparência, as coordenações e qualidades do mundo físico sofrem uma transformação, pois o ideal se funde com o atual, gerando uma versão simplificada de uma realidade cósmica. Essa simplificação não adquire um caráter restritivo, já que é, do mesmo modo, um fator de intensificação. A consciência proporciona o extremo da ênfase seletiva e eleva a importância da aparência final com relação à realidade inicial. A consciência musical é a aparência que assumiu a sua própria espontaneidade, com o propósito manifesto de intensificar a experiência emotiva. Essa aparência atua como transformadora da realidade, projetando para o futuro e, por outro lado, incluindo uma interpretação do futuro. Nesse ponto surge a novidade, a criação, pois o músico não se limita à interpretação do que é e do que já foi, lançando-se à busca de uma nova realidade.

O universo também mantém um dinamismo que inclui a inovação criadora, num processo de produção de contrastes que são superados depois em novas harmonias. *O universo reitera, mas nunca repete formas iguais*. Nem a ordem, nem a beleza e adaptação do mundo, podem ser atribuídas a um simples acaso, nem tampouco a uma razão mecânica. Whitehead tem uma visão coincidente com a de Webster, apoiando uma concepção teleológica natural, a partir da qual os fenômenos da natureza não podem ser considerados enquanto determinados por forças mecânicas "irracionais", mas sim por um *desígnio presente em tudo o que é vivo*. Em 1968, o filósofo Geoffrey Chew formula uma concepção teleológica "branda" – de uma total interdependência das partes que compõem a totalidade – através da sua filosofia do "bootstrap". Tal como um enorme pentagrama, em que cada nota incide na textura harmônica e no movimento da outra, o universo é pensado como um tecido dinâmico de acontecimentos, no qual cada trama do tecido determina a estrutura do todo.

A física é a teoria da fantasia.

O eterno presente

Retomando a idéia de *eficácia causal*, Whitehead acredita que a qualidade do som é sentida diretamente pela influência do momento passado, mas que "aquilo" singular, individual e único de uma música possui uma significação emocional independente de seus aspectos qualitativos do momento presente, constituindo uma das forças mais poderosas da natureza humana. Assim como Koestler, Whitehead vê uma *dupla tendência na música*: *beleza e verdade*, continuando no plano da aparência, um processo universal criador não manifesto. Recordemos que David Bohm se refere a algo semelhante quando afirma que a ordem explícita manifesta da música (*unfolded*) põe em evidência um fenômeno dinâmico do qual fluem as formas do universo perceptível, uma ordem implicada inerente (*enfolded*) à tessitura cósmica de relações num nível mais profundo. A música, em sua aparência, "envolve" projeções de uma realidade superior que não é matéria nem consciência. Para John Lilly, a música é um espaço cognitivo de *projeção multidimensional*; *uma aparência de uma essência que a contém*. Whitehead observa que o músico adapta deliberadamente essa *aparência* à realidade, buscando elementos novos com a finalidade de criar uma aparência com uma harmonia singular, inexistente até então. Essa harmonia produzida pelo artista é também uma verdade e, talvez, uma verdade mais ampla do que a científica, "uma verdade de sentimento a partir das profundezas, e não da verbalização, uma verdade que transcende o significado das palavras do dicionário" (Whitehead).

A noção de beleza criada pela música é ainda mais ampla do que a verdade, pois a tendência final do universo se encaminha para a produção de beleza. Para esse filósofo existem cinco aspectos que constituem o processo criador na história da civilização humana: a verdade, a beleza, a aventura, a paz e a arte. Contudo, acredita que, *se tivesse que definir a civilização, ele o faria através da arte*, já que esta é uma síntese permanente da imbatível busca de harmonia e superação. A aventura supõe uma renovação constante do processo universal por meio da originalidade e do movimento. Ela mantém o processo criador dinâmico, *impulsiona* a busca e a progressão através de uma individualidade que, a um só tempo, é sempre original. Diz Whitehead: "A grande harmonia é a harmonia de individualidades perduráveis, conectadas na unidade de um fundo. É por isso que a noção de liberdade tanto obceca as grandes civilizações; porque a liberdade, em qualquer um dos seus múltiplos sentidos, é a tendência a uma afirmação vigorosa de si mesmo". Ele define a paz como uma confiante certeza na bondade última do processo cósmico, como um certo sentimento de Harmonia nas harmonias do universo. "A entretecedura do mundo é solidária."

Perfeição infinita

Em *Adventures of Ideas*, Whitehead observa que a origem da arte talvez se relacione com evoluções cerimoniais ligadas ao jogo, ao ritual religioso e à cerimônia tribal. A arte e a Consciência criam um modo de vida diferente, em outra dimensão da realidade: a da *liberdade absoluta do lúdico*.

Whitehead nos legou a idéia de que, em essência, todos os elementos fundamentais são vibratórios, propondo, assim como o Prêmio Nobel Ilya Prigogine, uma descrição do universo que está muito próxima do paradigma grego do *mundo como obra de arte*.

"A música é uma tentativa de resolver, ou pelo menos de exprimir, o mistério último da natureza." (Max Planck)

"A arte eleva o sentido da humanidade. Confere uma exaltação de sentimentos que é sobrenatural. Um pôr-do-sol é glorioso, mas diminui o homem e é parte do fluxo geral da natureza. *Um milhão de ocasos não impulsionariam o homem para a civilização*. É a arte que suscita na Consciência as perfeições infinitas que se oferecem cabalmente à realização do homem." (Alfred North Whitehead)

METANECESSIDADE DE CRIAR

MEDITAÇÃO MASLOW

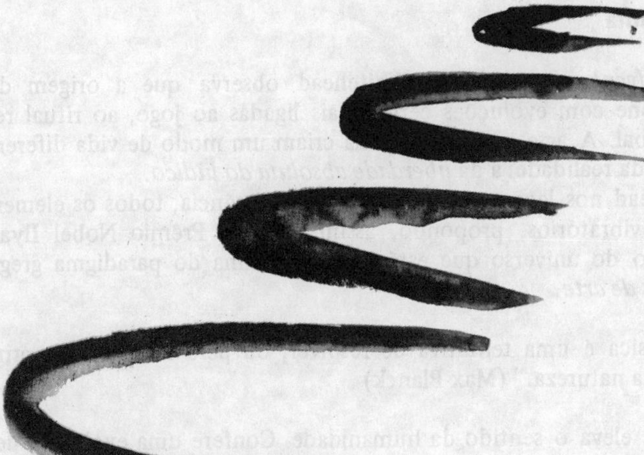

As pesquisas de Abraham Maslow sobre o tema da auto-realização surgem do esforço desse investigador no sentido de procurar compreender de modo íntimo algumas pessoas por ele definidas como *algo mais do que pessoas*. Aparentando-se com os trabalhos de Carl Rogers e Bugental, Maslow afirma que certas pessoas transcendem os moldes culturais, os modos e as ideologias – opinião também emitida por Fromm e Heidegger. A auto-realização está indissoluvelmente ligada à criação, pois só é possível a partir da assunção responsável do *poder ser* – conseqüência direta da liberdade diante do determinismo social ou natural.

Auto-realização

A auto-realização proposta pelo porta-voz da Terceira Força, no campo da psicologia humanista, não é um caminho simples nem agradável; ela exige um alto grau de autenticidade, uma abertura à experiência, espontaneidade e uma ampliação incondicional das nossas séries de crenças, ampliação que nos permita a aceitação de qualquer forma possível de realização do Ser. A partir da teoria de Maslow, podemos inferir que um músico pleno se manifesta com base em certos impulsos para a criação por ele denominados *necessidades de Auto-realização* ou *Metanecessidades*. Esses impulsos são variados e variáveis, e, segundo Maslow, somente a sua satisfação pode dar sentido a uma vida que se pergunta a *pergunta sobre o sentido*. Metanecessidades são a curiosidade natural, a necessidade de saber, a necessidade de compreender o mundo (não confundir com entendê-lo em termos lógicos), a sede de liberdade e justiça, a criatividade, as necessidades artísticas, de desenvolvimento, crescimento e transcendência. Existiriam necessidades instintivas do homem – ordenadas arbitrariamente, com vistas ao seu estudo, numa hierarquia, das mais básicas às mais elevadas – que abrangeriam as necessidades fisiológicas (sede, fome, sono, abrigo, etc.); a necessidade de pertinência e amor; as necessidades relacionadas com a segurança e a estabilidade; a necessidade de estima e auto-estima; essas necessidades teriam seu auge nas mencionadas metanecessidades.

Estabelecer uma estrutura hierárquica sugere que a satisfação dos instintos "superiores" de auto-realização só funciona se os instintos mais básicos estiverem satisfeitos, pelo menos de modo razoável. No caso do artista, nem sempre é assim. Muitas vezes, ele cria apesar de todas as outras necessidades estarem insatisfeitas; o músico pode "pular" vários degraus, substituindo a segurança ou estabilidade, o amor, o reconhecimento ou a auto-estima pela auto-realização. A necessidade de atualizar as próprias potencialidades artísticas pode ser tão urgente que toma precedência sobre o espectro das demais necessidades – fome, sede, sexo, sono, vida social – por um longo período de tempo.

O músico auto-realizado participa de uma causa exterior aos limites da sua própria pele, de algo que ultrapassa a si mesmo. Ele trabalha com devoção, com uma vocação ou chamado, superando a dicotomia trabalho-gozo. Maslow diz que o músico busca o significado da sua vida nos valores últimos, que são intrínsecos e não podem ser reduzidos a nada mais fundamental: os Valores do Ser.

Valores do Ser Músico

Maslow propõe algumas significações da auto-realização dessas metanecessidades:

– *O músico auto-realizado vivencia de modo pleno, intenso e desinteressado, com uma absorção total*. Vivencia sem timidez, com a valentia de um guerreiro.

– *O músico se orienta para o crescimento e para a criação*, em lugar de dirigir os seus atos para a defesa, a segurança ou o medo. A sua vida é um processo de escolhas sucessivas; podendo escolher, um músico nunca faz uma opção regressiva, sempre preferindo a progressiva.

– *Um artista deve "escutar as vozes do impulso"* (Maslow) e deixá-las emergirem. Para Maslow, escutar-se por dentro é escutar a nossa voz verdadeira, a nossa necessidade, e não as vozes introjetadas do papai, da mamãe, do sistema, "dos que sabem", da autoridade, da tradição, das crenças ou das modas.

– *Um músico verdadeiro é sempre sincero*. Certos músicos quase nunca o são, jogam o jogo da seriedade e fazem poses. Ser sincero implica assumir uma responsabilidade com a nossa música, e esse é um dos passos mais difíceis. Sempre que um músico se responsabiliza há uma realização do si-mesmo. Exprimir sinceramente é atrever-se a ser diferente, impopular ou inconformista. Um músico sincero renuncia ao temor; tem valor.

"Se você crê ser louco por fazer uma música completamente louca, não se assuste. Um dia você será lúcido." (Edgar Gismonti)

Foi o tio Edgar, clarinetista, compositor oficial da prefeitura de Carmo – pequena cidade onde Gismonti nasceu –, que orientou o jovem músico Egberto em seus primeiros passos criativos. Essa sinceridade *impecável* evoca uma qualidade ou atitude interior, um eixo de clareza ou certeza não-intencional que se aproxima notavelmente da noção de *integridade*, na aceitação de que vivemos imersos na eternidade e com a transformação de cada circunstância vital num *desafio* vivo e sincero.

– *Auto-realizar-se não é um estado final*, mas um processo de atualização das próprias potencialidades, em qualquer grau ou momento. Para um músico, não significa fazer algo extravagante ou fora do comum, mas talvez exija percorrer um árduo caminho de preparação. Para Maslow, um músico deve fazer bem aquilo que deseja fazer, deve procurar ser "de primeira" ou tão bom quanto possa; ele deve superar-se e tentar sempre *ultrapassar os seus limites*.

– A diferenciação entre os âmbitos de satisfação de necessidades do Ser e de transcendência tem seu auge no que Maslow denomina "experiência culminante", o momento em que se tem uma vivência intensa e profunda, um *sentimento de unidade, de aceitação, de saber o que é a vida*. Essas experiências transformam a cosmovisão de um músico; são fins essenciais e não meios para outros fins. Essas vivências culminantes de auto-realização não podem ser garantidas, compradas ou buscadas; não obstante, Maslow comprovou que um músico pode estabelecer as condições para que elas sejam mais prováveis, ou, pelo contrário, preparar as coisas de tal modo que não possam ocorrer. John Lennon dizia que, para criar, às vezes é preciso sentar e esperar que a maçã amadureça e caia; a diferença entre outros músicos e eu – dizia John – é que sei onde se encontra a árvore e eles não.

– *Todo músico deve descobrir quem é*, o que é, o que aprecia ou não, o que é bom ou ruim para ele, qual é o seu rumo e a sua missão.

Conhecer os outros é *sabedoria*.
Conhecer-se a si mesmo é *iluminação*.
Dominar os outros requer *força*.
Dominar-se a si mesmo requer *poder*.

Lao Tzu

– *Um músico que atue a partir dos seus impulsos criadores, das suas metanecessidades, deve ressacralizar a sua tarefa*, deve reconhecer o eterno, o sagrado, o simbólico, o virtual, em cada uma das suas obras. Muitos músicos dessacralizam o seu trabalho e o desmerecem. Um músico pleno – auto-realizado – escuta a sua voz interior, responsabilizando-se, sendo sincero e trabalhando muito. A auto-realização é questão de gradação, de pequenas conquistas acumuladas uma a uma.

Isomorfismos

– Maslow conclui a sua proposta dizendo que *o músico não apenas é parte da natureza – e ela parte dele – como, por outro lado, ele e a sua obra devem ser minimamente isomórficos com a natureza* (semelhantes a ela), a fim de poderem ser viáveis com relação a ela. Por conseguinte, a comunhão entre o músico e a natureza que o transcende não precisa ser definida como algo não natural ou sobrenatural; pode ser considerada uma experiência biológica ou evolutiva. Maslow procura superar, através dessa visão orgânica da experiência culminante ou mística, o uso de "supremo" como oposto a "ínfimo".

Próximo da cosmovisão evolutiva de Teilhard de Chardin, Maslow foi um dos impulsionadores da psicologia transpessoal, tendo dedicado grande parte do seu esforço ao estudo das ocorrências desses estados culminantes, desses paradigmas do não mediatizável. Um músico não deve ser simplesmente humano, mas *plenamente humano*, trabalhando a partir dos seus impulsos de auto-realização superiores.

Um verdadeiro músico é *algo mais do que um músico*.

O ESPÍRITO DA FLORESTA

MEDITANDO COM UM XAMÃ

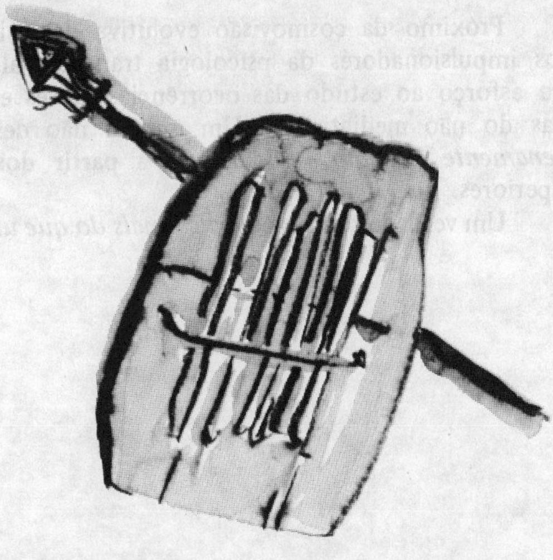

A qualidade fundamental de uma atenção lúcida é estar simplesmente atento, sem escolher, sem julgar, sem apreciar nem condenar.

Krishnamurti

Os *Kayabi* são um grupo indígena do Alto Xingu, Amazonas. Como ocorre com a maioria das tribos do Xingu, os *Kayabi* têm os seus "homens de conhecimento", os seus xamãs, denominados *pajés*. Eles são "agentes do sagrado", isto é, responsáveis pela mediação entre a realidade comum natural e o mundo "sobrenatural". Os *Kayabi* têm poucos xamãs; para uma população de quatrocentos indivíduos há apenas quatro, dois homens e duas mulheres. Existe uma grande diferença de *status* entre os xamãs masculinos e os femininos, já que apenas os primeiros podem oficiar os rituais terapêuticos com música.[1]

"Somos anfíbios de dois mundos. . ."

A iniciação

Fregtman: Todas as pessoas o chamam simplesmente de *Pajé*.

Pajé: Isso é suficiente. Os nomes valem muito pouco; normalmente confundem.

Fregtman: Eu gostaria que me descrevesse a sua iniciação como *Pajé*.

Pajé: Tudo foi como uma viagem, uma viagem ao desconhecido. Muito jovem ainda, tive um grave acidente na "mata" (floresta) e fiquei gravemente enfermo. Fo-

1. Esse diálogo foi efetuado no Brasil, em junho de 1988. Agradeço a ajuda oferecida pela antropóloga Elizabeth Travassos.

ram muitos dias e muitas noites em que *mamaé*[2] não me "soltava". Eu tinha muita febre e a minha *aéan* (alma) abandonou o meu corpo para iniciar uma viagem aterrorizante. Eu nunca tinha estado nesses mundos. Depois, *aéan* retornou ao meu corpo e a febre parou. *Mamaé* me deixou em liberdade. Esse foi o primeiro sinal. Em ocasiões posteriores, sempre em sonhos, voltou a ocorrer algo semelhante. Desse modo, comecei a ver, a ouvir e a falar com os *mamaé*. Com o tempo desenvolvi a "visão dupla" e podia falar com eles quando queria. Eu era um *pajé*.

Fregtman: O que quer dizer com "visão dupla"?

Pajé: Todos nós olhamos e vemos as coisas "por fora". Você pode ver a suja mochila de pele em que guardo as minhas poções, mas você só observa o seu exterior. Eu também vejo o *mamaé* do animal que morreu para transformar-se na minha mochila. Falo com ele e, às vezes, quando está de bom humor, ele me auxilia na escolha das ervas adequadas. Um *pajé* vê e ouve uma realidade que é invisível e inaudível para o resto. Por isso somos pajés. Olhe aquela árvore e me diga o que vê.

Fregtman: Não sei, parece ser uma árvore muito velha e, agora que a olho bem, vejo que toda a sua folhagem está descolorida, sem "brilho".

Pajé: Muito bem, *caraíba* (homem branco). Antes de habitarmos esta reserva, os *caraíbas* derrubaram muitas árvores e, entre elas, uma muito alta e bela que crescia "juntinho" a esta que agora olhamos. Desde aquele dia, o seu *mamaé* chora pelo companheiro desaparecido; à noite sai em busca dele e emite uns queixumes que me gelam o coração. Não se aproxime muito, pois ele não gosta do cheiro de *caraíba*.

Os espíritos visíveis

Fregtman: Fale-me mais dos *mamaé*.

Pajé: Os *mamaé* são espíritos que vivem em qualquer lugar. Podem aparecer a você na floresta ou num sonho. Pode ser um grito, uma silhueta, uma sombra que em seguida desaparece. Eles também podem transformar-se em animais; quando deparar na mata com um animal manso, que não se move nem foge, é melhor que você se afaste suave e lentamente – para não demonstrar-lhe medo –, pois com certeza se trata de um *mamaé* que tomou forma animal. Os bons caçadores os reconhecem e nunca caem em suas armadilhas. Eles são ferozes, brincalhões e sanguinários. Falam, comem, têm nomes, possuem bens, sabem voar. Você precisa ter acumulado muito *poder* para se relacionar com eles, senão o engolem. Eles o engolem inteiro, sem deixar vestígios.

Fregtman: Descreva-me alguns *mamaé*.

Pajé: Vejamos. . . Observe aquelas mulheres preparando tapioca. Vou imitar o grito do *mamaé Quanun*. Auhh. . . Ah Ah Auhh. . . Auhh. . . Ah Ah Auhh. . .

2. *Mamaé* é espírito ou força sobrenatural que, entre outras coisas, causa as doenças. Mais adiante, o Pajé discorre sobre o tema.

Fregtman: Por que elas fogem dessa forma, *pajé?*

Pajé: (rindo) Se fosse à noite, elas se urinariam de medo. O *Quanun* é um enorme pássaro que vive na água e canta à noite; na escuridão da noite, esse *mamaé* é terrível, pois seus gritos indicam que ele tem fome de *aéan* (alma). Se o pega desprevenido, rouba-lhe toda a alma. Há outro que é caçador; chama-se *Wyrafurat* e tem duas flechas de sangue. Vive na mata e caça *aéan* dos homens e mulheres que cruzam o seu caminho, deixando muitos rastros. *Caroat* é o dono e senhor dos peixes; trata-se de um horripilante humanóide das águas, sem cabelo e com unhas longuíssimas, que habita as profundezas dos rios de águas turbulentas. Há muitos outros, tantos quantos os animais ou as plantas que você encontrar na floresta. Na realidade, eles são invisíveis, mas os humanos costumam vê-los sob essas formas. Tudo tem o seu *mamaé*.

Ser Curandeiro

Fregtman: Quando falou da sua iniciação como xamã, o senhor disse que estava doente porque *mamaé* não o "soltava". Sei que um *pajé* é o curandeiro da aldeia, o músico-médico conhecedor dos rituais e das poções naturais para curar. Para os *Kayabi*, qual é a origem das doenças?[3]

Pajé: Temos muitos males introduzidos pelos *caraíba* e outros de origem *mamaé*. Em primeiro lugar, preciso fazer um verdadeiro diagnóstico, pois pode ser que *mamaé* introduza um objeto em sua vítima, ou então que lhe roube diretamente seu *aéan*; nesse caso, sem a ajuda de um *pajé*, a pessoa vai se consumindo pouco a pouco até morrer. Mesmo num acidente sempre há um *mamaé* envolvido, embora a responsabilidade costume ser dividida, pois as pessoas os provocaram e os convocaram com as suas atitudes. Os *Kayabi* não entendem nada de *mamaé*; apenas nós – os *pajés* – sabemos por que um homem adoece.

Fregtman: Nesses casos, qual é a terapia ou o tratamento que o *pajé* prescreve?

Pajé: Podem ser massagens, sucções, "passes", fumigações, ervas medicinais, mas os rituais terapêuticos mais conhecidos são *Ioveía* e *Maraká*. *Ioveía* significa "reza"; para essa cura usamos um apito de osso chamado *yawacan*, cigarros de tabaco, ramos de folhas do mato e um recipiente pequeno. O indispensável aqui são os cigarros, pois, inspirando adequadamente o fumo do tabaco, é possível entrar em transe; exalando-o "quente" sobre a parte dolorida, alivia-se a dor ou se espanta o *mamaé*. A reza consiste numa emissão, em voz baixa, de certas sílabas de poder, enquanto se caminha em círculo em volta da rede em que dorme o doente. A reza aumenta em intensidade e se transforma em grito; nesse momento, começamos a falar com os espíritos, até que os capturamos com as mãos. O som do *yawacan* – tal como ocorre com as rezas – tem a função de atrair e de chamar o *mamaé*. Eles ficam encantados com o som do apito. . .

Quando faço *Maraká*, não rezo simplesmente; a própria reza se transforma em canto. Trata-se de um rito coletivo muito mais elaborado do que *Ioveía*;

3. O xamanismo foi ignorado ou ridicularizado pelo mundo médico ou acadêmico. Não obstante, segundo afirma Stanley Krippner, os xamãs foram os primeiros curadores do mundo, os primeiros diagnosticadores, os primeiros psicoterapeutas, os primeiros funcionários religiosos.

creio que você gostaria de participar de um, pois há muito ritmo e danças. *Maraká* significa cantar e dançar, sendo dessa maneira que nos comunicamos com os espíritos curadores que nos ajudam. Cada *pajé* tem o seu próprio repertório de *Maraká*, que lhe foi revelado ao longo dos anos em sonhos ou em *essacá* por *mamaé*.

Fregtman: O que quer dizer *essacá, pajé?*

Pajé: Essacá é uma visão em estado de êxtase ou de consciência alterada. Quando eu era mais jovem, costumava estar em *essacá* dias inteiros; eu não me propunha a isso de modo especial, mas. . . era freqüente. Soube depois que, naquela época, eu estava exercitando a minha percepção para além da minha vontade consciente; um *pajé* deve *entrar e sair inteiro desse mundo*, e, para isso, deve exercitar-se por muitos anos.[4]

Fregtman: Em *Maraká*, o senhor nunca improvisa quando invoca os espíritos com o seu canto?

Pajé: Evidentemente, mas sempre dentro das regras de *Maraká*. Trata-se de uma improvisação relativa, já que nunca posso afastar-me da música que me acompanha. Um *Maraká* pode durar uma noite inteira; há ocasiões em que começo a dançar com um espírito bravo e, se não conheço o seu "nome" e a forma de chamá-lo, sou um *pajé* morto. Quando eu o nomeio, cantando ou rezando uma oração, acaba-se o perigo; eles não gostam de ser desmascarados, ficam envergonhados. As danças que me acompanham representam a luta que travo com *mamaé* e, por isso, são muito variáveis. Há algum tempo, certa noite, fui perseguido por *Añang*, um *mamaé* da mata muito maligno, mas eu o reconheci e o deixei bem manso.

Quando me vejo em dificuldades invoco a ajuda de *Mait*; que é um *pajé sobrenatural*; ele é meu aliado na luta com *mamaé*.

Fregtman: O senhor pode revelar algumas letras de *Maraká*?

Pajé: Algumas sim, mas há outras que só podem ser entoadas para invocar. Esta é muito antiga, dedicada a uma "família de caçadores" *Wirafurat*

Vou sofrer um pouco
Quando os apanhar
Com osso de pássaro
O Caçador
Como será?
Como você os pegará?
Wirafurat
Hoje vou caçar você
Tudo sairá bem
Vocês se amansarão

Além da letra, é muito importante a melodia, pois, sem a entoação correta, fica como um corpo sem *aéan*, não tem vida real.

4. Mircea Eliade afirma que o xamã é o mestre do êxtase. A palavra *extasis* vem do termo grego *ektasis* (deslocar-se, afastar-se dos sentidos); o mestre sufi Pir Vilayat Inayat Khan disse que o deslocamento da nossa plataforma comum para a plataforma divina desencadeia o êxtase.

Esta letra é para as ocasiões em que retiro objetos que penetraram no corpo do doente; damos a esses objetos o nome de *pivat*. Escute também a melodia e a "cor" da minha voz:

Aquele que me trouxe pivat *à mão*
Transformou-me em grande pajé
Tirei dele o colar
Aproximei-o de minha mão
Quando soprei em minha mão

Sem música não há invocação

Fregtman: A sua forma de cantar me emocionou, a sua voz se transformou totalmente. O senhor sempre se comunica com *mamaé* através da música, do canto ou do movimento?

Pajé: Num momento de transe mediúnico é possível falar com eles, mas *as palavras não são boas para estabelecer relação com os espíritos*. Quando estamos em transe, emitimos sons que estão a meio caminho entre a fala e o canto; nesse caso, não há *mamaé* que resista. *Sem música não há verdadeira invocação*. Nem sequer transe. E menos ainda terapia ou cura. Somente um *pajé* sabe como lidar com a música que induz ao transe sem que ela se apodere de si. Ele sabe como chegar ao transe, como comportar-se durante esse estado e como sair dele. Consegue tudo isso graças ao poder dos sons; eles são o "transporte" para viajar de uma ordem da realidade a outra. A música é a forma mais segura e eficaz de entrarmos em contato com *mamaé. Os espíritos falam através dela* e se descobrem.

Todo *mamaé* tem uma música ou ritmo que o identifica.

E toda música também tem o seu *mamaé*.[5]

"O poder que torna novas todas as coisas é magia. O que o nosso tempo precisa é de mistério, do secreto e oculto; o que o nosso tempo precisa é de magia. Quem se negaria a dizer que só um milagre pode salvar-nos?" (Norman O. Brown)

O antropólogo Claude Lévi-Strauss conviveu por quatro anos com diversas tribos indígenas do centro do Brasil e descobriu ali o motivo fundamental do seu trabalho acadêmico: "a comum humanidade de selvagens e sábios". Em *The Raw and the Cooked*, ele afirma que, em última instância, pouco importa se, nesse livro, os processos de pensamento dos indígenas sul-americanos assumem forma por intermédio do seu pensamento ou se o seu se produz por intermédio do deles.

Mamaé
Te espero no Caminho
Sou a voz do espírito
Guia-me
Mamaé, mamaé

5. O xamã é um homem ou uma mulher que "viaja" num estado alterado de consciência (ECC ou *estado de consciência xamanístico*) que costuma ser induzido pelo toque ritmado de tambores ou de outros instrumentos de percussão (*Shamanism*, Mircea Eliade).

O meu apito evoca o canto dos pássaros
As minhas mãos, as asas da Grande Ave
Através delas posso voar
Através dos seus olhos posso ver o fundo do teu coração
Mamaé, mamaé. . .

"O xamanismo consiste simplesmente em voltarmos à nossa natureza humana comum e restabelecermos contato com as plantas, os animais e com o próprio planeta. Por conseguinte, quando alguém da civilização ocidental afirma não considerar o xamanismo idôneo, o que na verdade está dizendo é que não deseja manter um contato espiritual com o planeta, com as outras espécies, com o seu próprio coração ou com a sua alma."

Michael Harner

ECOLOGIA DO CORAÇÃO

MEDITAÇÃO BATESON

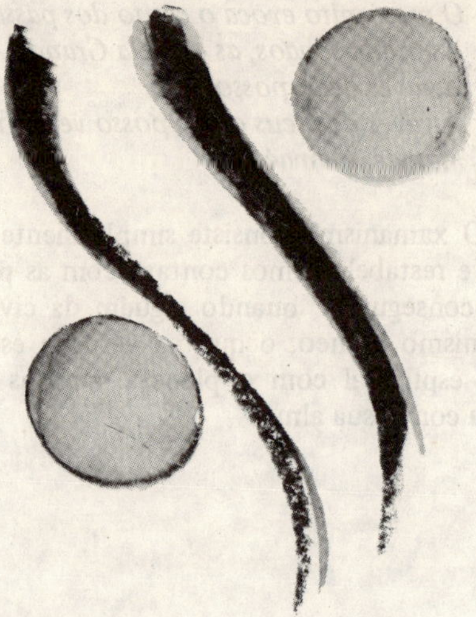

Passo a passo se vai desenrolando uma rede,
os modelos surgem no lugar que a eles corresponde
e os velhos mistérios adquirem um significado novo.
Estamos sintonizados
e, se nos é dada a oportunidade,
fazemos as coisas com sintonia.
Dançamos. . .
Vemo-nos gloriosamente enredados na teia do universo.

Lyall Watson

Tipos Lógicos

O mundo objetivo já não pode separar-se do observador e a causalidade linear não é o princípio imperante que coliga o universo. Deixamos de viver naquele mundo maquinal de "mecanismos de relojoaria" postulado por Newton e passamos a fazê-lo numa extensa rede unificada de atividades, processos, ordens abstratas, eventos e relações dentro de um contínuo espaço-temporal tetradimensional. Gregory Bateson é um dos impulsionadores dessa nova tendência da ciência moderna, nos campos da cibernética, das teorias da comunicação, dos sistemas, da informação e dos tipos lógicos; o seu pensamento defende que a mente, a inteligência e a própria consciência estão entrelaçadas no tecido do universo, como partes integrantes do seu acontecer em lugar de serem meros epifenômenos da matéria. Pensar em termos de substâncias ou de objetos sem conexão é um sério erro epistemológico, uma confusão de *tipos lógicos*. Esse célebre e erudito antropólogo costumava dizer que a pessoa que comete esse tipo de erro acabaria um dia por comer o cardápio em vez do jantar. Nunca tratamos com objetos, mas com as suas "transformas" sensoriais, as mensagens sobre as diferenças entre eles. A informação que constitui o nosso conhecimento (ou desconhecimento, que seria uma palavra mais adequada) do mundo é uma entidade sem dimensão, não localizável no tempo nem no espaço. A informação circula fluidamente em circuitos de contingências que transcendem as barreiras do indivíduo e incluem, de modo ecológico, o seu meio ambiente.

"Se fizermos da razão o nosso único guia, chegaremos a conclusões falsas, posto que é a intuição que as esclarece. A intuição é infalível; se nos engana, não é intuição. Uma intuição viva vale mais do que uma realidade morta." (Igor Stravinski).

Da perspectiva sistêmica de Bateson, a arte é fundamentalmente um problema de integração, um integrar dos diversos níveis da mente, cujos extremos são denominados "consciência" e "inconsciente".

Para desenvolver-se uma arte, *as razões do coração devem ser integradas às razões da razão*.

"De repente, tudo me veio assim, em forma de música, embora devesse estar em algum canto *para além da minha mente*. Se tivesse de redimir o homem, a arte só poderia fazê-lo liberando-o da seriedade da vida e devolvendo-o a uma inesperada adolescência, ao mundo da *inocência*." (John Lennon)

A proposta inicial de Bateson é a de que a música exprime a busca da *graça* e da *integração psíquica*. Citando Aldous Huxley, ele afirma que o problema central do homem é a busca da graça, uma certa ingenuidade, inocência ou simplicidade espontânea que a humanidade perdeu. Quando expressa graça – integração de razão e coração –, uma música pode ser percebida acima das barreiras ou padrões de uma determinada cultura.

Bateson se pergunta de que maneira essa informação sobre a integração está contida ou codificada numa música. Ele acredita ser preciso orientar-se para o significado do código escolhido e não procurar desentranhar o significado da mensagem codificada; uma análise da arte é incongruente com a gênese desta. *Significado* pode ser traduzido aproximadamente por redundância, padrão, informação ou restrição. Diz-se que uma música contém padrão ou redundância se esse acontecimento pode ser dividido por uma "marca de corte" de tal modo que um ouvinte que percebe apenas o que está de um lado da "marca de corte" possa conjeturar, com um êxito superior ou previsível pelo jogo do acaso, o que há do outro lado da marca. A música que está num lado contém informação, ou tem um significado, sobre a que se encontra no outro. Se dividirem ao meio uma melodia, através de uma marca de corte, perceberão – à maneira da cibernética – que a informação de um lado reduz as possibilidades de conjeturas erradas sobre o resto; ela diminui o acaso e outorga previsibilidade ou significado Whitehead acreditava que essa redundância fosse ressonante com a continuidade não pautada da natureza.

Bateson deduz que uma música plena é a que possui internamente um padrão e que, por outro lado, faz parte de um universo maior que também tem um padrão.

As características de uma obra musical abordam, derivam de modo parcial, mantêm alguma relação peculiar ou são determinadas por outras características dos sistemas culturais ou psicológicos, pelas redes de crenças e valores.

Poderíamos pensar no seguinte diagrama:

(Características da música / Características do sistema de crenças)

Isso também pode ser invertido, funcionando a barra oblíqua como uma marca de corte:

(Características de uma cultura / Características da música)

Nossa música depende dos nossos sistemas de pensamento. Somos o que pensamos.

Níveis da mente

Através da música, a nossa consciência pode apreciar o caráter sistêmico da mente. A vida depende de circuitos interconectados de contingências. Uma nota só existe enquanto tal em combinação com outras notas que constituem uma melodia; a melodia é o contexto da nota, mas só existe enquanto tal; só tem significado, no contexto da obra que se executa, a qual, por sua vez, só tem sentido numa relação, etc.

Pautas que se conectam.

"Tudo o que não é informação, nem redundância, nem forma, nem restrição, é ruído, que é a única fonte possível de outros padrões." (Bateson)

Bateson também afirma que a música desempenha "funções" para cuja execução a linguagem humana verbal é inadequada; *o trabalho do músico é um exercício sobre o comunicar-se a respeito das espécies de conduta humana cujas funções são, entre outras, as de praticar e aperfeiçoar a comunicação em diferentes níveis da mente.* A mensagem da música comunica sobre a interface consciente-inconsciente; a música é um tipo particular de comunicação parcialmente inconsciente, decorrendo daí que as palavras costumem ser inadequadas para descrevê-la, pois existe um imenso problema de tradução. "O coração tem razões que a razão não percebe." Não se trata de a música ser a expressão do inconsciente, mas de nutrir-se da *relação entre os níveis dos processos mentais.*

O conteúdo da consciência é sempre parcial, uma pequeníssima parte da verdade. A totalidade da mente é uma trama ou rede integrada; como extrai somente fragmentos de um todo, a visão consciente nunca tem noção da integração em circuitos na qual nos desenvolvemos.

Segundo Bateson, *sem a ajuda da música, a arte, os sonhos, a verdadeira religião e coisas semelhantes, nunca poderíamos apreciar o caráter sistêmico da mente.* A música contribui para a manutenção do que ele denomina "sabedoria", um fluir que implica a correção da nossa visão excessivamente teleológica consciente da vida e a compreensão de que *o mundo em que vivemos é um multiverso rítmico de estruturas em circuito.*

Pensar com o coração

Se existe uma realidade, essa realidade única é a imaginação do artista, diz Bateson. Ele narra que, numa experiência de estado alterado de consciência, vivenciou o desaparecimento da distinção entre o eu e a música que estava escutando. *Perceptor e percebido se uniram numa entidade indivisível.* Para Bateson, esse estado é, sem dúvida, mais correto do que o estado no qual parece que "eu ouço a música". Ele conta que Johann Sebastian Bach, diante da pergunta de como fazer para se tocar de uma forma tão divina, respondeu inocentemente: "Eu toco as notas em ordem, como estão escritas. *É Deus quem faz a música*".

Carl Jung relata uma conversa com um cacique dos índios Puebla, chamado Ochwian Biano, ou Lago da Montanha. "Ele me explicava a sua impressão acerca dos brancos, sempre tão agitados, sempre buscando algo, aspirando a ser algo. Segundo Lago da Montanha, os brancos estavam loucos, pois afirmavam pensar com a cabeça e apenas os loucos o fazem dessa maneira. Essa afirmação do chefe indígena me surpreendeu grandemente e eu lhe perguntei com que pensava ele. Respondeu-me que pensava *com o coração*."

Músico é aquele que "pensa com o coração", integrando sistemicamente em sua arte as razões da razão e as razões da intuição.

SALTO NO VAZIO

MEDITAÇÃO KOESTLER

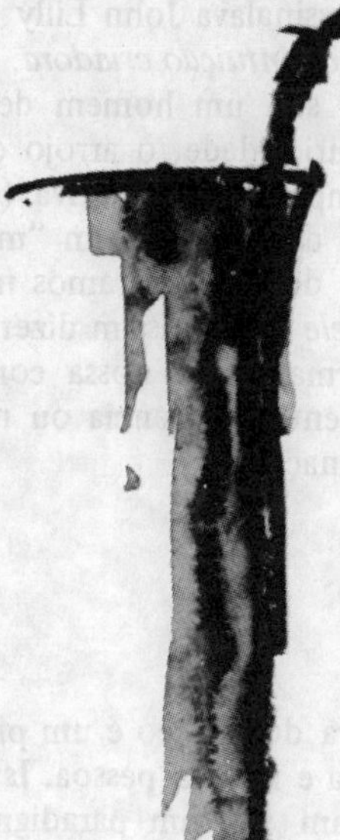

A definição de criatividade na ciência formulada por Koestler me faz pensar na maneira pela qual se está desenvolvendo este ensaio aberto. A criatividade na ciência é a arte de levar 2 e 2 a somarem 5, ou seja, combinar áreas do conhecimento que antes não tinham nenhuma relação, de tal maneira que a totalidade obtida contenha mais do que se pôs nela. Esse é um postulado sinergístico, no qual o todo não é apenas a soma de suas partes, mas uma expressão *gestalt* de relações entre elas. A cada nova síntese se opõem novos esquemas de relações e surgem estruturas holistas de conhecimento mais complexas.

"A realidade não é o que é. Consiste em várias realidades nas quais pode transformar-se. O criador conjuga imaginação e realidade, crendo sem crenças, para além da crença." (Wallace Stevens)

Artistas e cientistas

A criação de uma música implica uma série de processos que ocorrem de modo virtualmente paralelo e não podem ser expressos em termos verbais sem serem deformados. O artista, assim como o homem de ciência, se dedica a projetar a sua visão particular da realidade num meio determinado. O músico conhece as peculiaridades e limitações do meio que escolhe para exprimir-se: a sua própria visão do mundo tem limitações. A originalidade do músico consiste em deslocar a atenção para certos aspectos da realidade que antes ignorávamos, em descobrir secretas e "misteriosas" conexões ocultas, em ver objetos ou acontecimentos cotidianos a partir de, e sob, uma nova luz. O artista e o cientista – à maneira dos *exploradores*, como assinalava John Lilly – perseguem *analogias ocultas, a partir de uma peculiar forma de intuição criadora*.

"Na realidade, não sou um homem de ciência" – escrevia Freud –, "mas um explorador, com a curiosidade, o arrojo e a tenacidade desse tipo de pessoa."

A fonte dessa compreensão intuitiva (mais direta do que a linguagem) se vincula com o fenômeno da *empatia*, um "misterioso processo" (Koestler) de conotações místicas através do qual entramos numa espécie de simbiose com outros seres, *saímos da nossa pele* e, por assim dizer, entramos na "pele" de outros acontecimentos. Koestler afirma que a nossa compreensão intuitiva constitui o ponto inicial de desenvolvimento na ciência ou na arte; ela depende do poder de autotranscendência da imaginação.

Exprimir o inexprimível

A atividade criadora do músico é um processo de aprendizagem em que mestre e aluno são uma única e mesma pessoa. Isso exige que o seu pensamento e ação decorrente se desenvolvam sob um paradigma constantemente flexível. Koestler procura estabelecer uma distinção entre virtuosismo e originalidade criativa, afirmando que eles se encontram em pólos opostos. A criatividade se baseia em certas inspirações ou impulsos originados em níveis que se situam debaixo da consciência central, inclusive da periférica. O "salto criativo" ou a "iluminação instantânea" são resultados de acontecimentos anteriores realizados, o que Koestler denomina (com uma nítida influência taoísta) "período de incubação". Para ele, o impulso criador promove uma regressão temporária a formas pré-racionais, pré-verbais e pré-lógicas da *mentação* (um retroceder para saltar). Jogar o jogo da música implica desobedecer aos "livros de regras escritos com tinta invisível ou com um código secreto". Esses "livros" compõem uma matriz, um quadro referencial limitador, um contexto associativo e uma série de hábitos rotineiros que devem flexibilizar-se. Segundo Koestler, um músico deve *exprimir o inexprimível*, e isso o situa num lugar de permanente desafio às convenções estabelecidas. Se não pode responder a esse desafio, ele se bloqueia; não cria. Uma situação bloqueada aumenta a tensão do impulso frustrado, e é provável que um verdadeiro músico instaure nesses momentos um estado de receptividade, uma disposição para lançar-se às circunstâncias favoráveis, aproveitando qualquer tipo de pista causal. E surge a inquietude. A corda medular se retesa; afina-se. O ato criador se aproxima. . .

A originalidade criadora sempre implica uma desaprendizagem e uma reaprendizagem, um desfazer e um refazer. Ela determina a ruptura de estruturas de caráter petrificadas, um des-fazer a solidez das matrizes que perderam a sua utilidade e um contínuo recompor de outros sistemas de funcionamento mais integrados. E todo esse processo costuma ser inteiramente inconsciente. O matemático Gauss expressava isso ao dizer que tinha a solução, mas não sabia como chegara a ela. Algo semelhante acontece com o artista.

Onirossíntese

No momento em que despertamos de um sonho, este nos escapa, fora do alcance consciente. Essa dissolução dos sonhos é o que Koestler chama de *onirólise*.

O sonho estabelece estranhas conexões e analogias fantásticas, que se diluem quando o sonhador desperta. No criador, a onirólise pode inverter-se, formando uma espécie de *onirossíntese*, na qual todas as vagas conexões formam analogias nascentes; *percebem-se formas nas coisas desconhecidas*.

Koestler enfatiza que *o artista e o cientista não vivem em universo separados, mas simplesmente em diferentes regiões de um espectro contínuo*. Pitágoras fundamentou em termos matemáticos a harmonia das esferas, a partir da consideração do cosmos como uma enorme caixa de música em que os intervalos harmônicos musicais correspondem às distâncias entre as órbitas planetárias. Para os pitagóricos – assim como, na atualidade, para Fritjof Capra –, toda matéria é uma eterna dança numérica de energia.

Não obstante, a maioria afirma que a ciência persegue a verdade, enquanto a arte procura a beleza. O músico e o cientista sobrepõem ao universo a sua visão mais ou menos efêmera, construindo cada um o seu próprio modelo da realidade, selecionando e ressaltando apenas os aspectos da experiência que consideram valiosos e significativos, e ignorando os que não julgam pertinentes.

Há *transições contínuas* entre o artista e o cientista – diz Koestler –, sobretudo nos processos anteriores ao ato, já que nos dois casos sempre se manifesta um salto no vazio, na obscuridade, um submergir nas regiões crepusculares da Consciência. E o mergulhador tem muito mais probabilidades de voltar à superfície com um punhado de lodo do que com um coral multiforme. Os bons exploradores, os autênticos mergulhadores da música, se diferenciam dos outros por terem a capacidade de projetar luz na imensa escuridão oceânica. . . e *verem*.

Autotranscendência

"*O impulso criativo* pode ser canalizado em diferentes direções. Trata-se de uma mescla de curiosidade e assombro, em que a curiosidade se refere ao seu aspecto intelectual e o assombro ou espanto, ao seu aspecto emocional. Ambos compõem a motivação conjunta das viagens de exploração do cientista e do artista. Na criação se combinam uma satisfação intelectual e uma liberação emocional, numa *sensação oceânica quase mística. A arte é a escola da autotranscendência*; na melhor das hipóteses, *expande a consciência individual, transformando-a em consciência cósmica*, assim como a ciência procura explicar fenômenos particulares por intermédio de leis de ordem geral; reduzir um quebra-cabeça determinado ao grande quebra-cabeça universal." (A. Koestler)

Verdade e *beleza* são dois aspectos complementares de um processo *indivisível*; em essência, a experiência estética é iluminação intelectual e catarse emocional.

A beleza é uma função da verdade.
A verdade é uma função da beleza.

MEDITANDO COM O TAO

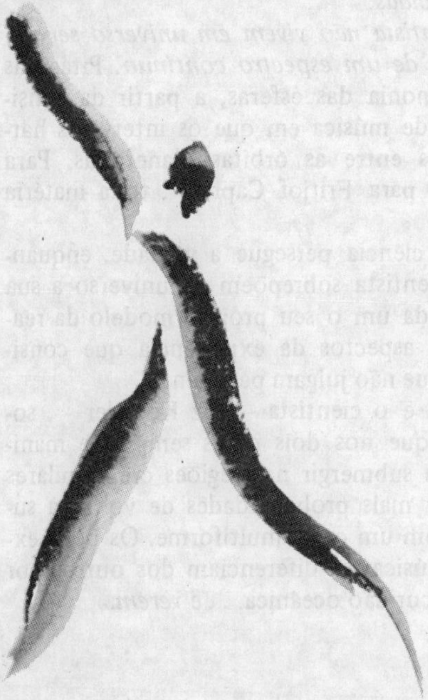

Sob a forma da arte
o próprio músico se transforma em alma.
A separação entre a existência
e o ser se dilui.
O homem se sente um ser solitário,
pleno de significações
e próximo da essência íntima das coisas.
Assim como a verdadeira visão
chega quando já não se vê,
assim a verdadeira música se ouve no silêncio.

O Tao representa a energia do universo, como corrente, curso, fluxo ou caminho, a um só tempo espontâneo e inteligente. Ele poderia ser interpretado como Logos, mas não o Logos à maneira de São João, o que versa sobre a palavra do Pai, e sim como o Ser Supremo, o Ser Culminante dotado de conhecimento e vontade, razão, verdade e vida. Como o intuíam Heráclito e os estóicos, ele lembra o conceito de *apeiron* do filósofo pré-socrático Anaximandro de Mileto, o Brahman dos Upanixades, o Sunyata de Nagarjuna; aparentado com o Logos grego, o Tao também transcende todos os seres em tempo, lugar e imanência. Lao Tzu simboliza o Tao na palavra *caminho*; esta palavra é composta de dois ideogramas – um que significa "andar" e o outro, "cabeça". É a cabeça que se vê avançar no caminho.

Tao também significa dizer ou exprimir-se, norma de conduta, virtude ou falar. Nas línguas derivadas do sânscrito existem sons homófonos a Tao que simbolizam a palavra "Deus": Tot em hermético, Gott em alemão, Wood em escandinavo e Deus em latim.

Dando nome ao Tao

Lao Tzu distingue dois estágios diferentes do Tao, concepção semelhante à encontrada nos Upanixades da Índia (Brahman eterno e temporal, com e sem nome). O primeiro estágio é o habitual ou eterno, no qual o Tao "não tem nome"; o outro é o que pode ser nomeado, Tao é o princípio primeiro, ainda indeterminado, de todas as coisas; concretizando-se, ele as gera tal como uma mãe e adquire nomes, tantos nomes quanto os tipos de coisas existentes. Contudo, esses nomes não são o verdadeiro nome do Tao, mas tão-somente as suas manifestações ou concreções palpáveis.

O que não tem nome
é o princípio de todos os seres.
O que tem nome
é a mãe de todas as coisas.
A permanente ausência de desejo (propósitos)
permite contemplar a sua essência dobrada.
A constante presença de desejos
leva a contemplar as suas manifestações desdobradas.
Ambas têm a mesma origem;
com nomes diferentes designam uma única
e holística realidade.
O profundo mistério
é a chave da transformação dos seres.

O músico que intui a *trama mística* do fundo permanente que existe por trás das mutações observadas encontrou a chave das transformações; ele vai se familiarizando com o Tao, vai aprendendo a "orientar as suas velas pelo vento", a seguir os seus ritmos e a perceber as suas harmonias, mas nunca chega a compreendê-lo, a sondar o seu significado último. O Tao é a criação e, por conseguinte, um abismo insondável. O impulso criador se nutre nesse profundo mistério. Tal como a música, o Tao só pode ser fantasiado, nunca categorizado ou definido.

O nome é som, e, assim como a música, uma manifestação de algo que está oculto na "obscuridade" da mente. Nomear é criar, produzir, dar uma manifestação exterior ao ser que se acha em nosso interior. O músico nomeia sem palavras, nomeia sem nomear. O caráter chinês para nomear (*ming*) é composto de noite e de boca: a boca – voz do músico – revela algo que não pode ser visto porque "é noite", porque está oculto na escuridão *desconhecida* da mente. Lao Tzu costumava exprimir a transcendência da música atribuindo a ela predicados opostos e contraditórios. Trata-se do som sem som, da forma sem forma. Entendê-la é como a obscuridade, avançar nela é retroceder, escutá-la é perceber o silêncio.

Para os taoístas, o músico é aquele que, vestido de luz e eternidade, atinge a aspiração máxima do homem: elevar as suas ações para além de todo tempo, *até à eternidade.*

Visão sincrônica

A visão taoísta do mundo corresponde a um modelo orgânico ecológico, no qual todos os eventos estão inter-relacionados, conectados, constituindo diferentes aspectos de uma mesma realidade. Os taoístas explicam a natureza pelo princípio da *sincronicidade*; isso significa que, para além de uma conexão causa-efeito, existe uma correspondência entre os estados simultâneos de distintos sistemas de fenômenos.

Segundo Carl G. Jung, a sincronicidade é um princípio de conexão acausal, definindo a ocorrência simultânea de dois ou mais eventos que apresentam uma relação em seus significados, mas não em sua causalidade; em *The Structure and Dynamics of the Psyche* – inspirado nos trabalhos do biólogo Paul Kammerer –, ele afirma que todo *fator acausal implicado* num acontecimento deve ser considerado com o mesmo nível de transcendência que a causalidade, enquanto princípio explicativo.

Trata-se de uma visão homológica aparentada com a nova física, com o modelo holográfico da Consciência e do cérebro de Karl Pribram, o referido princípio de sincronicidade junguiano, com o organicismo de Whitehead, com a dialética de Hegel, com o holismo de Koestler, com a holonomia de George Leonard, com o isomorfismo de Maslow, com a teoria dos sistemas de Bertalanffy, com a ecologia sistêmica de Bateson, com a seriedade de Kammerer, com a gestalt de Perls, com a cibernética, com a análise reichiana, com a psicologia transpessoal e com quase todos os movimentos transformadores da ciência contemporânea.

No princípio era o Tao. . .

A visão sincrônica taoísta e sua relação com a música encontra-se exposta no mais antigo livro que se conhece, usado como oráculo desde tempos imemoriais: o *I Ching* ou *Livro das Mutações*, texto de consulta que não contém uma ciência exata, mas antes um instrumento útil para todo aquele que ande pelo caminho do Tao ou possua uma intuição sensível.

Segundo o *I Ching*, a música tem três características orgânicas:

– *É produto da fantasia.*

– *É uma arte nascida da emoção.*

– *Representa as formas nas quais se manifesta a energia vital.*

O livro nos fala do *impulso para a criação como um processo de incubação*. O espírito chega e se situa sob a alma, penetrando-a com as suas forças; assim fecundada, ela concebe e dá à luz a obra de arte. Nessa linguagem metafórica, o livro descreve o impulso anterior à criação como uma fusão de forças; uma força impulsiona o *princípio criador* e a outra, o *princípio da concepção*. Esse impulso é comparado com a subida a um topo, que origina uma tensão ("inquietude criadora") necessária para iluminar a obra. Quando se produz um equilíbrio de forças, desaparece a tensão, sendo esse estado o momento de "culminação" da obra. A essa fase sucede, por súbita transposição, o período de "antes da culminação da obra", a partir do qual se desenvolvem outras idéias.

Cada processo criador é um grande pêndulo. Avança para depois retroceder, para em seguida avançar, etc. O desenrolar das nossas vidas nunca é indefinidamente progressivo ou regressivo, devendo ser considerado como um vaivém evolutivo cíclico. O Tao ensina que, uma vez atingido o extremo de um ciclo, se produz um retorno temporário para um extremo aparentemente oposto.

Lao Tzu dizia que o artista que procura obter algo forçadamente acaba por obter justamente o contrário.

Se queres diminuir algo
deves antes aumentá-lo.
Se queres eliminar algo
deves antes apoiá-lo.
Se queres obter algo
deves antes tê-lo dado.
Nisso reside a clarividência escondida.

Lao Tzu

Afirmar é também negar,
e negar é também afirmar.
Isto é também aquilo,
e aquilo é também isto.
O possível é também
o impossível.

Chuang Tzu

Entender é errar. *O erro é a argamassa da verdade.*

Unir-se à corrente

Através dos signos *Kan* – a água, o abismo – e *Dschen* – o trovão, a descarga elétrica –, o *I Ching* se refere ao funcionamento básico do processo criador na música. Existe uma tensão interna – o abismo que se abre para baixo e o trovão que se lança para o alto – que manifesta a estrutura íntima do criador; essa tensão entrópica tende à busca de *significado*. Por *sentido* ou *significado* não se deve entender uma idéia exterior, introduzida de fora, mas um princípio vital que confere à forma uma *ordem* que determina que tudo passe a ocupar o lugar que lhe corresponde.

O princípio vital que flui no músico é compreendido como um estado de *união fluida com o Tao*, concorrendo na simplicidade, na espontaneidade natural, na brandura, na intuição, na vacuidade interior, na ausência de erudição racional e de distinções ou separações.

Os conhecimentos são a mera superfície do Tao; os sábios taoístas ensinam que *a realidade última só pode ser captada por intuição*, sem palavras. Chuang Tzu dizia que o Tao não estabelece distinções entre o verdadeiro e o falso, o possível e o impossível, o real e o irreal, pois essas divisões dependem da nossa natureza e da nossa situação no mundo. *Todas as nossas realidades são relativas*. O mestre o exprime da seguinte maneira:

"Se se deita na lama, um homem pega um lumbago que deixa metade do seu corpo como morto. Ocorrerá o mesmo com a enguia? Se estiver na copa de uma árvore, ela tremerá de medo de cair. Acontecerá o mesmo com o macaco? Desses três, quem conhece a postura correta?

Os homens se alimentam da carne de animais herbívoros, os cervos comem ervas, os sapos gostam de pequenas cobras, as corujas comem ratos. Qual deles tem o gosto correto?

O grande macaco acasala com as grandes macacas. O cervo procura a cerva. A enguia vive com os outros peixes. As mulheres belas são adoradas pelos homens; contudo, ao vê-las, os pássaros se afastam voando, os peixes penetram nas profundezas, os cervos fogem correndo. Qual desses quatro tem a atração sexual correta?

Parece-me que as distinções são sempre extremamente difusas e obscuras."

Há uma infinidade de afirmações. Também há uma infinidade de negações. Por isso, o melhor caminho é o da intuição. Esse caminho, que o músico costuma percorrer, ultrapassa um conhecimento, pois se transforma numa verdadeira identificação. Assim como na filosofia upanixádica, o atman se funde com o Brahman.

Conhecer o Tao de maneira íntima, conhecer a essência de uma música, é fundir-se *intuitivamente* com ela num processo de identificação.

Nunca deixe uma marca

No *I Ching* encontramos o espírito último da música simbolizado no signo *Yü*, o entusiasmo. Esse signo é integrado por dois trigramas: *Kun*, abaixo, é o elemento procriador, e *Dschen*, acima, é o trovão. Juntos, compõem a imagem da admiração produzida pelo trovão que se escuta acima da terra. Esse é o signo da excitação interior, do impulso criador. Aqui, a excitação age como uma faísca – uma impulsão – que transforma o inconsciente – o desconhecido – em consciente. A sua essência é a própria emoção, uma motilidade que exprime o ser inteiro. Esse progresso se conjuga com um despertar da Consciência, despertar no qual a emoção atua como uma "faísca" que sempre ilumina algo que se projeta para além do indivíduo enquanto tal.

Tal como o trovão que ressoa acima da terra, onde se escuta a música, onde a ave alça o seu vôo, onde murmura o vento, aí se desvanece o *pessoal* e a máscara humana.

Não te transformes em suporte da fama – diz Chuang Tzu, dirigindo-se a um jovem músico – nem te tornes arquivo de projetos. Não sejas administrador de negócios. Não te tornes possuidor de erudições. Procura compenetrar-te do infinito e andar *sem deixar marcas em tua pessoa*.

O músico que de algum modo se transporta para fora de si mesmo – diz o *I Ching* – transcende as fronteiras da realidade comum rumo ao encontro com o Tao.

Vibração por harmônicos

O primeiro pilar que sustenta a estrutura da estética taoísta é a obtenção de *empatia* ou *ressonância* entre a música e aqueles que a escutam. Empatia significa "sentir em" e define um processo através do qual escutamos os sons como se fossem criados em nosso interior. Trata-se de um processo aparentado com a simpatia, que implica um "sentir com", um estado de vibração por harmônicos em que o sujeito se identifica emocionalmente com a obra. A idéia fundamental do *I Ching* pode ser expressa pelo conceito de ressonância, na qual as partes correspondem umas às outras e se contêm, como num holograma, harmonizando-se numa gestalt ininterrupta. O objetivo do músico é revelar, através de sua intenção diferenciada de perceber o mundo, e numa linguagem acessível aos nossos sentidos, as harmonias e ressonâncias dos acontecimentos do cosmos. Essa harmonia cósmica é inacessível aos sentidos e à forma habitual de percepção, pois pertence a uma manifestação que transcende as ondas e partículas que excitam o nosso organismo.

O espírito taoísta da música não procura saciar-se na vida cotidiana, mas elevar-se a níveis de consciência, humanidade ou emoção superiores, provocando uma verdadeira alquimia energética vibracional naqueles que têm a possibilidade de *sintonizar-se* com a música.

A possibilidade de ressonância entre seres ou sistemas de energia diferentes se fundamenta na existência de *isomorfismos* ou semelhança de estruturas entre os diversos seres. O isomorfismo, base da moderna corrente estruturalista de pensamento, é um conceito que retoma as pegadas da homologia de Bateson e das descobertas do biólogo Ludwig von Bertalanffy. Este último propôs uma Teoria dos Sistemas que busca encontrar correspondências estruturais entre acontecimentos diversos, distantes, e que superficialmente se apresentam como dessemelhantes. Maslow também afirma que um ouvinte só pode perceber o que é capaz de captar, a partir do nível do seu modo de conhecer o mundo: para sermos isomórficos com o sentido ou pauta de uma música harmoniosa e "elevada", devemos harmonizar e elevar conjuntamente o nosso ser. Maslow denominou esse processo "isomorfismo recíproco". Tal como somos, assim percebemos o universo.

Fluir macrocósmico

Certa manhã, Hui Tzu e Chuang Tzu caminhavam pelo bosque, margeando um rio cristalino. . .

Chuang Tzu: "Olha com que liberdade esses peixes nadam, mergulham e pulam; essa é a sua felicidade."

Hui Tzu: "Se não és um peixe, como sabes o que realmente torna felizes esses peixes?"

Chuang Tzu: "Se não és eu, como podes saber que não sei o motivo da felicidade desses peixes?"

Hui Tzu: "Se eu, não sendo tu, não posso saber o que sabes, deduzo que tu, não sendo um peixe, não podes saber o que eles sentem."

Chuang Tzu: "Eu conheço o prazer dos peixes no rio pelo prazer que sinto ao caminhar à margem do *mesmo rio*."

Não apenas somos parte da natureza, e ela parte de nós, como também *devemos ser essencialmente isomórficos* (de *pattern* semelhante) *com os seus ritmos vitais, para, desse modo, podermos ser viáveis em relação a ela*. Todo o universo é vibração, e o músico – da mesma forma que um xamã a um bom terapeuta – deve captar a vibração própria e característica de cada coisa no momento e no contexto interacional em que se apresente.

Na totalidade rítmica pulsante se percebe uma ordem universal, que é *o fluir macrocósmico do Tao: procurar con-soar e contrapontear ritmicamente com esse fluxo é a tarefa primordial do músico, pois a sua criação representa a manifestação microcósmica desse imenso pulsar universal*. Para o *I Ching*, aquele que percebe a pulsação vital de uma coisa penetra sob os seus aspectos superficiais e capta o seu *chi*, energia primordial do Tao. Mas ele não apenas percebe e registra a sua pulsação ou energia *chi* vital, como também, por "isomorfismo recíproco", se integra a esse fluir e é *possuído* por essa matriz original.

Se escutamos a música apreendendo o som de maneira direta, "parando" todos os ruídos e tagarelices da mente, o espaço entre as notas e nós tende a desaparecer; o ego e a percepção dual se diluem; só permanece o processo holístico homem-música percebendo-se a si mesmo. Nesse momento, fluímos com a essência do Tao.

"Uma música capta um momento passageiro e dá a ilusão de deter o tempo. A minha única intenção é criar imagens que desafiem o conceito do tempo – ontem, hoje e amanhã. Tal como ocorre com a vida, não é possível dizer o que ela *é*. Você só pode tentar capturar a ilusão de um momento, mas ela não será *isso; isso será apenas uma prova de que você existe*.

"*Sou um mensageiro. Recebo* as coisas. Elas chegam a mim e eu as devolvo da minha maneira particular. Tudo isso se relaciona com o instinto; não existe nada 'calculado' nesse processo criativo. Creio que devemos confiar mais em nosso próprio instinto.

"*Compor é explorar um território desconhecido*, penetrar numa região onde não existe mais ninguém, por onde ninguém andou. Aí é preciso estar constantemente atento aos próprios passos. Você não pode desviar o seu rumo. Você deve se equilibrar nessa 'corda bamba' até o fim.

"Qualquer um é capaz de fantasiar; crianças, velhos, todo mundo tem direito de entrar no terreno de suas fantasias. Mas a maioria não passa disso, de simples fantasias. Um criador ultrapassa o passeio da imaginação e *entra num 'sonho'*. Preciso acreditar que sou capaz de transcender os meus sentimentos. Falar das minhas tristezas não ajudaria ninguém; seria apenas uma história triste. Uma canção não pode ser somente fantasia pessoal; *o seu 'sonho' deve ter substância, essência. As músicas são os nossos sonhos.*" (Bob Dylan)

Somos chi
A energia vital, profunda e secreta
Aquilo de que não é possível desviar-se
O centro da unidade
Coração vazio
Tao. . .
A Terra dos Sonhos
O som das águas
. . . .
Centra-te no teu próprio pulsar
bom bom bom bom bom bom
No fluir da tua respiração
Sintoniza-te com o teu pulsar interior
Único
Universal
Tênue como a imensidão
bom bom bom bom bom bom
Essa é a porta do Grande Tao
Essa é a beira do Abismo. . .

HOLONOMIA CRIADORA

MEDITAÇÃO LEONARD

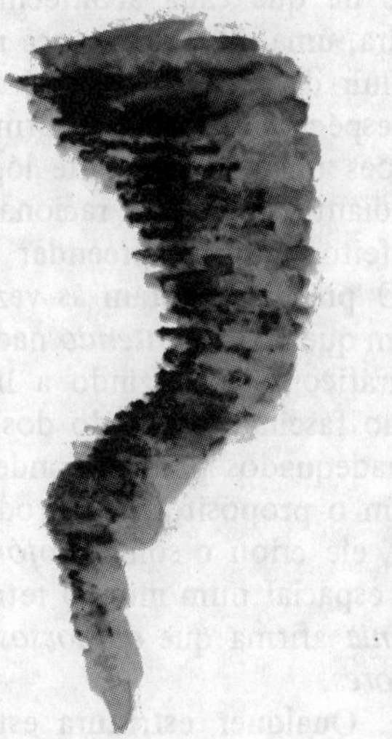

Foi o vento que lhes deu a vida. É o vento que sai agora das nossas bocas, que nos dá a vida. Quando ele deixa de soprar, morremos. Na pele da ponta dos nossos dedos vemos a marca do vento; ela nos ensina onde ele soprou quando os nossos ancestrais foram criados.

Índios Navajo

Olho do furacão

George Leonard sugere que no fundo de nós existe um pulsar inaudível de ritmo perfeito, um sistema de formas de ondas e ressonâncias, absolutamente único e individual, que, desse modo, nos vincula de maneira indissolúvel com todas e com cada uma das outras coisas do universo. Músico é aquele que, depois de anos de trabalho, renunciando a velhos hábitos do ego, penetra no "olho do furacão", ou seja, se sintoniza com esse pulsar silencioso e, assim – numa dialética holográfica parte/todo –, também entra em contato com a *estrutura rítmica subjacente do universo*, a *realidade* das coisas.

A identidade humana pode ser expressa através de um pulsar interior próprio e distintivo, que conecta os campos rítmicos a que damos o nome de *ser* com todos os "campos de consciência"[1] rítmicos do mundo. Com essa operação "simples", um músico altera o meio que o rodeia e, como veremos mais adiante, todo o universo.

Holóides

A moderna pesquisa científica relacionada com os "campos de consciência" gira em torno dos problemas de ordem e organização dos princípios da realidade e do sistema nervoso central, da distribuição informática no cosmos e no cérebro, e, por conseguinte, da evidente relação entre o todo e as partes.

1. Leonard propõe orientar a noção de "campos de energia" – já que essa palavra abriga certas noções de poder – para a idéia mais ampla de "campos de consciência".

A teoria quântica demonstrou que existe interconexão de acontecimentos distantes, separados em termos espaciais, de um modo que contradiz as experiências normais e correntes, "avalizadas" pela postura mecanicista. O vazio rítmico descoberto pela física no mais profundo do próton é, em certo sentido, um "modelo" reflexo de todo o universo.

Em *Holomúsica*,[2] formulei a possibilidade de que cada acontecimento do mundo natural – seja ele uma semente, uma pedra, uma música ou você mesmo – possa conter realmente uma *síntese* de todo o fluir do universo. Isso é explicado a partir da moderna concepção holográfica, uma espécie de *koan* zen formulado na ciência do século XX, concepção cujas conclusões quantitativamente lógicas surgem como propostas absurdas e extravagantes diante da mente racional. Não é possível utilizar um raciocínio do tipo causa-efeito para compreender acontecimentos desvinculados do tempo e do espaço. O próprio Pribram às vezes admite em tom brincalhão: "Espero que vocês percebam que *eu* não *entendo* nada disto".

Hugo Zucarelli estendeu o modelo holográfico – traduzindo a linguagem simbólica da gravação fotográfica "estática" – ao fascinante mundo dos fenômenos acústicos. Os sistemas auditivos ainda são inadequados para responder à multidimensional percepção acústica humana, e, com o propósito de reproduzir esse complexo mecanismo de intercâmbio vibracional, ele criou o som *holofônico*, que tem a capacidade de recriar a realidade acústica espacial num mundo tetradirecional. Aplicando um raciocínio holístico, a *holofonia* afirma que *os nossos ouvidos não apenas são receptores como também transmissores*.

O nosso mundo flui de forma constante. Qualquer estrutura estabilizada é uma abstração; todo objeto, entidade ou acontecimento é uma tendência derivada de uma totalidade indefinível, desconhecida e implicada.

Inspirando-se nas antigas filosofias espiritualistas indianas e chinesas, na monadologia do filósofo e matemático alemão Gottfried W. von Leibnitz (1714) e na teoria holográfica cerebral de Pribram, Leonard introduz o termo *holonômico*, que significa "compreendido na, ou próprio da, natureza de um holograma". *Holóide* é o termo aplicado a qualquer entidade holonômica, enquanto *holonomia* se refere à qualidade do holônomo. Dessa perspectiva, podemos considerar-nos a nós mesmos, não apenas como uma gestalt unificada de campos rítmicos dentro de inúmeros outros campos, mas também como uma série de *holóides dentro de outros holóides*.

Assim como somos dotados de identidade, assim também somos providos de holonomia, muito embora os nossos condicionamentos culturais tendam a particularizar e objetivizar a nossa rede de percepções, reduzindo as nossas possibilidades de vivenciar essa *unicidade* holonômica. Leonard esclarece que não devemos confundir-nos pensando que estamos *na* gigantesca trama rítmica da informação que constitui o universo; *nós fazemos parte dela*.

Como identidade individual, cada músico exprime a rede da tessitura universal através de uma função de onda, um pulsar rítmico único, mas, ao mesmo tempo, por ser holóide do holóide-universo, a sua forma de onda implica as formas primeiras da Criação. Desse modo, um músico verdadeiro é simultaneamente individual e universal em todos os seus atos criativos. Assim, *criação* e *Criação* se reunificam.

A holonomia é um dos muitos aspectos da ciência sistêmica atual que contribui para desvelar o significado essencial do existir através das pautas rítmicas reiteradas e coerentes que encontramos em estruturas profundas, seja da lingua-

2. *Holomúsica*, ed. Kairós, etc.

gem, do mundo físico, dos fenômenos sociais, das matemáticas ou da cíclica música de todos os tempos.

Arthur Koestler também afirma que todo sistema orgânico é constituído por duas tendências ou potenciais opostos: uma tendência à *integração* – holonomia –, a fim de funcionar como parte de um todo maior, e uma tendência de *auto-afirmação* ou *transcendência* – identidade –, ao conservar a sua autonomia individual. Em condições favoráveis – não muito habituais –, as duas tendências fundamentais se encontram mais ou menos equilibradas. A tendência do músico à auto-afirmação é a manifestação dinâmica da sua identidade; a sua tendência à integração exprime a sua dependência em relação a um todo maior a que pertence, a sua necessidade de transcender as estreitas fronteiras egoificadas e de expandir-se em direção a uma totalidade mais ampla, em contraponto rítmico com o sábio pulsar da criação.

"Até o ato aparentemente mais simples de autoconservação contém um elemento de transcendência." (A. Koestler)

Identidade transpessoal

Perceber a trama holonômica da existência é revelar o sentido da "realidade". O consenso sobre o real é determinado, até certo ponto, pela "penetrante e ampla coação que se oculta sob o termo geral *ego*". Leonard afirma que o ego é um modo particular de estruturar as relações entre o cérebro, o corpo, os sentidos e o meio que os circunda.

O ego não apenas reflete como se compõe das diversas estratégias que um indivíduo desenvolve para interagir com o mundo, estratégias que, segundo Freud, decorrem das primitivas interações no interior do núcleo familiar.

Essa sensação de ego solitário e aprisionado não deixa perceber a transação ou inter-relação entre o organismo e o meio que o rodeia, fragmentando um campo unificado. O conceito "ego" está vinculado – identificado – com o de "persona", a máscara, o papel que representamos; uma imagem que habitalmente seria incorreta e falsa.

Segundo Leonard, o ego se opõe ao vivenciar holonômico, mas, de forma exatamente igual, pode opor-se à experiência de identidade, já que esta é uma qualidade rítmica para além do ego e da sua inflexível rigidez perceptual. O ego julga; a identidade transpessoal está acima de qualquer julgamento. O ego é uma entidade promovida pela sociedade para servi-la; a identidade não serve a propósitos ou finalidades, pois simplesmente *é*. O ego observa o momento eterno a partir do qual se desenvolve o universo; a identidade existe apenas no momento presente. O ego nasce do ritmo distintivo e único da identidade, mas, em seu contato com a sociedade, se sente contrafeito, distorcido, desarmonizado; *a identidade transpessoal sempre tem um ritmo perfeito, pois consiste nesse ritmo*. O ego adota um nome; a identidade carece de nomes, já que estes podem ser copiados, enquanto o ritmo da identidade é único.

O ego se opõe à identidade e holonomia, pois, no final das contas, as duas experiências são aspectos distintos de uma mesma realidade, duas formas de visão do mesmo vir-a-ser criador. *Holonomia* é também *unidade imanente do universo*, assim como *identidade* é a *multiplicidade expressa numa qualidade única*.

Diz Leonard que, quer a experimentemos ou não, a relação entre identidade e holonomia coexiste todo o tempo; ela é como um pulsar silencioso no coração das nossas experiências.

Uma música contém a relação identidade-holonomia pulsando "silenciosamente" sob os seus sons audíveis manifestados. Surgida do manancial do *ritmo impecável*, ela pode levar-nos a nos sentirmos unidos com a música das esferas. Nesses momentos, o músico sente "como se nada pudesse ir mal". "Quando entro em sincronia, num concerto, por exemplo, o meu corpo se impregna de certas qualidades, de uma estranha e extrema lucidez", conta-me Egberto horas antes de uma apresentação compartilhada com Chick Corea e Herbie Hancock.

Essa consciência de consonância rítmica, de sintonização, se revela quando, por uma razão ou outra, nos vemos despojados das nossas barreiras protetoras do ego, dos "velhos" costumes, da linguagem, do julgamento racional, e nos encontramos no ponto desprovido de dimensões do momento presente.

Watts indica quatro aspectos distintos de um mesmo estado de consciência, presentes nesses momentos de "ritmo perfeito". A *consciência de polaridade*, a partir da compreensão vívida de que os eventos, coisas ou estados percebidos comumente como opostos são, na realidade, interdependentes, tal como pólos de um ímã. Dessa forma, uma pessoa é produto do universo, mas também *o universo é produto de uma pessoa*. Outro aspecto habitual se traduz numa clara desaceleração do tempo, com uma vivência do aqui-agora como a totalidade da nossa vida, uma *consciência do momento presente*. Também é experimentada a sensação de unicidade, uma *consciência da relatividade* na qual todas as manifestações vivas não são mais que "variações de um tema". Por último, quando nos sincronizamos com o pulsar natural, percebemos que toda existência é energia em pulsação, a partir da *consciência da energia eterna*.

Expandir-se

Expandir a área iluminada da Consciência é um processo doloroso e, paradoxalmente, prazeroso. Cada nova revelação visionária nos golpeia e nos sacode, transmitindo-nos um terror que convive com a beleza recém-manifestada. Tudo se reduz a uma reconciliação dos aparentes opostos. Nesse mundo interconectado, a Consciência humana coexiste com a Criação e as explosões nucleares das estrelas podem ser simples ações "para provocar o clarão de compreensão nos olhos de um recém-nascido" (John Wheeler).

O universo é uma enorme esfera de surpresas imprevisíveis.

– Somos formados por ondas de pulsação rítmica.

– O que costumamos denominar objetos ou acontecimentos visíveis são fundamentalmente gerados pelas relações entre essas ondas rítmicas.

– Cada um de nós é possuidor de uma identidade transpessoal única, uma função de onda distintiva em relação a todo o universo.

– Cada um de nós é também holóide de um universo maior que o contém, registrando matrizes de informações cósmicas passadas, presentes e futuras.

– O universo é um grande organismo Criador, que, com as suas "novidades", tende à *evolução*.

– O que costumamos denominar *sintonização*, sincronia ou ritmo perfeito é a *ação recíproca entre identidade e holonomia*.

– Através desses estados de pulsação perfeita podemos influir sobre todo o universo, penetrando e registrando um conhecimento de sua essência.

Todas essas propostas compõem um novo paradigma cosmológico, no qual o pensamento científico é claramente compatível com a espiritualidade e a visão mística do mundo.

Nesse novo contexto, *não fazemos nem recebemos música.*

Somos música.

Holóides do Ritmo da Criação.

REALIDADE NUMÊNICA

MEDITAÇÃO KANT

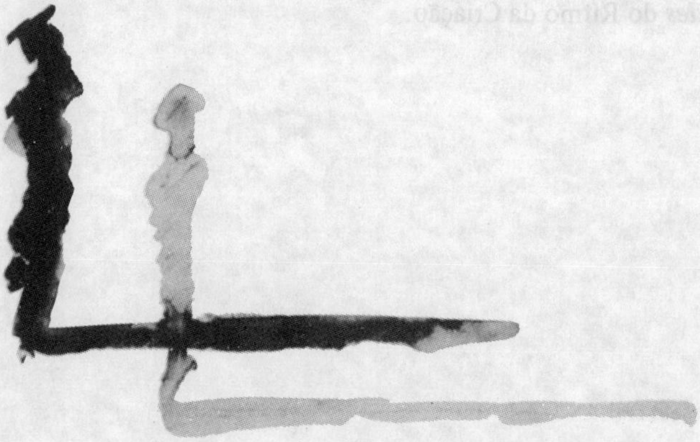

O homem age como se fosse livre
e, por isso mesmo, é livre.

Kant

Emmanuel Kant (1724-1804) estabelece uma clara distinção entre a música – a arte – e a natureza; a primeira é uma produção promovida pela *liberdade*, enquanto o natural se manifesta sob uma espontaneidade cíclica. Já no século XVIII, ele distingue a arte do ofício, pois afirma que um músico não tem nenhuma finalidade utilitária, mas realiza o seu trabalho "como um jogo em que o espírito é livre". Ser músico é estar completamente entregue à sua música, aqui e agora, compreendendo que se trata de um jogo da ilusão. Na filosofia hindu, a criação se desenvolve a partir de Vishnu Lilah, o grande jogo de Vishnu; a palavra "lilah" equivale a jogo, dança, ilusão, e, em latim, a raiz da palavra "ilusão" é *ludere*, jogar. Marcuse diz que a função estética atua através do *impulso do jogo*, reconciliando o homem com os interesses dos sentidos, da ordem sensual e da liberdade.

Kant diz que, na música, o espírito livre – apenas ele – deve animar a obra jogando, isto é, sem estar a serviço de nada exterior. Essa autonomia constitui o primeiro passo para a criação de *outra natureza*. . . e também de algo que a transcenda.

Essência

Na confluência de três grandes correntes ideológicas – o racionalismo de Leibniz, o empirismo de Hume e a ciência positiva de Newton –, Kant cria alguns conceitos revolucionários que se "descolam" do pensamento filosófico de sua época e "voam" rumo a novos horizontes. Ele chega à conclusão de que, para além do campo dos fenômenos, existe um substrato supra-sensível, uma essência íntima ou *realidade numênica*, um plano inacessível ao conhecimento que se manifesta através do ato criador do artista. Aliando as formulações filosóficas kantianas à teoria holonômica do universo formulada em 1980 por Bohm, inferimos que, quando escutamos um acontecimento musical, se apresentam simultaneamente um mundo fenomênico-manifesto-desdobrado-desenvolto (como sugere Bohm) e uma medula, fundo, espírito, substrato, *númeno* ou ordem dobrada-envolta que atribui a esses sons uma articulação sensível e os transforma em ato criador.

Idéias estéticas

A *Crítica da Razão* sugere que a atividade musical trabalha também com idéias, que possuem certas qualidades e são denominadas *idéias estéticas*. Diz Kant que uma idéia estética não pode chegar a ser um conhecimento, porque é uma *intuição da imaginação* para a qual nunca é possível encontrar um conceito adequado. Existem duas razões fundamentais para que a música não possa dar origem a um conhecimento conceitual: basicamente, ela é sentida e não pensada, e o sentido não é uma propriedade da música, mas um estado de ânimo ou atitude relacional que adotamos com referência a ela. Se procuramos averiguar o que ela é ou para que serve, ou se apenas fazemos uso da música, a imagem sonora que apreendemos se reveste do conceito que define a música, ou o conceito de sua utilidade. Dessa forma, obtemos um conhecimento ou um proveito, mas a sua percepção não nos produz prazer estético; somente a audição pura, desinteressada, pode comunicar-nos esse prazer.

Kant estabelece uma distinção entre a música bela e a música agradável; enquanto esta última persegue apenas as sensações pessoais, subjetivas e sem validade universal, a música que transmite beleza *não se detém no mundo da sensação, mas transcende o mundo pessoal, contém uma tendência à expansão prazerosa e introduz uma forma elevada e aconceitual de reflexão*. Ele associa a beleza com o sublime e com a criação artística; o sentimento estético participa, a um só tempo, do sensível e do espiritual. Nos *Prolegômenos*, Kant escreve que o agradável, o belo e o bom indicam três relações diferentes das representações com o sentimento de prazer e desprazer. Denomina-se *agradável* aquilo que deleita; *belo* o que apraz; *bom* o que é aprovado, apreciado, isto é, cujo valor objetivo está estabelecido. Nesses três modos de satisfação, a beleza é a única desinteressada e livre, já que não há nela nenhum interesse, nem o dos sentidos nem o da razão.

Espírito

O sentimento de beleza presente na música nos confere, segundo Kant, a possibilidade de conhecer algo do *universal numênico*; ele não é empírico e se enraíza no "substrato supra-sensível da humanidade". Falando de Kant, H. Cohen comenta que a arte é a autoconsciência da humanidade. O homem é ao mesmo tempo fenômeno e número, natureza e liberdade, ego e Consciência, e a sua música integra as faculdades superiores livres da alma humana. A música infunde vida à consciência, mas não para que aquela realize uma descoberta de alguma verdade, e sim para que se afirme como entidade (*Gemüt*) espiritual livre e espontânea.

O aspecto característico da música consiste no fato de seu processo de criação assemelhar-se à espontaneidade fluida da natureza e, ao mesmo tempo, obedecer ao impulso criador do músico. Ao contrário de uma ação livre ética, na qual representamos o que faremos sobre a base de uma lei moral ou equivalente, o artista não prefigura na mente o resultado final de sua atividade; ele desenvolve a sua tarefa como um jogo lúdico espontâneo, através de uma produtividade não encaminhada por conceitos.

Um músico não cria a partir de uma regra estabelecida de antemão, seja ela empírica ou ética, pois, no primeiro caso, seria ele alguém que sabe *a priori* o que vai fabricar, como um artesão, e, no segundo, só se regeria por um conjunto geral de normas. É a natureza numênica, não prefigurada pelas categorias, que dirige e define a atividade espontânea do músico. Essa espontaneidade não é algo que se baseie numa lei geral da razão, mas parte livre de uma intuição da imaginação, que, por último, também é "racional", já que concebe idéias, embora sejam elas de caráter estético.

Na criação e produção de uma obra musical existe uma norma, que é lei e não caos, mas uma lei de caráter flexível, não imposta de fora, nem surgida do entendimento, mas, como diz Kant, sendo "a natureza quem dá a regra à arte"; essa regra emerge de sua própria subjetividade profunda, faz parte da natureza numênica e é intraduzível em conceitos. Segundo Kant, a música nada mais é que uma intensificação da vida da Consciência; isso é conseguido pelo músico através de um impulso para a criação que o filósofo denomina "espírito". "Espírito, em seu significado estético, se refere ao princípio vivificante do ânimo. . . Esse princípio não é mais que a faculdade da patenteação de idéias estéticas, entendendo-se por idéia estética a representação da imaginação que leva a pensar muito, sem que, não obstante, possa ser-lhe adequado pensamento algum, ou seja, conceito algum, e que, por conseguinte, nenhuma linguagem exprime de modo completo nem pode tornar compreensível."

O músico talvez crie uma forma de beleza semelhante – isomórfica –, mas lhe imprime algo mais, uma certa dinâmica interior que reproduz a sua própria atividade criadora. "Na criação, a imaginação é muito poderosa; é, por assim dizer, de outra natureza, extraída da matéria que a verdadeira lhe dá" (Kant). A idéia estética, de uma perspectiva kantiana, é uma forma criada pela visão de um *novo mundo na fantasia*. Como observava Gismonti em nossas conversas, "ser música é ser outros mundos; nada de real, só fantasia".

Para além da natureza

Kant afirma que, com materiais extraídos do mundo real, sob um impulso que provém da imaginação e da fantasia, o músico cria outra natureza, que, em certo sentido, "transcende a natureza" (Kant) graças ao funcionamento pleno da idéia estética, algo que nunca é rígido, estático ou conceitual, constituindo uma "tendência ilimitada a existir" (Heisenberg), já que procura abarcar uma totalidade holística sem nunca consegui-lo.

O músico parte de um conceito da Consciência, mas a elabora de tal forma que o seu resultado, a sua beleza, não pode ser enclausurado em nenhum conceito. A inesgotável e inabarcável idéia estética habita o impulso criador e introduz "espírito" na linguagem dos simples sons, fazendo-nos refletir de maneira infinita, sem palavras, em conjunto com a emoção emergente.

Uma coisa particularmente esclarecida por Kant é o fato de o verdadeiro músico não poder limitar-se a exprimir sentimentos pessoais, devendo criar intensidades que animam o que ele denomina "as faculdades superiores do homem" e promovam a expansão qualitativa da Consciência. *O músico expressa uma realidade numênica (nous, espírito) inacessível ao conhecimento.*

O músico atua como se fosse livre e, por isso mesmo, é livre.

Centro de irradiação

Kant procura encontrar na música uma forma de experiência fundamental da realidade primeira e última, e não uma metafísica, pois a arte *é* vida; ela não se refere à vida, não é "filosofia". Já nessa época, ao tentar definir o *Gemüt*, o ânimo, alma ou centro de irradiação da humanidade, ele sugere um enfoque que se aparenta com as futuras correntes humanistas da psicologia. *Gemüt* não é semelhante a ego nem se inclui na pessoa ética ou estética, embora pudesse atingir a *Consciência*, enquanto *realidade espiritual. Gemüt* se situa "para além da pessoa" e determina a formação total do Ser, e não apenas um aspecto dele. *Gemüt* é um *substrato supra-sensível que fundamenta a nossa liberdade*, inter-relacionando-se com a vasta rede supra-sensível da natureza através da arte. *Gemüt* é a nossa existência verdadeira, não fenomênica, a nossa expressão numênica. É o *ponto de interseção entre dois mundos*, o sensível e o inteligível. *Gemüt* é *Consciência. Gemüt* é *Absoluto Noético*.

Para Kant, a música é um exercício daquilo que chama de *humaniora*, talvez porque "humanidade" signifique sentimento universal de simpatia, sendo também, por outro lado, a faculdade universal de comunicar a vida interior.

O músico age como se fosse livre
Crê na sua liberdade
E, por isso mesmo,
É
E será livre.

Fundamentalmente, amo a liberdade.
Por isso sou um artista.

John Lennon

ALMA DE CANDOMBLÉ

MEDITANDO COM PAI BENTO

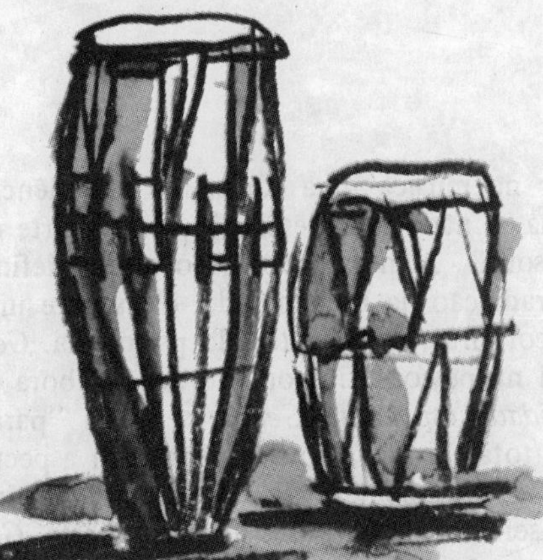

Somos homens
e o nosso destino é aprender
e sermos lançados a mundos novos,
inconcebíveis.

Don Juan

Pai Bento é um Pai-de-santo originário da Bahia. Atualmente é responsável espiritual (*Babalorixá*) por um *Terreiro* (Templo) situado no subúrbio da zona norte da cidade do Rio de Janeiro.[1]

As virtudes

Fregtman: Fala-se muito de *Umbanda, Macumba, Candomblé*. Algumas pessoas consideram-no uma autêntica religião, no sentido de uma forma de vida e culto, enquanto outras rotulam isso de meras superstições.

Pai Bento: Quem acredita que o *Candomblé* seja uma superstição de feiticeiros é ignorante e nunca sentiu a *vibração espiritual* em seu interior. *Umbanda* é luz e, ao mesmo tempo, lei, uma Lei de Amor Divino que indica aos homens a direção do Caminho. Através da Umbanda sabemos que existem forças espirituais que transcendem a matéria, não nos sendo possível entrar em contato com elas.

Todo aquele que pratica a Umbanda tem a obrigação de conhecer-se a si mesmo. Quando eu era menino, *Preto Velho* me dizia: "Conhece-te primeiro, purifica-te interiormente; depois que o conseguires podes dar aos outros aquilo que primeiro deste a ti mesmo".

1. Entrevista realizada no Brasil, Rio de Janeiro, em julho de 1988. "Saravá, Umbanda."

Fregtman: Que virtudes é preciso possuir?

Pai Bento: Eu as direi na ordem em que devem ser alcançadas: paciência, tolerância, alegria, discernimento, tranqüilidade, amor e sabedoria. Depois podemos falar de Umbanda, que não é senão a própria Divindade trabalhando no coração dos homens.

Origens

Fregtman: De onde provêm esses cultos que hoje são celebrados na América do Sul?

Pai Bento: Por volta do século XVI chegaram os primeiros navios negreiros aos portos do norte do Brasil, trazendo para a nossa terra os primeiros escravos negros. Eles vinham de diversas regiões africanas e se sentiam profundamente humilhados pelo tratamento que recebiam do Senhor branco. Os meus antepassados negros suportaram muitas chicotadas e afrontas, mas o que os brancos não sabiam era que, quanto maior o sofrimento, maior também era a necessidade de devoção, dedicação e refinamento de seus cultos e rituais espirituais; eles eram o nosso único poder, aquilo que não podia ser "escravizado", e, na realidade, nós nos fortalecemos espiritualmente. Os cultos foram se misturando e potencializando, pois aqui chegaram verdadeiros "médiuns", com uma enorme bagagem de conhecimentos tribais antiqüíssimos. Os negros pertenciam a diferentes nações africanas – os nagôs, geges, bantos, barbadianos, loandas, guinéus, malineses, angolanos, moçambicanos; todos traziam as suas cerimônias religiosas. Esses cultos se fundiram com algumas crenças dos brancos e, com o tempo, surge o nome *Candomblé*. Mais tarde, a *Umbanda* constitui a forma de designar um corpo de conhecimentos, uma re-ligião que inclui (re-liga) todos os credos espiritualistas que buscam sinceramente a verdade e a caridade.

Fregtman: Pai, o senhor falou de "médiuns"; quem ou o que é um médium para o *Candomblé*?

Pai Bento: Medium é um indivíduo que serve de intermediário entre o mundo cotidiano e um outro mundo não conhecido. Parece-se em parte com o artista, pois a sua tarefa é semelhante. Um músico é médium se se torna uma ponte entre um plano de realidade e outro plano de manifestação ainda mais Real. Há diversas espécies e graus de mediunidade; existem médiuns escribas, videntes, intuitivos, verbais (comunicam-se pela palavra) e até mudos. Um médium mudo pode "ver e ouvir", não pode traduzir para a linguagem humana o que viu ou ouviu. Existem médiuns que escrevem automaticamente as mensagens dos espíritos, sem consciência do que estão escrevendo; Pai José Miguel era capaz de, ao mesmo tempo, conversar e escrever as mensagens, ignorando o que escrevia, e em idiomas que sequer conhecia. Médium mecânico é aquele que ainda não se desenvolveu de modo pleno; a sua mediunidade se manifesta por movimentos de cabeça, braços, pernas, ou por palavras sem sentido. Médium vidente é aquele cuja visão atinge os planos "astrais". Você precisa tomar cuidado com alguns videntes, pois costumam ser muito vaidosos e, se alguém tem vaidade, acaba por empobrecer o seu poder; é comum que esses vaidosos com o tempo vejam formas criadas pelo seu próprio pensamento inconsciente ou por espíritos embusteiros que se divertem com eles.

Médium auditivo é aquele que "recebe" vozes; trata-se do tipo mais comum, reconhecendo eles os espíritos pela sua maneira de falar. O intuitivo não vê nem ouve, mas tem uma idéia nítida que surge de repente em sua mente. O médium curador é o que opera com imposição de mãos ou passes de energia; a influência do espírito se concentra em seu braço ou numa das mãos, tornando esses membros muito frios e de cor pálida. Existem muitos outros tipos. Todos nós temos essa espécie de poderes, só precisando *desenvolvê-los.*

> "No processo de composição, você é uma espécie de receptor. De certa forma, você é um *médium*. Não credito que haja muitas pessoas capazes de dizer que se sentaram e compuseram essa música, pois não sabem de onde ela provém de fato. Creio que as canções batem à nossa porta; você só precisa *ouvir* o chamado e dar-lhes a oportunidade de existirem. Tudo é questão de saber recebê-las e captá-las. Porque a maioria das canções se escreve por si só: é um *processo irreversível*. Você ajuda, acompanha, mas não pode controlar a música. Tudo é questão de saber *receber*; como um *médium*."
>
> Keith Richards, *Rolling Stones*

Fregtman: Os espíritos da Umbanda só descem para fazer o bem?

Pai Bento: Têm ocorrido casos em que eles dão lições desagradáveis às pessoas que supõem que esses espíritos possam tolerar ser tratados como criados, sob as ordens egoístas de qualquer um. Também há pessoas que usam o poder para fazer o mal. A maldade faz parte dos seres humanos não evoluídos e, evidentemente, existe em todos os lugares. Do culto africano gege surgiu o *Ambequere-Quimbanda*, com grandes influências e poderes; duas entidades eram encarnadas: *Ambequere*, Força do Bem, e *Quimbanda*, Força ou Deus do Mal. *Quim* significa demônio e *banda*, lado ou lugar. Os geges sabiam que, dentro de cada um, há um lugar para a bondade e outro que ainda permanece na obscuridade. O *Candomblé* é a síntese de numerosos cultos ameríndios e africanos, tendo sido transmitido de geração em geração.

Entidades superiores

Fregtman: Cada templo consagra o culto a um *Orixá*. O senhor poderia definir o conceito de *Orixá* e falar de algum deles?

Pai Bento: É muito difícil defini-los em poucas palavras. A maioria dos *orixás* era formada, em sua origem, por seres humanos privilegiados que possuíam poderes sobre as forças da natureza e que, em vez de morrerem, como todos, se transformaram em pedras, árvores, lagos ou cascatas. Os *Orixás* imateriais têm descendentes diretos que dão prosseguimento ao culto a seus antecessores divinizados e servem de intermediários entre eles e as forças da natureza que controlavam. Os principais *orixás* são: *Xangô*, divindade do trovão e do raio; o seu dia é a quarta-feira. *Ogum* é a divindade dos agricultores, guerreiros, ferreiros e todos aqueles que trabalham com o ferro; o seu dia é a terça-feira. *Exu*, o "compadre", é malévolo e facilmente irritável; é costume relacioná-lo com o diabo, mas, sendo tratado de modo conveniente, ele pode trabalhar para o bem. *Oxalá, Obatalá* ou *Zambi* é o

Chefe Supremo da Corte Celestial e divindade da Criação. *Naná* ou *Naná Burucu* é a mais antiga divindade das águas, deusa das chuvas que protege as plantações. *Iemanjá* é a deusa dos mares e das águas salgadas; imagino que você já tenha caminhado bem cedo pela manhã em qualquer praia do Rio de Janeiro e visto as flores e oferendas perto do mar; *você nunca deve tocá-las*, pois são para *Iemanjá*. *Iansã*, esposa de *Xangô*, é a santa das tempestades e dos ventos. *Omolu* (na Bahia, ele é conhecido como São Bento) é o santo das doenças. *Oxóssi* é a divindade dos caçadores (em Cuba é chamado de Santo Alberto). Há muitos outros, como *Ipá*, que é a deusa mãe que protege as parturientes.

Fregtman: Quais são as entidades superiores do Candomblé?

Pai Bento: Em primeiro lugar, os *Orixás Maiores*, que compõem a Suprema Corte de Aruanda. Eles se comunicam com o plano terreno através dos *Orixás Menores*, que são seus "subalternos".

Fregtman: E com relação aos fiéis ou praticantes do Candomblé?

Pai Bento: Bem, numa escala "hierárquica", o primeiro é o *Babalorixá, Babalané* ou *Pai-de-santo*. Isso do lado masculino, já que também existe a *Mãe-de-santo*. Depois vêm os *Ogans*, que nos ajudam com os seus cantos e dirigem os trabalhos de "incorporação"; há *Pequenas Mães, Cambonos, Filhos-de-santo*, mas seria muito extenso arrolá-los a todos aqui.

Criar a imagem do Superior

Fregtman: Qual é a concepção do homem para Pai Bento?

Pai Bento: O organismo humano se constrói a partir de forças internas que, em movimento, se dirigem à periferia, para fora, como quando você joga uma pedra num lago. É preciso aproveitar essas forças que todo ser emana, pois elas sustentam o movimento de tudo o que existe. Elas estão presentes em *todos os mundos, planos e corpos*. Todas as coisas físicas, cósmicas, metafísicas ou etéreas possuem o seu centro de irradiação; *a vida humana é idêntica à vida de todo o universo*. Estudando a realidade do mundo invisível, estabelecemos métodos que se baseiam na *criação da imagem do superior, a fim de que a imagem do inferior se transforme*. Na *Umbanda*, a idéia de *ressonância* ou de *vibração por forma semelhante* é entendida como princípio vital. Para modelar-se de acordo com a imagem do superior, é preciso esforço, determinação, não se admitindo queixas, pois não há tempo para essas bobagens. A primeira coisa a ser compreendida são as polaridades do corpo humano. Se traçamos uma linha perpendicular imaginária, observamos que, na parte direita da linha (corpo visto de frente), se localiza a polaridade magnética positiva, ao passo que, na esquerda da linha, se situa a polaridade negativa. Se olhamos a pessoa de costas, observamos que as polaridades estão invertidas, o que demonstra o nosso princípio do *equilíbrio de forças* que se manifesta em qualquer organismo vivo.

Existem três elementos que se integram em todo ser humano: a *alma* ou *espírito*, que é o lugar da criação e da liberdade – a música nasce nessa ordem humana –, o *corpo* ou *matéria*, que forma o eu, e o *perispírito*, um envoltório fluídico, leve e incolor, que é intermediário entre espírito e matéria. É sempre o espírito que deve governar-nos. Esquecer esse princípio é ir contra a corrente do supremo arquiteto de todos os mundos, o *produtor de todos os ritmos.*

A alma é o lugar da liberdade; nunca se esqueça disso. Tendo compreendido tal coisa, uma pessoa deixa de aprender e começa a "ser instruída" nos secretos mistérios das energias.

Os negros
Trazidos lá do além mar
Vieram para espalhar
Suas coisas transcendentais

Respeito
Ao céu, a terra e ao mar
Ao índio veio juntar
O amor, a liberdade

A força de um baobá[2]
Tanta luz no pensar
Veio de lá
A criatividade

Tantos o "preto velho" já curou
E a "mãe preta" amamentou
Tem alma negra o povo. . .

(Fragmento del samba *Nas veias do Brasil* – Luiz Carlos da Vila.)

Edificar um novo mundo

"O nosso destino é sermos lançados a mundos inconcebíveis." Este "encontro com um homem notável" me lembrou a razão pela qual Gurdjieff diz ter escrito suas três séries de livros.

Primeira série (All and Everything): Destruir implacavelmente e sem o menor compromisso, na mente e nos sentimentos do leitor, as crenças e as idéias nele enraizadas há séculos sobre tudo o que existe no mundo.

Segunda série (Meetings with Remarkable Men): Familiarizar o leitor com o material requerido para efetuar uma nova criação e provar a solidez e a boa qualidade desta.

Terceira série (Life is Real only Then, When I Am – só transmitida oralmente e de forma um tanto fragmentada): Favorecer o surgimento, na mente e nos sentimentos do leitor, de uma representação verdadeira e restrita ao certo, não do mundo ilusório agora percebido por ele, mas do mundo que na realidade existe.

Nas próprias palavras de Gurdjieff, devemos, em primeiro lugar, "varrer sem misericórdia todo o lixo acumulado no pensar" e, depois, preparar "novos materiais de construção" para "edificar um mundo novo".

Do ponto de vista da psicologia ocidental, essas atividades podem parecer neuróticas ou próprias de um perturbado mental, afirma Michael Harner, presidente

2. Baobá: árvore gigantesca, muito comum na planície africana; seu tronco, rico em reserva de água, é considerado um dos mais grossos do mundo.

da Seção Antropológica da Academia de Ciências de Nova York; não obstante, continua ele, os nossos antepassados as praticaram e conseguiram sobreviver três milhões de anos, ao passo que, nos países "civilizados" da atualidade, nos quais as pessoas não falam com o planeta nem com seus habitantes, enfrentamos, talvez por incomunicação, a possibilidade de uma destruição nuclear e de uma catástrofe ecológica. "Podemos tirar disso as nossas próprias conclusões quanto à maior ou menor sensatez desses pressupostos culturais."

> A idéia criativa é um "hóspede estranho"
> que se apresenta de repente.
>
> W. A. Mozart

ARTE SAGRADA DO ORIENTE

MEDITAÇÃO INDUZIDA POR UM RAGA

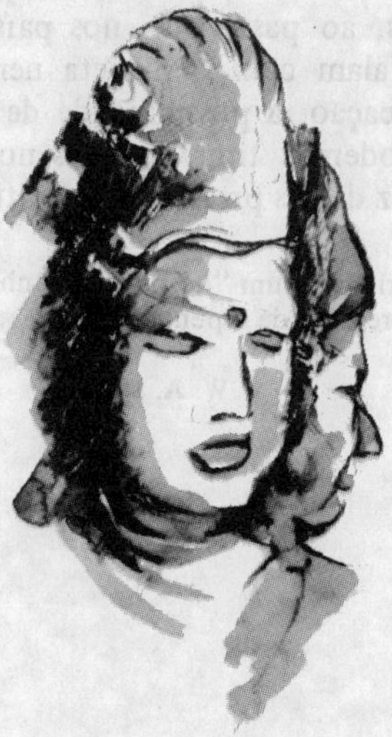

Se a minha música não se conecta com um poder mais elevado, e se eu não me rendo a ele, não acontece absolutamente nada.

Keith Jarrett

Na nossa civilização ocidental, a música em geral é considerada como elemento exterior à vida diária; os instrumentos se transformaram em enfeites que se penduram à vontade num canto qualquer. Estamos desorientados, decepcionados, por não termos sequer suspeitado de que a magia que emana de uma música procede de uma lei essencial, a da oportunidade. Esse conceito é a base de todo o sentimento estético e da necessidade de expressão do mundo hindu, que molda a sua existência e vincula os homens com a natureza e com o Cosmos através do som.

Um músico hindu sabe que, tão logo o entendimento humano teve consciência das presenças divinas, os sons e os ritmos lhe foram *revelados*. À medida que a nossa percepção se afinou, modos musicais sutis nos comoveram e harmonizaram com estados superiores de Realidade. Esses modos de origem divina são os célebres *raga*, que exprimem numa forma musical poderes da natureza que se manifestam por uma secreta correspondência existente entre vibrações e elementos. A sonoridade é compatível com uma entidade de transmissão poderosa, que une o invisível ao mundo manifesto.

Enquanto nós, ocidentais, procuramos durante anos instrumentos de sons "puros", os hindus perseguem as interferências, os "batimentos" e as vibrações harmônicas; eles possuem instrumentos de até quinze cordas – destinadas unicamente a produzir, cada uma delas, o seu som fundamental, vinculado com vibrações imateriais, com as ressonâncias que expandem a Consciência. A criação dos instrumentos com freqüência está ligada a fenômenos naturais e divinos; uma lenda narra que os tambores *tabla* foram criados por um asceta, músico e sábio chamado Svati, que, depois de uma longa meditação, foi testemunha de uma terrível tempestade, tão violenta que cada folha de lótus e cada palmeira sacudida pelos ventos ou golpeada pela chuva emitiam toda uma gama de sonoridades profundas e desconhecidas. Maravilhado, o sábio foi, em estado de êxtase, buscar o mestre de todas as artes, Vishakarman, pedindo-lhe que o ajudasse depressa a refazer aquela linguagem misteriosamente profunda e mística dos elementos enfurecidos pela tormenta; e, assim, eles criaram cerca de cem instrumentos diferentes.

Sem separações

Umberto Eco afirma que a filosofia ocidental e a filosofia oriental são como dois *caminhos paralelos*, gerados pelo próprio mistério que o homem percebe em seu interior, mas com diferentes direções ou modos de resolução. É verdade que a estética medieval e a hindu se mostram unidas por alguns motivos básicos: uma mesma atitude diante da música, enquanto objeto de uso religioso dotado de prazer intrínseco; a não-distinção entre artes liberais e mecânicas, belas artes ou funcionais; um conjunto semelhante de conceitos de beleza; um conceito de música isomórfica – similar –, não tanto em relação à realidade da natureza, mas principalmente ao próprio processo operativo da natureza.

Maritain diz que o músico oriental, mesmo quando procura superar a natureza, só consegue chegar a identificar-se com a sua força vital, com o eros que leva o sonho do mundo a incessantes nascimentos e renovações. Lacombe crê que a arte hindu continua e recupera o *movimento criador* inerente à natureza; o artista deve percorrer caminhos de recolhimento semelhantes ao de um iogue, a fim de purificar e modelar o seu espírito. Na arte medieval ocidental, é exigido do músico um estado de pureza interior, mas a atitude indiana é mais radical; Coomaraswamy explica que a atividade do músico procede através de uma "visão extremamente especializada, que o obriga a eliminar a influência afetiva passageira e toda imagem de criatura para perceber a forma do *devata* (aspecto de Deus).

De modo muito semelhante aos ritos de *Candomblé* desenvolvidos no Brasil de hoje, a mente evoca e se unifica com a imagem divina, através de um processo de *identificação* com ela, "inclusive no caso de a divindade estar provida de caracteres terríveis ou sobrenaturais". O princípio aplicado é o de que o verdadeiro conhecimento de um objeto não é obtido por meio de um mero processo de observação ou do registro de um reflexo, mas apenas quando conhecedor e conhecido coincidem de maneira íntima e se unificam num ato que transcende toda possibilidade de distinção ou separação.

O músico reproduz o próprio processo exigido para chegar ao conhecimento de todas as coisas, na identificação com Brahman, com o *Eu* livre de toda ansiedade.

Aquele que, entre os mortais, conhece o Eu,
aquele que o medita e o realiza,
também ele realizará todos os mundos *e todos os desejos.*

Os Upanixades

Rasa, perfume de beleza

No Ocidente, salvo casos excepcionais de misticismo como o de Eckhart, sempre se encontra latente um sentido das distinções atomistas, ausente na concepção hindu da arte. Coomaraswamy concebe a arte como uma expressão informada ou induzida por uma beleza ideal, traduzindo por *rasa* esse ideal do belo. Para Maritain, o caráter transcendental da beleza de *rasa* pode ser sintetizado em três critérios: integridade, proporção e clareza.

Rasa também é aroma, um "perfume de beleza" que emana dos sons, sacudindo e comovendo aqueles que os escutam. "O *aroma* é saboreado pelos homens que possuem um conhecimento inato dos valores absolutos, como exaltação da Consciência pura, como esplendor de luz própria, à maneira do êxtase e da intelecção sem palavras, desprovida de contato com as coisas compreensíveis" (Visvanatha). Essa beleza ideal só é apreendida por intuição, no nível mais elevado do ser consciente; certos sons são como "relâmpagos de luz ofuscante de origem ultraterrena, impossíveis de analisar, e, assim sendo, imagem fiel do nosso ser".

O *rasa* não é nem percebido, nem produzido, nem mesmo manifestado, não existindo no prazer relacionado com um ego em particular; a característica da experiência estética *rasa* é a generalidade, a totalidade, esse para além das pessoas-personagens individuais. O *rasa* não é uma coisa – diz Abhinavagupta –, mas a própria Consciência Absoluta.

Reverberação Dhvani

Rasa é um modo de ver que tem o poder de revelar; ele nunca denota sob a ação de determinantes. A atividade de *rasa* se caracteriza por deter a autoconsciência pessoal, por possuir um poder de *desvelamento*.

A linguagem cotidiana tem um tríplice poder: de denotação, de conotação e de intenção, já que, além de *significar* a coisa a que habitualmente se refere, ela pode ser utilizada num sentido transposto ou em outro sentido técnico definido a partir das circunstâncias particulares; *rasa* ou *dhvani*, segundo Anandavardhana, é acrescentado como um quarto elemento distintivo em relação aos outros, elemento que os transcende a todos. *Dhvani* significa literalmente *ressonância* ou *som* e equivale a uma "reverberação" que brota por "sugestão"; *dhvani* é aquilo que "tinge de emoção" a música.

O conceito de *dhvani* foi recuperado na psicanálise por Jacques Lacan, que o aplicou a uma certa noção de palavra reveladora que *permite entender o que não foi dito*: aquilo que Lacan denominou o significante lingüístico como "ausência" é *dhvani*, matéria nodal de estudo num processo psicanalítico.

Rasa místico

Num ato de comunicação estética musical, *rasa* surge em tudo aquilo que "reverbera", se identifica com o coração do músico e apaga toda cisão entre *si* e os *outros*. Esse estado também é chamado de *camatkara*, constituindo um ininterrupto fluir prazeroso que se caracteriza pela presença de plenitude interior.

Para Bhatta Nayaka, *rasa* e experiência mística são equivalentes, postulando um abandono e um esquecimento de tudo o que é terreno, circunstancial e pessoal. Essa experiência transpessoal elimina toda polaridade, separação fragmentária ou sensação de identidade isolada, estática e independente do fluir da natureza.

Chaudhury estabelece certa comparação entre *rasa* e a teoria da catarse aristotélica, essa captação da emoção carregada de significado, que promove a "contemplação" da essência da música. A música grega não constituía apenas uma experiência estética, pois possuía uma clara função social, cerimonial e dionisíaca; mas a imersão mística da "contemplação musical" do Oriente não tem o mesmo valor da contemplação – de certa forma racional – proposta por Aristóteles.

Pratibha

Já no século X da nossa era, o pensamento hindu desenvolve o conceito de *pratibha*, que pode ser traduzido como "intuição criadora". A intuição artística é proposta como uma união da natureza humana com o divino, a intuição universal ou total. Através de *pratibha*, a Consciência do músico constitui uma força que *cria* e *renova* continuamente o Universo. Eco sugere que essa prioridade estética do Oriente se deva ao fato de ter ele compreendido a *união indivisa de experiência musical e mística*, bem como de haver extraído, ao mesmo tempo, um caráter dialético terreno da experiência estética.

Ainda hoje, na Índia, a música é uma arte sagrada. Toda arte é um caminho de acesso e não uma finalidade, já que isto implicaria ser a sua missão um limite. Eles sabem que o mundo existe, mas não é real, e que, apenas fechando os seus ouvidos humanos, começarão a escutar o Som mudo, o som do silêncio.

Viver a arte é encaminhar-se para os espaços em que as linhas e as sonoridades se confundem nas *ressonâncias supremas das esferas*, que permitem que o *finito* mergulhe no leito do *infinito*.

SOU A SUBSTÂNCIA DA MINHA CRIAÇÃO

MEDITAÇÃO CORSO

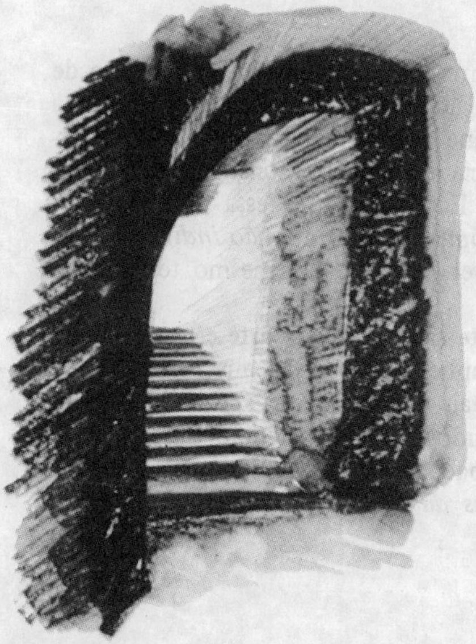

Torna-se necessário renovar a civilização através da descoberta de novos mistérios, através do poder que torna novas todas as coisas; esse poder é a magia, nada democrática mas soberana, da imaginação, que transforma os poetas nos *legisladores não reconhecidos da humanidade.*

Norman O. Brow

A raiz da palavra *poesia* vem do grego *poien*, que significa fazer ou criar. Assim, sem seus aspectos mais originais, a ciência adquire uma qualidade de comunicação poética da percepção criativa de uma nova ordem nova.

David Bohm

Beat espiritual

Corso é um dos poetas relevantes da geração *beat* nascida no *turn on* (virada, mudança) espiritual da década de cinqüenta, povoada por acontecimentos *underground* tais como as figuras de Gary Snyder ou Lawrence Ferlinghetti, *Los vagabundos del Dharma* de Jack Kerouac (1958), *el Aullido* de Allen Ginsberg (1955) e os ensinamentos Zen Beat do falecido Alan Watts. Corso é professor da Jack Kerouac School of Disembodied Poetry, dirigida por Allen Ginsberg e Anne Waldman, dentro do Instituto Naropa do Colorado, fundado por Chögyan Trungpa.

Tomarei a liberdade de extrapolar para o mundo da música algumas de suas passagens relacionadas com a poesia; creio que o universo da arte é único e, por outro lado, sinto que Corso é muito "músico", pois a sua poesia revela sempre um ritmo subjacente que me leva para além das palavras. Tanto o texto poético como os sons de uma melodia são autênticas imagens ou expressões da alma. Novalis afirmava que as palavras são as *configurações acústicas das idéias*; a poesia é a arte de estimular intuições e danças espirituais.

Você é a sua música

"A música e o músico são inseparáveis; não posso escrever sobre um sem, ao mesmo tempo, referir-me ao outro. Na realidade, como músico, eu sou a música que interpreto. Quando senti que desejava ser músico, eu não sabia como fazer uma música. Eu tinha treze anos e estava sozinho no mundo; não tinha mãe e o meu pai estava na guerra. Eu pertencia às ruas e não freqüentava nenhuma escola: para viver, roubava objetos menores e, quanto a dormir, fazia-o nos telhados ou nos subterrâneos da grande cidade selvagem que era Nova York durante a Segunda Guerra Mundial. Vivi um estranho inferno naqueles anos e presumo que *tenham sido justamente esses infernos que deram origem ao músico*.

"Mandaram-me para a prisão. Nessa época, falei com muitos espíritos assombrosos – homens que viveram anos sentenciados à morte e depois foram indultados – e nunca vou poder esquecer o fato de ter falado com essas *almas*. Um homem me disse: *Rapaz, não sirva ao tempo, deixe que o tempo sirva a você*.

"Às vezes o inferno pode ser um bom lugar. . . se você percebe que, justamente por existir o inferno, deve existir o seu oposto, o céu. E qual era esse céu? A música.

"Não escrevi músicas sobre a prisão ou sobre os presos. Escrevi sobre o mundo exterior porque de novo eu estava fora, no mundo. Eu pertencia ao mundo, não à prisão. Nesta só aprendi, não escrevi. *Se alguém deve subir uma escada para atingir um nível mais alto e ver a partir desse nível, é preferível escrever sobre o que se vê e não sobre como se subiu*. Para mim, o presídio foi essa escada.

"Escrevo do alto da minha cabeça e escrever dessa maneira significa escrever honradamente, na medida em que isso me permite exprimir a verdade."

Cristóvão Colombo da Mente

"Mal me recordo da minha primeira música; não tenho cópia dela, perdi-a. Isso nunca me preocupou muito, porque eu me sentia inesgotável, como se tivesse uma grande provisão de um produto chamado música. A única precaução que tomei, e por acaso sequer o fiz muito bem, foi não perder o músico. Enquanto tivesse o músico, eu teria as músicas. No princípio sentia que, de certo modo, fazer música era demasiado fácil. Como digo, eu achava muito fácil essa grande coisa difícil. Mas chegou um momento em que eu só podia escrever uma ou duas músicas por mês, um momento em que se tornou realmente difícil para mim exprimir-me a partir do meu coração. E são essas músicas, aquelas cuja criação me custou suor e laboriosa alegria, as que permanecem.

"Não faz nenhuma diferença o fato de uma música ser ou não abundantemente difundida; na medida em que expressar a verdade e o poder da avançada consciência do músico, e quer seja entendida ou não, aceita ou não, ela chegará à consciência geral e primordial da humanidade no momento adequado. E assim a beneficiará. *Essa é a magia da música e esse é o seu verdadeiro mistério: a sua capacidade de fazer progredir e melhorar o destino dos espíritos humanos*.

"Ha uma razão para a existência da música, do músico, assim como havia uma razão para que existisse o navegante explorador, o mar, o navio e o descobrimento. Alguém precisa ser o Cristóvão Colombo da mente, alguém precisa expandir a consciência, e é isso que faz o músico. Mas, ao contrário de Colombo, que descobriu um novo mundo, um mundo que já existia, *o músico deve construir um novo mundo*, que não existe enquanto ele o coloca ali. Ele deve colocá-lo e descobri-lo para todos os povos e para o tempo. Quando penetrei em mim mesmo para compreender que aquilo que eu havia criado era algo semelhante a uma chave para abrir uma porta não criada, imaginei essa porta e a compus. Quando a abri, o que havia por trás dela? Nada. Nada, a menos que eu ali colocasse alguma coisa."

Nos subúrbios da humanidade

"Sinto que é uma comédia isso de viver como artista num mundo como o de hoje. Mesmo sentindo que palavras como 'moderno' e 'contemporâneo' são ilusórias e que ninguém tem mais do que um tempo e um espírito, permanece em mim o estranho sentimento de que, neste mundo, um músico pode compor ou tocar uma música perfeita, mas ela se mostra secundária. Trata-se de uma comédia triste, porque, qualquer que seja a luz que o músico possa oferecer, é ele – e não a sua música – quem a oferece. *A luz procede do músico e não dos seus sons. Ele a confere à sua obra e a música a confere ao homem*.

"Sou a substância da minha música. Quem honra a minha música, honra-me a mim; quem me maldiz, maldiz a minha música. Sou a música que escrevo. Vivo-a, desfruto-a, padeço-a, e desejo que tudo o que existe de grande e maravilhoso nela seja para mim e para todos, não tendo escrito nenhuma melodia que não fosse – de um modo ou de outro – tão próxima de mim mesmo quanto a minha própria carne.

"O mundo é um lugar duro para viver e, para o artista, pode ser insuportável. Em todo esse tecer do esforço humano, o homem-músico está destinado a permanecer nos *subúrbios da humanidade*. Esse necessário subúrbio constitui um lugar solitário, de trabalho, e não oferece recompensa. Não, o músico não é o mais feliz dos mortais e, com certeza, bem poderia ser o menos venturoso deles."

Defensores da Consciência

"Duvido que os artistas de outras épocas tenham enfrentado uma situação tão ambígua e dura quanto a enfrentada pelos de hoje, e duvido que o artista atual enfrente uma situação tão ambígua e dura quanto a que enfrentará o do futuro. *É o músico, e não a música, o que deve ser transformado numa obra de arte*. A época exige que o músico – isto é, o ser humano – seja tão autêntico quanto uma música. E isso está ocorrendo. Os músicos são as suas músicas. Se o ser do músico está bem formado, a sua música terá uma boa forma. *Para um músico 'desengonçado' se torna impossível criar uma música reta*.

"Sinto que no futuro florescerão muitos músicos, que o espírito musical se expandirá para *tudo*: esse espírito não se mostrará em sons, mas sim no ser do homem e nos atos por ele executados. Se isso acontecesse, seria necessário que ambos os mundos – o do músico e o que pertence a todos – se unissem para transformar-se numa possibilidade.

"Hoje, *o artista deve ser exatamente o contrário de um 'artista'*; não pode discriminar entre coração e alma, carne e espírito, beleza e feiúra, verdade e falsidade. *Ele não é mais que um homem, um homem que não é senão defensor da consciência humana* e que, quando morrer, será substituído por outro músico, a fim de que a consciência se vá aperfeiçoando e o homem se torne cada vez mais humano. . . e a vida mais completa."[1]

Ela abriu e me mostrou um livro de poemas
Escrito por um poeta italiano do século quinze
E cada palavra tinha o timbre da verdade
Ardendo em brasa viva
E o que cada página vertia
Era o que eu tinha escrito na alma

Bob Dylan

Extraviar-se se contrapõe a *iluminar-se*. Contudo, quando em primeiro lugar não há extravio, tampouco há iluminação.

1. Adaptação de "El Hombre Cambiará" (O Homem Mudará), de Gregory Corso.

CONTINENTE DESCONHECIDO

MEDITAÇÃO KRISHNAMURTI

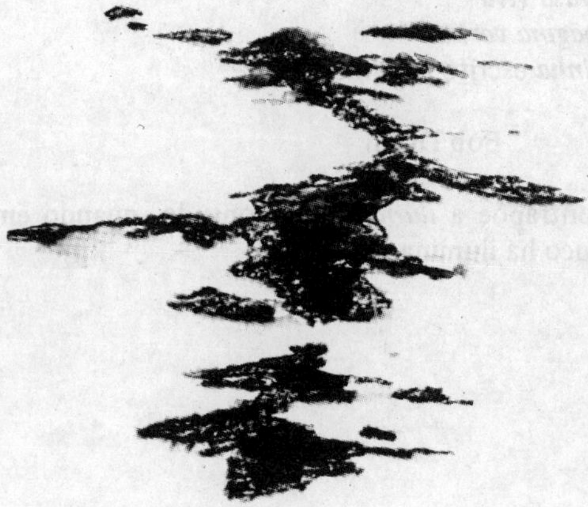

"A libertação autêntica é a liberdade interior da Realidade criadora. Ela não é uma dádiva; deve ser descoberta e vivenciada. Não é uma aquisição que devais reter para vos glorificardes. É um estado de ser, como o silêncio, no qual não há vir-a-ser, em que há plenitude. Essa criatividade não tem necessariamente de buscar expressão: não é um talento que exija manifestação pública. Não é preciso que sejais grandes artistas nem que tenhais o vosso público. Se é isso o que buscais, não compreendeis a Realidade interior." (Krishnamurti)

O peso do passado

A única maneira de descobrir algo novo é compreender o processo do nosso pensar. Nenhuma soma de conhecimentos ou de erudição "vazia" pode trazer a felicidade criadora. Ser criador, no sentido cabal e verdadeiro da palavra, é *estar livre do passado*, em todos os instantes. Porque o passado sempre obscurece o presente.

Para descobrir qualquer coisa nova, você deve começar por si mesmo. Você deve despojar-se do peso do velho, das crenças que o aprisionam. Aquele que busca a verdade atemporal deve lançar-se ao mar inexplorado.

Segundo Méher Baba, na vida espiritual não é necessário ter um mapa completo do caminho para iniciar a viagem. Pelo contrário, a insistência em possuir um conhecimento tão integral pode, de fato, mais atrapalhar do que ajudar a avançar. Quem, de ouvir falar, especula sobre o oceano, não conhecerá senão a sua superfície, mas quem quer conhecer as profundezas deve estar disposto a mergulhar.

A Realidade interior naufraga em águas desconhecidas. O desconhecido deve, com certeza, ir até você; você não pode ir em busca do desconhecido. Se não conhece a realidade desconhecida, como você poderá buscá-la? Se sai à sua busca, você vai atrás de algo que é o conhecido, de algo projetado para você.

Nem Buda, nem Cristo, nem um guru ou as bandeiras são o incognoscível. Neles você encontrará um escape, um desejo de maior estabilidade, maior segurança; uma alternativa ilusória para fugir da confusão.

Projetar o futuro

A opressão do desconhecido deve terminar, a busca do desconhecido cessa na compreensão do conhecido – o passado – que é a mente. O difícil é a mente não prosseguir no conhecido. E isso ocorre quando ela se compreende a si mesma e entende que todo o seu movimento provém do passado e se projeta, através do presente, para o futuro.

"É uma ilusão pensar que buscamos a Deus" – diz Krishnamurti. – "Tal coisa não existe." Nós não devemos buscar a luz. Haverá luz quando não houver obscuridade. Através da obscuridade não podemos encontrar a luz, só podemos remover as barreiras que criam essa obscuridade. Se remove com o propósito de ver a luz, você nada remove. Você substitui a palavra "obscuridade" pela palavra "luz".

Enquanto persistirem a nossa confusão, luta, desejos desmesurados, antagonismos, continuará havendo obscuridade. Este é o útero da criação, mas, para ser criador, é preciso que se deixe de ser uma máscara ou uma personagem e se comece a ver as coisas como são.

Espelho do universo

Quando está em silêncio, quando já não se projeta desmesuradamente para o futuro desejando algo, quando está de fato serena, a mente se torna espelho do universo e o desconhecido se manifesta. Você não deve buscá-lo, não pode atraí-lo. O que você pode atrair é tão-somente aquilo que você conhece. Você não pode convidar um hóspede desconhecido, mas pode ter fé em sua existência. Você só pode convidar a quem conhece.

O novo pode frutificar quando o campo está pronto, quando a terra está arada. Mas lembre-se: você não pode aquietar o lago, ele só se acalma quando a brisa pára.

A tarefa de um músico – assim como a de todo aquele que busca a verdade e a beleza – não é buscar o incognoscível, mas, em primeiro lugar, compreender a sua confusão, a sua agitação, a sua infelicidade ou evasão. Então surge misteriosamente esse algo em que há júbilo, felicidade.

A mente deve compreender-se a si mesma e ao seu funcionamento; deve compreender a sua verdade. *Só assim é possível que o desconhecido seja.*

Buda nunca pregou a verdade, pois compreendia que devemos descobri-la em *nosso interior. Esse é o continente desconhecido.*

Não implores aos deuses impotentes,
é em ti mesmo que deves procurar
o que é preciso para a tua liberdade.
Cada homem constrói a sua própria prisão.
Buda

Para se escapar de uma prisão
é preciso antes confessar que se está numa prisão.

Wilhelm Reich

ARTE OU FRAGMENTAÇÃO

MEDITAÇÃO BOHM

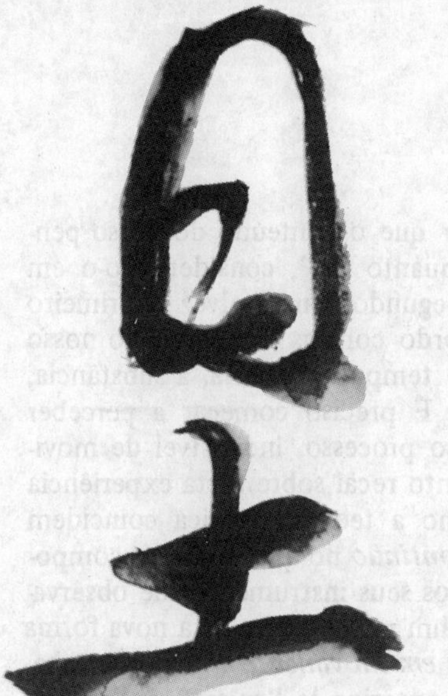

> Tudo parece apontar para um único fato: existe algo básico e crucialmente errôneo em todo artifício criado pelo homem para aprender a conhecer-se a si mesmo.
> A visão mecânico-racionalista não se ajusta ao universo real; ela fracassou por completo.
>
> *W. Reich*, 1952

Visões da realidade

A principal formulação de David Bohm, antigo colaborador de Einstein e mundialmente conhecido por seus trabalhos no domínio da física quântica, parte da necessidade de compreender a natureza da realidade em geral, e da consciência em particular, como um todo coerente, um processo interminável em movimento e desdobramento. *O próprio pensamento é um processo de movimento.* A nossa visão do mundo inclui noções gerais sobre a natureza do mundo físico e noções relativas à ordem total do universo, à cosmologia. As nossas noções cosmológicas e as da natureza do mundo físico devem ser compatíveis com uma concepção consistente da Consciência. Por outro lado, as nossas noções acerca da gênese da Consciência devem ser compatíveis com um conceito de realidade como um todo. Esses dois conjuntos de noções facilitam um acesso à compreensão de *como e por que se relacionam Realidade e Consciência.*

Costumamos pensar de maneira fragmentada. Cremos ilusoriamente ser possível especializar-se de modo isolado em arte, ciência, tecnologia, psicoterapia ou qualquer trabalho humano. Possuímos uma especial habilidade para separar-nos do contexto, para dividir e distribuir as coisas que nos rodeiam: um processo de divisão é uma maneira de pensar sobre as coisas adequada e útil para atividades práticas, técnicas e funcionais; entretanto, quando essa forma de pensar é incluída na noção que temos de nós mesmos e do mundo em que vivemos, começamos a ver-nos e a sentir-nos como formados realmente por fragmentos com existência separada. *Para que tudo corresponda à nossa forma fragmentada de pensar, procuramos dividir-nos a nós mesmos e ao nosso mundo.*

A palavra inglesa *health* (saúde) vem da raiz anglo-saxã *hale*, que significa *whole* (inteiro); por sua vez, a palavra inglesa *holy* (sagrado) tem a mesma raiz de *whole*. Isso indica que, desde tempos imemoriais, o homem sentiu que estar saudável é sinônimo de estar completo e que a sua integridade é uma necessidade absoluta, sagrada.

Experiência e Conhecimento

A fragmentação produz o costume de pensar que o conteúdo do nosso pensamento seja uma "descrição fiel do mundo enquanto tal", considerando-o em correspondência direta com a realidade objetiva. Segundo Kant, talvez o primeiro a expô-lo, toda experiência está organizada de acordo com as categorias do nosso pensamento acerca de itens tais como o espaço, o tempo, a matéria, a substância, a causalidade, a contingência, a necessidade, etc. É preciso começar a perceber que a experiência e o conhecimento são um único processo, indivisível de movimento, em lugar de pensar que o nosso conhecimento recai sobre certa experiência separada. Na atualidade, tanto a relatividade como a teoria quântica coincidem na necessidade de olhar o mundo como um *todo contínuo* no qual todos os componentes do universo, aí incluindo-se o observador e os seus instrumentos de observação, se mesclam e se unificam numa totalidade. Bohm propõe para essa nova forma de observação a expressão *Totalidade Não Dividida em Movimento Fluente*, estabelecendo uma prioridade para o conceito de *fluxo*, anterior às "coisas" que vemos se formarem e se manifestarem a partir desse fluir. Toda a matéria é de natureza: há um fluxo universal que não pode ser definido explicitamente, mas que pode ser conhecido de forma implícita. Nesse fluxo, mente e matéria não são substâncias isoladas, mas, de modo fundamental, dois aspectos diferentes de um movimento único e contínuo.

Causação formativa

Esse ponto de vista se harmoniza em certos aspectos defendidos pelos antigos gregos, como o fenômeno da causalidade; Aristóteles distinguia quatro tipos de causas: material, eficiente, formal e final. Se tomamos o exemplo de uma árvore, a causa material é a matéria com base na qual operam todas as outras causas, substrato de que se constitui a árvore. Para uma árvore, a causa material é o solo, o ar, a água e a luz do sol, que compõem a sua substância. A causa eficiente é uma ação "exterior" à coisa considerada, ação que permite que todo o processo se realize. No nosso exemplo, a plantação da semente é uma causa eficiente. Com relação à causa formal, devemos esclarecer que, na antiga filosofia grega, a palavra *forma* conota uma atividade formativa interna que é a causa do crescimento, do desenvolvimento e diferenciação das formas essenciais de uma coisa. Numa árvore, poderiam ser causas formais o crescimento das suas células, a circulação interior da seiva, certa disposição particular das folhas – aspectos que a diferenciam perceptivelmente de outra árvore. Esse movimento interno ordenado e estruturado – essencial para que as coisas *sejam* – é hoje denominado *causação formativa*. Uma causa formativa, por sua vez, implica sempre uma causa final, a "razão de algo", um fim ou produto implícito. Segundo o conceito aristotélico, a causa formativa é essencialmente da mesma natureza, tanto no que diz respeito à mente como ao cosmos como um todo. Numa formulação que agora nos lembra a hipótese Gaia, Aristóteles considerava todo o universo como um organismo singular em que cada uma das partes cresce e se desenvolve com relação à totalidade, na qual tem o seu próprio lugar e função. De maneira semelhante, a percepção artística implica a consciência de cada um dos aspectos enquanto assimilado num todo unificado, com todas as suas partes constituintes relacionadas entre si de modo íntimo. Um músico se situa diante de uma grande quantidade de fatores que aparentemente não se ajustam, até que, de repente, se produz a compreensão intuitiva e ele pode *ver* que todos aqueles fatores estão relacionados como aspectos de um todo. Esse tipo de percepção estética não pode ser analisado numa descrição detalhada, sendo antes considerado como aspectos da atividade *formativa* da mente. Uma música é uma estrutura particular, unida por causas eficientes, formativas e primárias. Nenhum ritmo ou melodia existe de forma independente ou permanente, constituindo antes um produto que se formou na totalidade do movimento fluente (o *holomovimento*) e que, por fim, voltará a dissolver-se nesse movimento total.

Diferença e Mesmidade

Para Bohm, quando guiam as suas vidas por uma concepção fragmentária do mundo, com o passar do tempo e de acordo com os seus modos particulares de pensar, os seres humanos não podem obter com as suas ações mais que rupturas e despedaçamentos. de si mesmos e do universo em que se desenvolvem. *Procura-se dividir o indivisível e unir aquilo que não pode ser unido.* Quem tenta dividir o que é único, numa passagem posterior irreversível, procura tornar idêntico aquilo que é diferente, pois a fragmentação – tal como o afirmava Reich, "verdadeira e única doença não declarada da nossa sociedade" – é, em essência, uma confusão acerca da *diferença* e da *unidade* (ou mesmidade).

> *Estar confuso sobre o que é diferente e sobre o que não o é é estar confuso acerca de tudo.* (D. Bohm)

Até aqueles que propõem uma teoria "holística" da realidade devem considerar o fato de que nossas teorias, sejam elas quais forem, não são descrições da realidade enquanto tal, mas formas de observação em permanente mutação, que podem indicar uma realidade que só está implícita, não tendo condições de ser descrita nem especificada em sua dimensão total. Devemos procurar esclarecer um velho dilema já proposto por Bateson: qual é a relação entre o *conteúdo* do pensamento e o *processo* de pensar que produz esse conteúdo. Conteúdo e processo não são dois entes isolados, constituindo antes duas visões de um movimento total. A idéia – em geral aceita – de que o processo do pensar seja suficientemente independente do seu conteúdo, permitindo-nos um pensamento claro, ordenado e "racional" que possa avaliar de modo apropriado se tal conteúdo é correto ou incorreto, é com certeza uma fonte ainda maior de fragmentação. Esta última não só existe em nossos conteúdos do pensamento, como também na atividade geral de quem está desenvolvendo esse processo de pensamento. Existe uma *mes-*

midade entre o processo de pensar e o seu conteúdo semelhante à unidade observador-observado. Precisamos conhecer a causação formativa da fragmentação da totalidade, pois nela se refletirão, de maneira conjunta, conteúdo e processo real.

O ritmo íntimo da medida

Bohm afirma que a forma de pensar do homem oriental enfatizava essencialmente o conceito de totalidade, pressupondo a futilidade de analisar o mundo em partes, e que nós, seres do Ocidente, ainda somos incapazes desse tipo de percepção. Para compreendermos essa diferença, podemos começar por conhecer os enfoques orientais e ocidentais referentes a um tema central como a idéia de *medida.* No Ocidente, a noção de medida procede dos antigos gregos; considerava-se que a manutenção de tudo dentro de sua "correta medida" fosse causa essencial de uma boa vida. A medida que não possuía o sentido atual de comparação de um objeto com um padrão ou unidade externa; quando alguma coisa ultrapassava a sua própria medida era interiormente desarmônica, motivo pelo qual estava destinada a perder a sua integridade e a decompor-se em fragmentos. Na música, os gregos se basearam na medida – o ritmo "mais íntimo" de uma coisa, uma espécie de razão ou proporção interna percebida tanto pelos sentidos como pela mente – para compreender sutilmente a harmonia, a proporção adequada na intensidade do som ou da tonalidade.

A noção de medida que o homem tinha foi se tornando mais rotineira e mecânica, refletindo apenas uma manifestação externa, sem relacioná-la com conceitos como o de saúde, ordem social, harmonia mental ou música estelar. A palavra latina *mederi*, raiz de "medicina", significa "curar" e se baseia numa raiz que significa "medir". A palavra "meditação" possui a mesma raiz e supõe uma espécie de ponderação ou medida de todo o processo do pensar que conduza a atividade interna da mente a uma harmoniosa medida. A palavra "razão" provém de *ratio* ou proporção, implicando na antigüidade a observação de uma totalidade ou proporção que pode ser aplicada interiormente à verdadeira natureza das coisas.

Na atualidade – exceto no domínio da arte e da ciência ecológica – , a "medida" passou a significar simplesmente um processo de comparação com algo exterior e alheio. No idioma sânscrito, a palavra "matra" significava medida num sentido musical e se relacionava com a raiz "maya" que quer dizer jogo ou ilusão. Isso nos confirma que, assim como no Ocidente a medida é a chave da essência da realidade, os orientais consideram esse conceito como algo falso, ilusório e enganoso. Todas as estruturas, proporções e ordens das formas apresentadas à percepção comum são tidas como um véu que encobre uma verdadeira realidade, não perceptível pelos sentidos e da qual não podemos dizer nem pensar nada; só podemos intuí-la. O Oriente *viu* o imensurável – o imedível – como *primeira realidade,* aquilo que transcende os limites da razão e do conhecimento humanos.

É vital esclarecer a totalidade do campo da medida, já que a ilusão de que o eu e o mundo estão despedaçados se origina no *pensamento que ultrapassa a sua própria medida e confunde o seu próprio produto com uma realidade que é independente. Não basta observar o mundo como um todo;* devemos observar como funciona o instrumento que é o pensamento. Somos o que pensamos.

Linguagem fragmentária

Na fragmentação do nosso modo de pensar, a linguagem é um dos fatores decisivos; a estrutura sujeito-verbo-objeto das frases é um elemento importante que apóia e amplia a dicotomia e a fragmentação. Isso supõe que toda ação surja numa entidade separada – sujeito – e, nos casos descritos por um verbo transitivo, que a ação cruze o espaço rumo a outra entidade isolada – o objeto. Essa estrutura é uma maneira de ver o mundo que se impõe em nosso discurso e invade o campo predominante da ciência. Em vez de dizermos "uma pessoa escuta uma canção", talvez possamos falar que "está se produzindo uma audição dentro de um movimento não-dividido, que inclui essas abstrações que costumamos chamar de 'ser humano' e 'a canção que ele está escutando'". Como não podemos inventar uma linguagem nova operativa – uma linguagem que possua uma estrutura de pensamento radicalmente diferente (talvez fosse mais apropriado falar idiomas antigos, como o chinês e o hebraico) –, podemos (de forma experimental e provisória, segundo sugere Bohm) introduzir um novo modo em nossa língua. Em nosso pensamento, o primário deveria ser o movimento, procurando levar o verbo (antes do nome) a desempenhar um papel principal. Isso é denominado *reomodo* ou "modo fluido", proveniente de *rheo*, raiz de origem grega que significa "fluir".

Watts também afirma que a dificuldade da maioria das nossas linguagens consiste no fato de serem elas estruturadas de tal modo que as ações (verbos) devem sempre ser postas em movimento por coisas (substantivos), levando-nos a esquecer, dessa maneira, que as regras gramaticais foram criadas pelo homem, não sendo necessariamente isomórficas (semelhantes) com a natureza. Diz Watts que os cientistas estariam menos confusos se usassem uma linguagem com base no modelo ameríndio Nootka, composto de verbos e advérbios, e desprovido de substantivos e adjetivos. Falaríamos de uma casa como "habitar" e de uma cadeira como "sentar-se". É óbvio que, quando dizemos que "o relâmpago resplandeceu", o resplandecer é idêntico ao relampejar, sendo suficiente dizer "houve relâmpago". O que Watts, assim como Bohm, propõe por último é a abolição da velha idéia da causalidade determinista, começando-se a pensar em termos de *relatividade em processos*; os variados aspectos de uma situação se sustentam mutuamente, implicando-se entre si de forma indissolúvel, tal como a crista e o centro de uma onda.

Dança da mente

A realidade deve ser entendida como um *processo*. Bohm se inspira nas formulações filosóficas de Whitehead e afirma que o que existe é o processo, ao passo que todos os acontecimentos, entidades, estruturas, etc. são formas suscetíveis de ser abstraídas desse processo. A melhor imagem de processo é uma corrente que desliza fluidamente, corrente cuja substância nunca é a mesma. No processo total do fluxo, as ondas, os redemoinhos de água ou o som da corrente são abstrações do movimento fluente, que surgem e se desvanecem no processo, sem vida independente enquanto tais. Bohm propõe que, embora avancemos no conhecimento das leis da física, isso não tem muita importância caso não compreendamos que o conteúdo dessas leis continuará referindo-se a essas abstrações de uma totalidade desconhecida.

Todo o conhecimento é desenvolvido, produzido, aplicado, no processo do pensamento. Este é um processo indissolúvel no qual o conhecimento tem a sua real e concreta existência; ele se compõe da resposta ativa emocional, intelectual, sensitiva, muscular e física da memória em cada fase da vida. Através da *inteligência,* o pensamento é capaz de perceber uma nova ordem ou uma nova estrutura, que não é precisamente uma modificação do que já é conhecido ou está presente na memória. Bohm supõe que somos capazes de um ato de percepção livre e incondicionada – inteligente – que não seja o mero resultado de um mecanismo baseado no significado ou em habilidades adquiridas no passado. O âmbito da inteligência está no fluxo indeterminado e desconhecido que é também o fluxo de todas as formas definíveis de matéria. Bohm estabelece uma clara distinção entre pensamento e inteligência; quando funciona por si só, o pensamento é mecânico, não inteligente, no sentido de que impõe uma ordem irrelevante a ele fornecida pela memória. Contudo, o pensamento também pode responder a partir da percepção incondicionada e indeterminada da inteligência. Aqui, o termo "inteligente" poderia ser traduzido por "consciente", já que essa "inteligência" implica uma "extrema lucidez" (Krishnamurti). Na percepção inteligente da intuição criadora do músico, o cérebro e o sistema nervoso respondem diretamente a uma ordem que provém do pulsar do fluxo universal e desconhecido, que não pode ser reduzido a algo definível em termos das nossas estruturas cognoscíveis.

O pensamento é um processo material, inseparável das atividades elétrico-químicas-cerebrais e do sistema nervoso, que pode ser relevante quando se move paralelamente com a percepção inteligente, num contexto holístico. Um dos problemas para nós é resgatar a relação entre pensamento e realidade. As "coisas reais" e o pensamento têm seu âmbito numa totalidade desconhecida de fluxo indefinível, constituindo ambos formas abstraídas do processo total. Quando pensamos de maneira correta sobre certa coisa, esse pensar pode guiar-nos em nossa relação profunda com essa coisa, até produzir uma situação global harmoniosa, livre de contradições e confusões. Bohm propõe que se considere o pensamento como uma espécie de "dança da mente" que funciona de modo indicativo, relacionando-se com a "realidade como um todo" através de um pensamento semelhante ao artístico ou ao místico, que tendem à *harmonia holonômica global*. O pensamento, assim como "o pensado", fazem parte de um único movimento e a sua análise em parcelas separadas carece de significado.

Cosmologia holista

Em *The Psychology of Science*, Abraham Maslow mostrou que a ciência pode ser um dos melhores mecanismos neuróticos de defesa inventados pelo homem, ou então, por outro lado, transformar-se num sistema aberto de maturação pessoal, de acordo com o emprego que dela faça cada pesquisador individual.

Por meio de todas as suas formulações teóricas, um físico como Bohm chama a atenção para a totalidade não fragmentada da nossa existência enquanto um movimento fluente não dividido e sem fronteiras. A partir dessa concepção ecossistêmica do mundo, torna-se muito mais acessível o entendimento de suas revolucionárias teorias da ordem implicada, do universo dobrado e do holomovimento, pois elas são um resultado direto dessas formas de pensar a vida. A sua noção de ordem implicada difere, em seus aspectos fundamentais, da teoria newtoniana, já que a ordem mecanicista considera o mundo como constituído por entidades mutuamente exteriores umas às outras, como se tivessem existência independente. Não obstante, em todo organismo vivo, cada parte cresce e se desenvolve no contexto do todo. A teoria da relatividade de Einstein foi a primeira indicação da necessidade de questionar a ordem mecânica. Já não se supõe primário o conceito de partícula (átomo, quark, parton), pois a realidade está constituída por *campos unificados.* Todo o universo (com todas as suas "partículas", seres humanos, obras da humanidade, produções artísticas ou vulcões ardentes) deve ser compreendido como uma totalidade não divisível.

Nessa *cosmologia holista,* o nosso pensamento não é um mero reflexo de coisas; ele é algo *em* e *por si mesmo;* é um *fator real do mundo.*

Estamos nos aproximando rapidamente de um estado no qual o pensamento reflete uma realidade que é ele mesmo. O pensamento se transformou em algo semelhante a uma obra de arte. (D. Bohm)

Diante da fragmentação, a alternativa da nova era é converter-nos em artistas do viver, em criadores e impulsionadores de uma visão total e ininterrupta desse fluxo em movimento a que damos o nome de *mundo.*

UNIDADE DA CONSCIÊNCIA

MEDITAÇÃO HEGEL

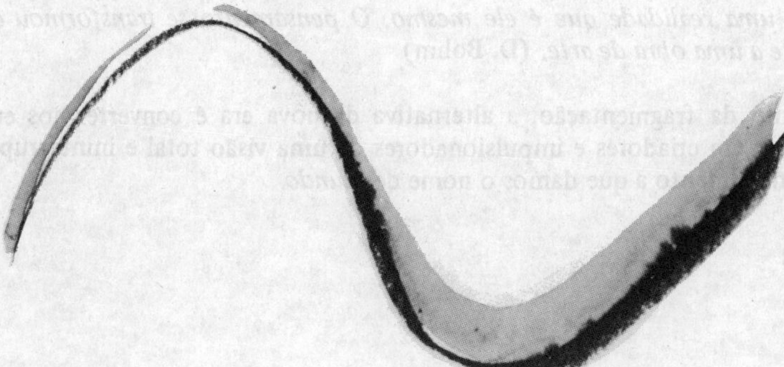

Se Fitche foi um homem de ação moral e Schelling, um artista consumado, Hegel talvez tenha sido o protótipo do intelectual puro, racional e lógico; os seus companheiros de estudos chamavam-no de "o velho", pois dizia ser ele realmente velho antes do tempo. Essa característica de personalidade poderia levar à suposição de que a sua obra não se enquadra em nossa *multiplicação* de idéias, mas, se pesquisamos sem preconceitos, encontramos em sua aparente "obscuridade" uma síntese das idéias mais importantes de uma época, idéias que, por seu valor inestimável, se mantêm intactas até o presente.

Suas *Lições de Estética* foram qualificadas por Heidegger como "*a mais compreensível reflexão sobre a essência da arte que o Ocidente possui*".

Unicidade

Para Hegel, a música é uma das fases na qual a Idéia ou o Todo vai tomando consciência de si, pois ela constitui a realidade verdadeira, o espírito, reunindo em seus sons a natureza, a história e a consciência universal de si. "O que existe só existe na medida em que é espiritualizado. O belo natural é reflexo do espírito. Só é belo na medida em que participa do espírito." O belo natural participa do espírito e se subordina a ele, mas não é ainda verdadeiro espírito. A música é criação do espírito, tomada de consciência e produto de liberdade. "O homem se serviu da arte como um meio para tomar consciência das idéias e interesses mais elevados do espírito. Os povos depuseram nas produções da arte as suas concepções mais altas, exprimiram-nas e delas tomaram consciência por meio da arte."

O belo da música revela uma aspiração à *unidade* concreta do espírito. A autoconsciência e a liberdade são os interesses mais elevados, só podendo ser atingidas na realização de uma totalidade espiritual superior, tal como no caso da música, uma manifestação sensível do Todo.

A música exprime na forma exterior a plenitude da alma. O músico individual, separado do universal e da consciência cósmica, não pode exprimir o humano integral, pois a integridade implica a capacidade de elevar-se – ou de descer – ao universal e à consciência espiritual. Diz Hegel que "somente o indivíduo espiritual é uma totalidade em si, disposta em torno de um centro espiritual".

A música não é real

Para esse filósofo, o que em geral percebemos como mundo real é desprovido de liberdade, pois não envolve a totalidade. A nossa visão perceptual costuma ser fragmentada e condicionada; por conseguinte, *o que nos informam os sentidos não possui uma genuína liberdade.* Hegel diz que, graças à música, "a verdade se vê libertada do seu âmbito temporal, do seu transcurso por coisas finitas, e adquire uma expressão exterior através da qual é percebida uma existência digna da verdade, expressão que, por sua vez, se afirma como livre e autônoma, já que tem a sua determinação em si mesma e não naquilo que não é ela".

A música não se propõe a exprimir a realidade, diz Hegel; *ela não é real* e a sua produção se enquadra no mundo da intuição e da imaginação. Se a música exprime alguma realidade, trata-se da realidade do espírito, da consciência ou da fantasia.

O músico "cria um mundo com o conteúdo que separou da natureza e acumulou no vasto reino da representação e da intuição. A arte opera claramente com o mundo da *fantasia*, a serviço de uma esfera que não é a sua".

A música não é uma finalidade, mas uma *vereda para o absoluto;* mas esse absoluto tampouco se encontra na meta, situando-se no desenvolvimento, no processo de elaboração. Música é caminho e substância, conteúdo e movimento.

Hegel considera que a música tem a missão de "representar em toda a sua liberdade, mesmo que de maneira exterior, as manifestações da vida". A música "nos encanta não por parecer tão natural, mas por ser feita naturalmente".

A representação musical "se apropria de toda a plenitude da fenomenalidade real, fundindo-a com a interioridade e a essência da coisa, a fim de criar um todo indivisível". "A transformação de toda existência numa idéia aprendida e plasmada pela imaginação produz em nós o efeito de que não poderia ser de outro modo e de que estamos diante de algo que possui o direito a uma existência independente. A crença na realidade do mundo tal como a vemos com os nossos olhos se transforma numa crença na imaginação, em virtude da qual o único mundo *real* é o da *consciência* do artista."

Hegel também se harmoniza com o que propusemos nestas meditações: há um mundo real, da natureza – sem consciência nem liberdade – , e o mundo da imaginação, ainda mais Real do que a natureza que observamos, pois constitui a vida do Todo. Cada músico é um desdobramento pautado na fantasia desse Todo, *singularizado* pela individualidade do criador.

Exaltando a arte como superior à filosofia, Hegel diz que "o pensamento só é uma conciliação do verdadeiro e do real no pensar; a criação artística é uma conciliação que com certeza se efetua sob a forma de uma representação espiritual, mas no próprio interior da fenomenalidade real".

Revelar o mistério

Resumindo as idéias do pensamento hegeliano referente à música, resgatamos a *especificidade* do estético, que não se confunde com o plano do pensar; a *manifestação sensível da verdade*, que se plasma na obra; o lugar essencial da beleza e da fruição *estética*, diferenciadas do conhecimento; a *imaginação* e a *intuição* como propulsores da criação; a *beleza* proposta como um ideal e não como um modo de ser do real; a conformação da música como a própria vida do espírito, tomada de consciência e *ato de liberdade.*

A riqueza da música é inesgotável, porque constitui uma manifestação do infinito da consciência. Segundo Hegel – e concordamos com ele –, a música é *expressão de uma totalidade, uma revelação do mistério do sensível,* acessível aos nossos sentidos.

RAÍZES ESPIRITUAIS

MEDITAÇÃO "HAU DE NO SAU NEE"

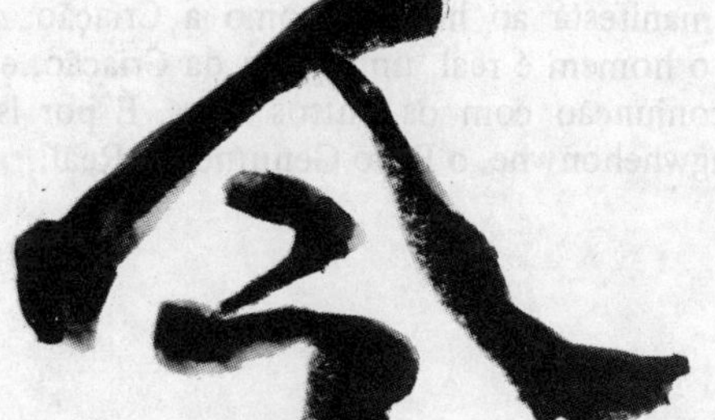

Nossa religião são as tradições de nossos antepassados, os sonhos dos nossos anciãos – que os receberam do Grande Espírito nas solenes horas da noite – e as visões de nossos chefes-curandeiros. Nossa religião está escrita no coração do nosso povo.

Seattle, índio suquamish

"Hau De No Sau Nee" significa "povo que constrói" e é o adequado nome do Povo da Casalarga, uma nação poderosa que habitava o noroeste do continente americano. Em setembro de 1977, "Hau De No Sau Nee" apresentou três documentos às Organizações Não Governamentais das Nações Unidas, num encontro em Genebra, Suíça. O seguinte fragmento de um desses testemunhos, uma reveladora mensagem para o Mundo Ocidental.

Mãe Terra

"Hau De No Sau Nee", ou Confederação das Seis Nações Iroquesas, existiu nesta terra desde o início da memória humana. A nossa cultura está entre as mais antigas culturas de existência contínua no mundo. Lembramo-nos ainda dos mais antigos feitos dos seres humanos. Recordamos as instruções originais dos Criadores de Vida neste lugar que chamamos de Etenoha – Mãe Terra. Somos os guardiões espirituais deste lugar. Somos os Ongwhehonwhe, o Povo Genuíno.

No começo nos foi dito que os seres humanos que caminham sobre a Terra foram providos de todas as coisas necessárias à vida. Foi-nos ensinado levar amor a todos e demonstrar um grande respeito por todos os seres desta Terra. Foi-nos mostrado que a nossa vida existe juntamente com a vida arbórea, que o nosso bem-estar depende do bem-estar da Vida Vegetal, que somos parentes próximos dos seres de quatro patas. Em nosso modo de viver, a consciência espiritual é a forma política mais elevada.

Temos um Estilo de Vida. *Cremos que todos os seres vivos são seres espirituais*. Os espíritos podem ser expressos como *formas de energia* manifestadas na matéria. A folha de uma planta é uma forma de energia manifestada na matéria; matéria de planta. O espírito da planta é essa força não visível que produz as espécies de planta e se manifesta a nós sob a forma de planta real.

Todas as coisas do mundo são reais, coisas materiais. A Criação é um verdadeiro fenômeno material, manifestando-se a nós através da realidade. O universo espiritual se manifesta ao homem como a Criação, *a Criação que sustenta a vida*. Cremos que o homem é real, uma parte da Criação, e que o seu dever é sustentar a vida em conjunção com os outros seres. É por isso que nos chamamos a nós mesmos de Ongwhehonwhe, o Povo Genuíno ou Real.

Maneiras naturais

"As instruções originais indicam que nós, que caminhamos pela Terra, devemos exprimir um grande respeito, afeto e gratidão para com todos os espíritos que criam e sustentam a vida. Agradecendo a eles, congratulamo-nos com os muitos sustentadores das nossas vidas: o milho, a cabaça, os ventos, o sol. Quando as pessoas deixam de respeitar e manifestar gratidão por essas muitas coisas, toda a vida é destruída; assim, a vida humana neste planeta chegará ao fim.

As nossas raízes calam fundo nas terras em que vivemos. Temos um grande amor pelo nosso país, pois nele se encontra o nosso lugar de nascimento. O solo é rico dos ossos de milhares de homens das nossas gerações. Cada um de nós foi criado nessas terras e é nosso dever cuidar muito delas, porque dessas terras brotarão as futuras gerações dos Ongwhehonwhe. Caminhamos por elas com grande respeito, porque a Terra é um lugar sagrado.

Não somos um povo que peça ou exija alguma coisa dos Criadores da Vida; pelo contrário, saudamos e agradecemos que todas as forças da Vida estejam ainda em ação. Compreendemos profundamente a nossa relação com todos os seres vivos. Até o dia de hoje, os territórios que ainda conservamos estão cheios de árvores, animais e outros dons da Criação. Nesses lugares ainda recebemos o sustento da nossa Mãe Terra.

Vimos que nem todas as pessoas da Terra mostram o mesmo tipo de respeito por este mundo e pelos seus seres. O povo indo-europeu que colonizou as nossas terras manifestou muito pouco respeito pelas coisas que criam e sustentam a vida. Cremos que essas pessoas perderam o seu respeito pelo mundo há muitíssimo tempo. Há muitos milhares de anos, todos os povos do mundo acreditavam no mesmo Modo de Vida, o da harmonia com o universo. Todos eles viviam de acordo com as Maneiras Naturais."

Síntese

Watts sempre afirmou que o homem está fixado na natureza da mesma maneira que uma árvore. Embora caminhemos com liberdade sobre duas pernas e não estejamos enraizados no solo, de modo algum somos entes auto-suficientes com movimento e direção próprios. A nossa vida depende inteiramente dos mesmos fatores de que dependem as árvores, os grilos ou os colibris; a partir de alguma fonte misteriosa, a vida flui sem cessar através do nosso ser, não começando no nascimento nem terminando na morte. *Somos um canal*, para uma corrente de *movimento contínuo* que impulsiona a nossa circulação sangüínea e aciona ritmicamente os nossos pulmões, assim como faz brotar os alimentos da terra, leva luz do sol ao nosso rosto ou impele o mágico vôo da música.

Se examinamos uma simples célula do nosso corpo, nela encontramos uma síntese de todo o universo, pois a lua, o sol e as estrelas a habitam e preservam. Se sondamos as profundezas da mente, de novo vemos o reflexo da totalidade, pois nela ainda existem aqueles velhos ímpetos dos albores da vida, não apenas animal, já que, se fôssemos capazes de explorar ainda mais profundo, encontraríamos claros parentescos que nos vinculam com as plantas ou as rochas. Somos um lugar de encontro para a interação das forças de todos os vetores do universo, que fluem através de nós e compõem a argamassa dos nossos pensamentos e das nossas ações criadoras. Essa força é o verdadeiro *eu* do homem; o corpo e a mente são apenas instrumentos.

O homem civilizado do século XX está tão centrado em sua própria autopercepção limitada que perdeu a consciência da sua origem e de suas forças diretrizes implicadas.

Dimensão macrocósmica

Todo o nosso universo é composto de *material familiar*. A enormes distâncias do sistema solar e da Terra, ou em nosso próprio organismo, idênticos átomos e moléculas se encontram presentes numa incessante dança cósmica. A nossa matéria está intimamente ligada a processos distantes ocorridos durante imensos períodos de tempo. Todo o material metálico e rochoso do planeta, o ferro que circula em nossa corrente sangüínea, o cálcio da nossa dentição ou o carbono das nossas séries genéticas foram gerados há milhares de bilhões de anos, no coração de uma gigantesca estrela vermelha.

No espectro de tudo o que existe, da mínima dimensão microcósmica ao macrocósmico Big Bang, todo o universo mantém padrões constantes de movimento pulsante e relação. A energia é a causa primordial, da base do mundo dos átomos aos sistemas galáticos, afetando toda a evolução viva.

A estrutura do nosso próprio corpo e ser reflete a do universo. A visão quântica do Teorema de Bell (1964) supõe que no movimento de cada elétron exista um engrama de conhecimento dos movimentos dos elétrons que restam no fabuloso *oceano de matéria consciente* denominado Universo. Todos os nossos átomos, moléculas e células, órgãos e sistemas funcionais, assim como a totalidade do nosso ser vivo, ativo e pensante, configuram um *modelo* de todo o universo. Somos *filhos das estrelas.*

Ecossistema mágico

> "Todas as coisas estão em movimento, mas, às vezes, aqui e ali, elas se detêm. O pássaro, quando voa, pára num lugar para fazer seu ninho e em outro para descansar do vôo. Um homem, quando caminha, pára onde quer. Assim também o deus se deteve. O sol, tão brilhante e formoso, foi um dos lugares em que ele se deteve. A lua, as estrelas e os ventos são coisas com as quais esteve. As árvores, os animais, todos são lugares em que parou, e o

índio pensa nesses lugares e envia aí suas orações para que cheguem ao lugar onde o deus se deteve, a fim de obter ajuda, iluminação e bênção."

Touro Lento, xamã dos *sioux oglala*

Culturas primitivas do quarto mundo não-branco (as culturas denominadas "biosféricas" por Ray Dosman) podem conhecer as propriedades misteriosas de uma planta, o "sentido" dos movimentos estelares ou a maneira de comunicar-se fluidamente com os golfinhos, capacidades que este mundo industrial talvez não volte a recuperar. Mas a verdadeira questão não reside nessas especiais e intrigantes sabedorias, diz Gary Snyder. Perdeu-se o sentido de um *ecossistema mágico*; a capacidade de ouvir a canção de Gaia *nesse lugar*.

"Toda a terra é sagrada", afirma um índio Salish. Essa é uma certeza que se origina no *dar-se conta* do mistério da vida e da morte; em "tomar" a vida para vivê-la; em dar vida novamente, não apenas aos próprios filhos, mas a toda a vida da terra inteira."

"Hoje, a espécie humana enfrenta a questão da própria sobrevivência da espécie. O estilo de vida conhecido como Civilização Ocidental está numa trilha mortal para a qual a sua própria cultura carece de respostas viáveis. Quando depara com a realidade da sua própria destrutividade, ela só consegue avançar para domínios mais eficientes de destruição. O aparecimento do Plutônio neste planeta é o sinal mais claro de que a nossa espécie está em dificuldades. É um sinal que muitos ocidentais escolheram ignorar.

O ar está poluído, as águas envenenadas, as árvores morrem, os animais estão desaparecendo. Cremos que até os sistemas climáticos estejam se modificando. Os nossos antigos ensinamentos nos avisaram que, se o homem interferisse nas leis naturais, tais coisas iriam acontecer. Quando o último *Estilo Natural de Vida* tiver acabado, toda a expectativa de sobrevivência humana terá ido com ele. E o nosso Estilo de Vida desaparece velozmente, vítima de processos destrutivos.

A nossa mensagem essencial ao mundo é um chamado básico à *consciência*. A destruição das culturas e dos povos nativos é o mesmo processo que destruiu e está destruindo a vida neste planeta. As tecnologias e os sistemas sociais que afogaram a vida dos animais e das plantas também estão destruindo os povos nativos. Esse processo é a Civilização Ocidental.

A maior parte do mundo não tem suas raízes na cultura ou nas tradições ocidentais. *A maior parte do mundo tem suas raízes no Mundo Natural*, e é esse mundo e suas tradições que devem prevalecer se desejamos desenvolver sociedades verdadeiramente livres e eqüitativas.

As pessoas que vivem neste planeta precisam romper o estreito conceito da libertação humana e começar a vê-la como algo que deve ser expandido à integridade do mundo natural. *O que é preciso é a libertação de todas as coisas que sustentam a sagrada trama da Vida.*"

Sobreviventes espirituais

"Sentimos que os povos nativos podem continuar contribuindo para a sobrevivência potencial da espécie humana. A maioria da nossa gente ainda vive de acordo com as tradições que mergulham as suas raízes na Mãe Terra.

Muitas nações-estado podem se sentir ameaçadas pela posição que a proteção e libertação do Mundo Natural representam, uma orientação transformadora que deve ser integrada pelas estratégias políticas do povo que procura defender a dignidade do Homem. Mas essa posição está crescendo em força e representa uma estratégia necessária na evolução de um pensamento transformador.

Os povos nativos tradicionais têm a chave para reverter os processos que, na Civilização Ocidental, deixam prever um inimaginável futuro de sofrimento e destruição. O espiritualismo é a forma mais elevada de consciência política. E nós, os povos nativos, estamos entre os portadores sobreviventes desse tipo de Consciência no mundo. Aqui estamos para compartilhar essa mensagem."

Integrando paradigmas

Não se consegue interpretar a verdadeira música com as mãos, devendo fazê-la com o coração. E quem se encontra vibrando com o coração deve sentir e saber que somos "filhos das estrelas" e "parentes dos seres de quatro patas", que o vento e o sol sustentam as nossas criações, que "o espírito da planta é uma força visível" e que ainda existem culturas – como as dos indígenas do Alto Xingu ou do Povo da Casalarga – portadoras de uma consciência espiritual profunda e natural.

Não se consegue interpretar música essencial com a cabeça, devendo-se fazê-lo com o coração. Carl Jung afirma que as universidades deixaram de atuar como fontes de luz. As pessoas estão fartas da especialização científica isolada e do intelectualismo racionalista. Elas querem ouvir sobre uma verdade que não estreite mas amplie, que não obscureça mas ilumine, que não escorra como água mas penetre comovedora até a medula dos ossos. Existem povos, dizia Jung, que nos ensinam concepções mais amplas, diferentes, mais profundas e elevadas, isto é, as *concepções por intermédio do viver*. A imitação ocidental é trágica porque é um mal-entendido psicológico. Não se trata de imitar, e até de evangelizar inorganicamente o forasteiro, mas de reconstruir uma cultura "ocidental" que padece de inúmeros males.

As nossas idéias não são o centro do universo psicológico e é hora de integrar diferentes visões do mundo, gerando resoluções, formulações, paradigmas ou imagens de uma ordem superior – e com uma maior possibilidade de compreensão dos estados de consciência e de suas realidades interdependentes.

E o músico talvez seja um dos poucos que compartilha sem palavras dessa mensagem para o resto da humanidade, numa época em que apenas uma melodia nascida do Mundo Transpessoal do Coração pode neutralizar a era da Bomba de Nêutrons.

> "Na vida do índio só havia um dever iniludível: o dever de rezar, o reconhecimento diário do Invisível e Eterno. Ele precisava mais de suas devoções cotidianas do que do alimento diário. Despertava ao amanhecer, calçava os sapatos e descia até a beira do rio. Ali, jogava água limpa e fria no rosto, ou submergia nela todo o seu corpo. Depois do banho, ficava em pé diante do amanhecer ascendente, diante do sol que baila no horizonte, e oferecia sua oração sem palavras. Sua companheira podia precedê-lo ou segui-lo em suas devoções, mas nunca acompanhá-lo. Cada alma deve encontrar-se a sós com o sol da manhã, com a nova e doce terra e com o Grande Silêncio!"

Ohiyesa, nação *santee*

MÚSICA ESSENCIAL

MEDITAÇÃO JARRETT

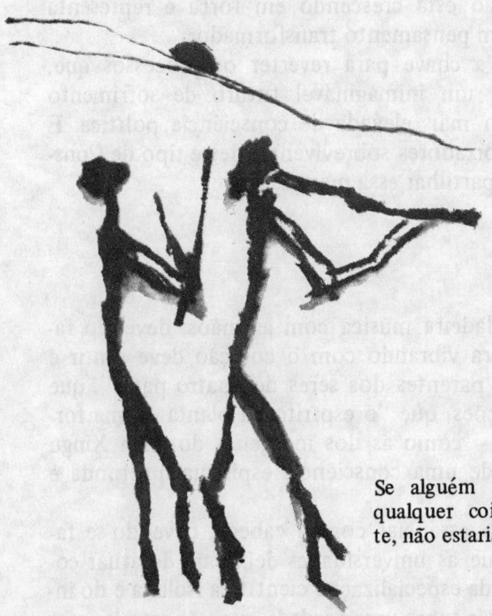

Se alguém se encontra no fio, pode realizar qualquer coisa. Se se conhecesse perfeitamente, não estaria no fio.

Karl Pribram

Dançando no fio da navalha[1]

A morte anda revoluteando em todo concerto solista. O perigo aumenta quando você quer permanecer *no fio*. Tudo o que colabora na sua estabilização impede, mais tarde, que você flua com liberdade. *O perigo é a cristalização*; todas as coisas tendem a cristalizar-se, mas quanto mais cedo você faz isso menos você está vivo. Você decide o modo como enfrentará e lidará com a vida. Sendo um artista, o que você está retratando com a sua criação é o seu modo de viver. Você pode ser considerado muito *hip* ou muito *avant garde*, mas só você sabe se na realidade não é apenas uma âncora.

Para evitar a cristalização, temos de ser muito rigorosos com nós mesmos. Tudo o que cria uma seqüência, uma reiteração, também pode criar uma âncora: é um hábito.

Todos fazemos isso às vezes, e não importa quão proveitoso seja o que fazemos, pois sempre é uma âncora, uma amarra. Na minha condição de músico, não posso permitir que a âncora tome o lugar da dança, pois essa é a única maneira pela qual a música continuará brotando.

A música está dançando mais do que eu. Para poder manter-me à sua altura, não posso ter uma âncora. Toda âncora impede que você *entre nessa dança.*

Minha escolha é ser soprado pelo vento, como a cana de bambu. E não é bom ser arrastado pelo vento se você não o conhece. É muito importante que se tenha um centro de gravidade – no meu caso, conhecer a "dança da música" –

1. Meditação inspirada em entrevistas feitas com o músico Keith Jarrett. Agradeço a colaboração periodística de Art Lange, de Bob Doerschuk, M. Seaker, R. Lehnert, M. Shaw, David Breskin e a valiosa de Claudio Kleiman.

para saber quando é bom acompanhar o vento e fluir com ele; para poder reconhecer a *verdadeira dança*. Cada um cria o seu próprio som, seu estilo e modo de tocar, mas para poder ser arrastado por essa corrente você tem de jogar tudo pela amurada do navio. Esse é o momento em que a verdadeira arte começa... e a maioria das pessoas sequer chega a pôr isso em execução. Assim não podem ser sopradas pelo vento... nem dançar jamais sobre o fio da navalha.

Sete notas num piano

Os feitos transcendentes e transcendentais de todo processo criativo têm mais que ver com o *momento* em que se manifestam do que com as pessoas implicadas nesses atos.

Lembro-me que, quando tinha cerca de vinte anos, aconteceu algo muito importante para o meu desenvolvimento e evolução como pessoa e como artista; encontrei num avião um livro, *All and Everything*, de Gurdjieff. Começava com um capítulo sobre a relação harmônica das oitavas, fora das esferas musicais. E o que estava escrito era tão simples e básico... exatamente *o que é verdadeiro* a respeito do sentido profundo de uma oitava. Era algo simples e natural; no entanto, ninguém mo havia mencionado em toda a minha vida. Cada vez que eu fazia e tocava música, percebia que existia um efeito objetivo claro no intervalo ou passagem de uma nota para outra. Essa leitura teve um efeito vigoroso sobre mim; *senti que afinal eu não estava só*. Estava ali a definição exata de uma oitava, sua descrição precisa.

Eram apenas umas poucas palavras sobre sete notas num piano...

Com os ensinamentos de Gurdjieff foi como um grande círculo que se completa, pois quinze anos depois do encontro desse livro naquele avião editei um álbum tocando música de Gurdjieff. Eu conhecia a sua música mas não queria conhecê-la profundamente demais, talvez, por tentar não exagerar a importância da música, ou supervalorizá-la a partir de um ponto de vista particular. Você tem de ser tão humilde a ponto de simplesmente tocar de modo que a música lhe diga tudo *por si mesma*. É como se você se propusesse a não projetar sobre ela os seus juízos de valor, e simplesmente estar ali, no momento absoluto e presente.

Na verdade, Gurdjieff não era um músico, mas tinha um harmônio e nele tocava suas melodias, aquelas de que se lembrava de suas viagens pela Ásia. E por isso, dos círculos a que me referia antes, alguém que eu ensinara a se interessar por Gurdjieff me propôs a gravação dessas obras que, embora sendo originalmente de Gurdjieff, foram transcritas por Thomas De Hartmann.

Convocar o êxtase

Quando comecei, fui treinado para ser um pianista clássico. Eu não sou realmente um estilista, e muitos dizem – ao tentar "descrever" com palavras o meu trabalho – que ouvem influências de diferentes tipos de música no meu modo de compor ou de tocar. Ouvir dessa maneira é fragmentário e simples, pois assim não se envolvem emocionalmente; verbalizam e tentam o trabalho de um artista.

Querem que a música pareça "pessoal", original. Como explicar aos que vêm me ouvir num concerto que nos últimos anos (mesmo quando improviso) estou tocando outra música, e não a minha, estou desdobrando um centro pessoal que também é universal e que qualquer pessoa pode sentir? *Como explicar-lhes que a música não nos pertence? Somos música, não a possuímos.*

Estou bastante sozinho a respeito da minha relação com a música. Não sei de ninguém que saiba do que estou falando e a que me refiro na realidade se falo durante bastante tempo. Às vezes, nem eu sei. Por isso costumo tocar sozinho; tocar em grupo pode ser mais "divertido", mas em última instância estamos sós e temos de enfrentar isso. E enfrentar isso não é nada divertido, pois requer valor e sinceridade nessa linha de ser que chamo de "no fio da navalha". Quando você toca sozinho, o resultado é mais comprometido pois é todo seu e vai além de você como pessoa ou personagem conhecido. É algo singular e universal, individual e ao mesmo tempo universal.

Depois de tantos anos de concertos como solista improvisador, decidi desligar-me por um tempo dessa tremenda exigência de aparente "liberdade" da audiência, que supõe que, a menos que se trate de um concerto improvisado, não se chega a um nível de música de um concerto de piano de Mozart. Assim, tomei a decisão de interpretar alguns "clássicos".

Para uma obra clássica, costumo preparar-me do mesmo modo que para interpretar minha própria música escrita. Se for para uma improvisação, a preparação seria o inverso. Todo o processo que você realiza para se preparar numa peça escrita deve ser mudado para os concertos de improviso. Quando você improvisa, não sabe que linguagem escolherá, ou que forma musical vai surgir nesses momentos. Você não deve ouvir pianos ou estar perto deles por algum tempo. Cada vez tem de brotar um novo som, desde um começo quase primitivo.

No caso da música clássica, é importante conhecer o compositor, descobrir a essência da sua linguagem. Tenho de me preparar como qualquer concertista, mas como tenho muito mais que perder se não o consigo, talvez eu seja até mais fanático do que a maioria. Se tomarmos Bach como exemplo, transcender o que é banal a respeito de sua música significa que você tem de entender a linguagem que ele fala e o lugar de onde pulsa a sua criação; saber sobre os pianos e clavicórdios de sua época, para "ouvir" o som que o habitava. Só então você começa a compreender que *pouca gente toca Bach. A maioria toca a si mesmo tocando Bach*.

Sinto que a improvisação musical é a maneira mais profunda de você se relacionar com a realidade do momento presente. Trata-se de uma forma de meditação, mas não acho que seja menos profundo trabalhar sobre a música de outra pessoa, pois encontrar sua profundidade é exatamente o mesmo: *um encontro com o Real*.

Os grandes compositores desenvolvem uma relação muito forte com a improvisação espontânea e livre. Isso não quer dizer que a música de Beethoven ou a de Mozart me agrade, porque eles foram improvisadores, mas há algo na música desses compositores que é diferente, e acho que isso se deve a um conhecimento do *êxtase* que perpassa pelos seus sons. Com Bach sempre há *algo* que chega até você. Quando você improvisa, tem de se familiarizar com o êxtase, pois, de outro modo, não poderia conectar-se com a música. E é isso o que posso dar aos compositores que interpreto: o humilde presente de ter compreendido quão enorme foi o esforço deles com uma nota em particular. Se lhe falta um relacionamento fluido com o estado de consciência que produziu essa frase musical, você não pode ser um bom intérprete, nem convocar esse estado extático de lucidez.

Preces

Muitas de minhas peças se intitulam "Hino". O sentido é o mesmo que Bach pretendia dar às suas obras, ou seja, o de uma dedicatória a Deus.

Se minha música não está ligada a um poder mais elevado, e se eu não me rendo diante desse poder, não acontece absolutamente nada. Se quero agradecer esse "dom", minha música é concebida como "hinos" dedicados a uma força superior. "Ritual" é também uma palavra acerca de algo que envolve um estado de oração.

Música eletrônica

A música eletrônica pode afastar você da sua conexão com a terra, e acho que é por esse motivo que é tão perigosa. Penso que durante muito tempo será como um brinquedo, algo muito divertido, mas que logo desaparecerá ou, de outro modo, será tudo o que vamos ter. Se é tudo o que temos, isso significará que o veneno fez bem o seu trabalho.

Ocorre que com a música eletrônica você obtém prazer apenas dela; por isso tomei a decisão de não pensar mais nela. Não entendo por que temos de nos afastar tanto das substâncias básicas, imediatas ou orgânicas; trata-se de um distanciamento do natural da vida. Até a música acústica é uma coisa secundária para o espírito que a anima. Do mesmo modo, a pintura não é o mais importante; o que vale é o que o pintor faz para pintá-la.

Nos últimos anos impressiona-me essa tendência natural de interpretar Haendel, Bach ou quem quer que seja, em instrumentos originais de sua época. A maior parte da música que ouço ultimamente tem algum sintetizador ou instrumento eletrônico de qualquer tipo, e logo que ouço isso simplesmente reconheço a facilidade com a qual essa música foi tocada. Os músicos que estão engajados na corrente puramente eletrônica chegam a desembaraçar-se de suas emoções musicais, pois nela não há esforço nem relação entre pensamento e realidade, entre o conceito e a própria existência.

Som essencial

Costumamos confundir o mundo real com o que pensamos ou falamos do mundo através de certos símbolos. No caso da música, estamos tão cheios de palavras que os sons puros e essenciais não têm espaço no nosso ser. É por isso que o estado de vacuidade – de vazio – é sinônimo de abertura e de sabedoria. Essa clara consciência pode diluir essa abstrata dicotomia habitual do pensamento e do pensador, do sujeito e da música, do conhecedor e do conhecido. Ouvindo o que se tem de ouvir, percebemos a essência do som sem palavras nem conceitos. Os que sabem não falam.

Se você usa palavras, não pode evitar de dizer a metade da verdade, ou talvez menos ainda, porque nunca se pode definir algo totalmente apenas com a verbalização. Desse modo, se me refiro à minha relação com o piano, sempre quero significar algo além das palavras. Às vezes acho que o piano não é um instrumento suficientemente primitivo para que se possa considerá-lo um "som essencial". Quanto mais tempo levo como ser humano – como ser vivo – e como músico, mais compreendo que o som essencial é o único que o toca além de você mesmo como pessoa. O som sofisticado é o que está do outro lado da moeda, e toca você através da sua complexidade. Quando você elimina essas complexidades, também ocorre algo semelhante com a metade da música. Um músico flautista do que se costuma chamar de "país primitivo" pode chegar a alcançá-lo diretamente com o seu som, sem que você repare sequer se se trata de um "bom músico". No jazz – com gente como Miles Davis, por exemplo – ainda se mantém presente essa sólida conexão com esse som essencial, sem tanta ênfase no ego que obtém esse som.

Esse som essencial não é uma forma particular de onda que você pode estudar no osciloscópio, nem um tipo de harmonia ou escala determinada; ele envolve o que eu chamaria *o valor do som em si mesmo*. Se você ouve um som essencial, mesmo a despeito de você *essa música o aproximará da sua própria pulsação*.

Quando toco um concerto, minha música deve estar sempre junto de mim, junto da minha própria pulsação; se está vibrando comigo, automaticamente estará perto da audiência, porque, em essência, *todos os nossos corações estão pulsando em uníssono, em ressonância com esse som essencial*.

Eu ainda me considero um pianista, mas minha responsabilidade é como músico, não como pianista. Contudo, ainda há certas coisas mágicas que o piano pode convocar; ainda posso falar através desse instrumento. Com ele ainda posso rezar.

Spirits

Há mais ou menos vinte e cinco anos, nos anos sessenta, foi a primeira vez que tomei consciência das aparentes limitações do piano como fonte de som essencial. Naturalmente, se eu o tivesse abandonado nesse momento, teria sido o fim do caminho que eu começava a trilhar. O piano nem sempre é o instrumento adequado para o que escuto. Num de meus últimos discos – *Spirits* – o piano é usado ocasionalmente apenas para delinear uma estrutura harmônica de base, de fundo, e não como instrumento líder. Na busca da essência da música, gravei na minha casa, com um gravador não profissional, tocando uma flauta paquistanesa, pequenos instrumentos de brinquedo, umas tábuas hindus que eu não conseguia afinar por causa das mudanças causadas pela umidade, enfim, qualquer coisa que encontrara por ali e pudesse produzir um som. Também toquei saxe-soprano e um pouco de violão. Ao ouvir esse álbum, acho que ninguém estará preocupado em encontrar virtuosismos, ou em saber se é bom ou ruim, pois nele há uma atmosfera que ultrapassa e transcende tudo isso. Eu não estava interessado sequer em manter um tempo perfeito; era importante que o tempo fosse mais como as batidas do coração, e as batidas do coração não são "perfeitas" (no sentido tradicional que damos ao termo). Meu nível de "incompetência" com esses instrumentos permitiu que a música aflorasse de verdade. Por causa de minhas limitações, eu era capaz de tocá-los melhor: mais essencialmente.

Tive o privilégio de ouvir música dos pigmeus ou música dos índios americanos, e quando eu a escutava não pensava se tocavam "bem", senão que recebia uma vibração incrível. Creio que *Spirits* tem algo dessa vibração: *soa como alguém dizendo-lhe uma verdade, na qual podes acreditar ou não. Soa como uma humilde oração. . .*

Ligados à terra

A vida tem um coração, uma essência, desde a qual provém tudo o que se encontra na superfície da vida. Como artista, não posso trabalhar nessa superfície, mas no coração. *Um coração significa algo ligado à terra*; um ser humano que esteja tão comprometido e envolvido no que faz que é capaz de revelar algum centro pessoal que é ao mesmo tempo um epicentro universal e que qualquer pessoa aberta pode sentir. Tudo o mais – o que se afasta do coração – é apenas um truque.

Vivo no campo, e é aí onde quero estar; no meio dos bosques. Mas nenhum lugar é *o lugar* ideal. *Qualquer coisa fora de você não é o ideal*, incluindo você.

A resposta não está fora. Ninguém vai dizê-la a você; e se a disserem, não são lá muito bons mestres.

Você nunca pode chegar... E se chega, de que lhe serve o resto da sua vida? Penso que nós os artistas temos a oportunidade de ter essa atitude que é preciso que alguém tenha. Não temos mais do que uma oportunidade, mas temos a possibilidade de projetá-la. Não podemos sequer comunicá-la. Simplesmente colocá-la para fora, ali.

O velho Miles Davis disse-me uma vez: "Sabe por que não toco mais baladas? Porque gosto muito de tocar baladas..."

"A liberdade não é uma dádiva. É a oportunidade de ter uma oportunidade." (Don Juan)

A principal responsabilidade de um artista é a sua *claridade*. Se você está claro, não pode dar algo confuso. *Só pode dar a sua claridade, mas a única pessoa que a receberá será outra pessoa clara.*

A claridade pode ser deslumbrante demais para alguém confuso, e você pode até prejudicá-lo involuntariamente. Dylan disse que "a beleza é o fio da navalha", e para mim ela é exatamente isso. *Você tem simplesmente de continuar dançando no fio da navalha. Dia após dia, junto das batidas do seu coração. Junto da pulsação essencial.*

Sentir uma música é ser essa música.
Sentir o que outro músico diz é ser esse músico.
Ser outro é de grande utilidade metafísica.
Porque Deus é todos nós.
Ser música,
ser outro,
é sentir isso que chamamos de nosso Deus.

Egberto Gismonti

MUNDOS

APÊNDICE A *MÚSICA ESSENCIAL*[1]
MEDITAÇÃO GURDJIEFF

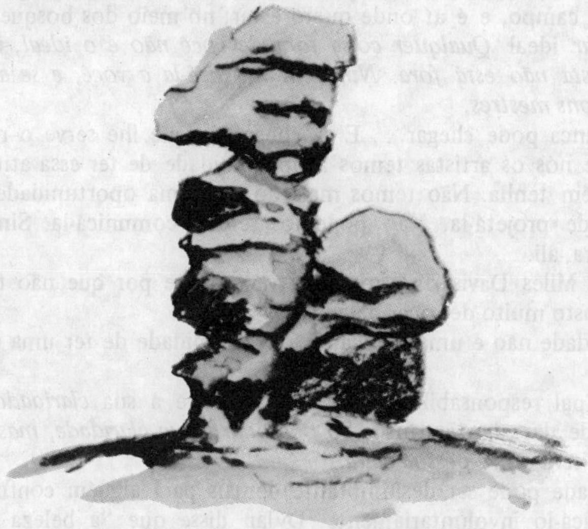

Um músico está no mundo mas não pertence a ele.

Ditado Sufi

Diferentes versões do mundo

George Ivanovich Gurdjieff sugere que, se pudéssemos captar tudo o que ocorre em nossos pensamentos sempre que ouvimos ou pronunciamos a palavra *mundo*, a maioria de nós deveria admitir que uma palavra (aquilo que Gurdjieff denomina "fantástico absurdo cacofônico") não evoca em nós nenhuma noção clara e precisa.

Quem folhear alguns livros de astronomia dirá que o "mundo" é uma multiplicidade infinita de estrelas rodeadas de planetas, situadas a imensas distâncias umas das outras, e que, em seu conjunto, compõem a "via-láctea", para além da qual, a distâncias imensuráveis e fora dos espaços acessíveis à investigação humana, se supõe a existência de outras constelações e de outros mundos.

Uma pessoa que se interessar pela física atômica contemporânea falará do "mundo" como uma evolução sistemática da matéria, a partir de quarks ou partons, que se eleva até as maiores tramas ou redes, tais como os planetas e os sóis; essa pessoa talvez se refira às teorias da similaridade entre o mundo subatômico e o universo estelar, bem como a coisas desse gênero.

Um homem familiarizado com as últimas teorias do espaço polidimensional dirá que, em geral, o "mundo" é considerado como uma infinita esfera de três dimensões, mas que, na realidade, isso não é possível, já que hoje concebemos um

1. Este *Apêndice* tem como objetivo familiarizar o leitor com alguns aspectos da mencionada obra de Gurdjieff, citada no capítulo anterior pelo pianista Keith Jarrett como marco fundamental em seu desenvolvimento criativo.

mundo de quatro dimensões do qual provém tudo o que ocorre e ao qual tudo regressa.

Uma pessoa cuja concepção se baseie fundamentalmente em dogmas religiosos talvez afirme que o "mundo" é um conjunto de acontecimentos visíveis e invisíveis criados por Deus, que depende da esfera da vontade deste último. Ela dirá que, neste mundo visível, a vida é breve, mas que, nos reinos invisíveis da vida eterna, o homem recebe recompensas ou castigos relacionados com os atos que praticou durante a sua permanência neste mundo.

Um ser humano imerso em teorias espíritas dirá que, paralelo ao nosso mundo manifesto, existe outro, um mundo do para além, e que é possível manter-se comunicação com seres que habitam esse para além (ou para aquém).

Um adepto da teosofia com certeza irá mais longe e afirmará que existem sete mundos interpenetrados, em íntima conexão entre si, compostos por diferentes tipos de manifestação material.

Em resumo, Gurdjieff afirma que nenhum de nós seria capaz de dar uma definição mais ou menos exata e aproximada, aceitável pela maioria, do sentido real e verdadeiro da palavra *mundo;* o homem comum (esse "homem pequeno" tão bem tipificado por Wilhelm Reich) perdeu toda faculdade reflexiva e, portanto, quando ouve ou emprega uma palavra, nunca se detém para pensar nela, já que supõe que conhece o seu significado e que os outros também o compartilham. Um fenômeno semelhante ocorre no mundo da música, pois quem ouve uma composição nova original procura substituir essa sonoridade por outra mais familiar, enquadrando-a em suas lentes de percepção e passando a imaginar que a "sentiu" e até a "compreendeu".

A libertação do homem depende em primeiro lugar de ele reconhecer a *verdade* sobre a sua condição.

Somos "universos em miniatura" e, em nós, são encontradas matérias semelhantes às que constituem todo o universo; somos feitos de material estelar, sendo governados pelas mesmas leis e forças que operam na matéria solar. Estudar o homem é estudar o *mundo*, assim como *compreender o mundo é aprofundar-nos em nós mesmos.*

Superar a dualidade

Entre essas leis universais, Gurdjieff indica a existência de uma fundamental, por ele denominada *Lei de Três*. Segundo essa teoria, toda manifestação é o resultado emergente de três forças, que podem ser chamadas de ativa, passiva e neutralizadora; a *criação* depende da conjunção harmônica dessas três forças; sem a força neutralizadora (terceira força), as forças ativa e passiva se opõem de modo improdutivo, nada de novo surgindo a partir daí. O músico conhece essa visão tridimensional, que exige um nível mais elevado de consciência, já que implica superar a *dualidade* das coisas.

Gurdjieff ensina que, quando se unificam, essas três forças *impulsionam* o ato da criação, podendo desenvolver-se uma cadeia de manifestações na qual a força neutralizadora de um acontecimento criador se transforma em força ativa de um fato posterior, pois essas três forças podem intercambiar-se à medida que se tece a trama dos eventos. Essa sucessão é governada pela *Lei do Sete*, de fundamental importância na concepção de música formulada por Gurdjieff.

A *Lei do Sete* estabelece que, em toda progressão de coisas, a natureza se manifesta numa ordem descontínua não-linear; na escala musical ocidental, a oitava demonstra esses "passos desiguais". *Dó, ré* e *mi* estão eqüidistantes uma da outra, mas, de *mi* a *fá*, há "meio passo" em vez de um passo inteiro. *Sol, lá* e *si* são separadas por intervalos completos, mas, entre *si* e *dó*, volta a surgir o meio passo.

Essa lei – também denominada "lei de descarga" – proclama, à maneira taoísta, que não existem linhas retas na natureza. A metáfora gurdjieffiana sugere que, se uma força penetra no processo *mi-fá*, essa força seguirá o seu fluxo até o intervalo *si-dó*, e, se nesse ponto intervém outra "descarga" ou influxo magnético, esse processo energético continua até terminar na oitava *dó*. As oitavas podem ser completadas se as "descargas" são produzidas nos lugares adequados desses processos; Gurdjieff pensa que todo ensinamento num nível místico aborda a produção e assimilação fluida dessas descargas ou centros magnéticos.

Sono em vigília

Segundo Gurdjieff, a nossa *consciência* cotidiana costuma ser confusa e restrita, atuando muito abaixo da sua capacidade total. Ele distingue quatro estados de consciência fundamentais no homem: *sono, estado de vigília comum, consciência de si* e *consciência objetiva*. Podemos passar "dormindo" a terça parte do tempo em que permanecemos na Terra, ou então num estado de vigília comum, que é também uma forma de se estar adormecido, pois nesse nível a atenção é incoerente e fragmentada. A autoconsciência irrompe em momentos culminantes, como situações de intenso teor emocional, extremo perigo ou tensão extraordinária. A consciência objetiva ou cósmica constitui a experiência culminante, na qual o músico entra em sintonia harmônica e consciente com as leis cósmicas.

Existem alguns obstáculos que dificultam a ascensão de um criador aos estados superiores de consciência. Nos ensinamentos de Gurdjieff se fala da *identificação*, na qual a atenção se dirige para fora, essência do estado de sono em vigília; a *incapacidade de amar*, que se relaciona diretamente com a identificação em expectativas alheias; a *mentira*, que consiste em falar do que se desconhece (diz Gurdjieff que, encontrando-se o conhecimento inter-relacionado, a exposição de um aspecto da verdade pressupõe uma mentira); a *tagarelice mecânica*, típica do homem que vê as coisas em termos de opostos, de causa e efeito, bem ou mal, positivo ou negativo; a fantasia ou *divagação*, esse corpo de noções ilusórias irreais sobre nós mesmos que consideramos verdades inquestionáveis; a *conversa desnecessária*, que constitui uma inútil perda de energia (energia que um homem poderia utilizar para aumentar o seu nível de atenção); as *emoções negativas*, como a raiva, a inveja, o orgulho, a vaidade, a desconfiança, o ódio, a preguiça, o medo ou o ressentimento, que surgem de uma falta de poder pessoal.

Morrer para viver

Gurdjieff indica uma diferença entre a *personalidade* e a *essência* de um músico. A *personalidade* costuma incorporar os valores, crenças e paradigmas dominantes, ao passo que a *essência* é o que caracteriza o homem. A *essência* constitui o domínio transpessoal inato, verdadeiro, controlado pelo destino e desenvolvido na individualidade; a *personalidade* é adquirida, é aquilo que não é próprio, o falso que procura informação sobre si mesmo e é controlado pelo acaso.

"Se compreendesse todo o horror da vida das pessoas comuns – que gira num círculo de interesses supérfluos e metas insignificantes –, se pudesse compreender o que está perdendo, o homem tomaria consciência de que só há uma coisa importante, vital, nele: escapar da lei geral. . . libertar-se. (Ouspensky)

O verdadeiro músico, que já moldou o seu próprio Eu, assim como o *músico-entre-aspas*, que não o possui, são, ambos, escravos da "grandeza" da vida, pois esta *nos é dada* para uma meta elevada. Contudo, entre eles se estabelece uma notável diferença: o primeiro assume uma atitude de consciência diante dessa escravidão, obtendo a possibilidade de dedicar-se à aquisição de um Ser Imperecível; o músico-entre-aspas, por não tomar consciência da sua escravidão, continua sendo, no decorrer do processo da sua existência, uma simples coisa que, quando já não é necessária, é destruída para sempre.

Para seres um verdadeiro músico,
deves morrer para tudo o que constitua a vida comum.
É dessa morte que falam todas as religiões.
Esse é o significado da sentença que dos tempos mais remotos chegou a nós:
Sem morte não há ressurreição.

Gurdjieff

REVELAR O ABSOLUTO

MEDITAÇÃO SCHELLING

O que é essa canção?
O galo que canta à sombra
para apoderar-se da lua.
Por que será que ninguém
desperta do seu sono?

Mestre Daichi

Possível o impossível

Ao contrário dos produtos do mundo da natureza, que podemos descrever com palavras, já que aparecem definidos diante da consciência, o músico se coloca a criação de algo cujo resultado – a obra – se mostra ilimitado ao nível consciente. Para Schelling, surge num primeiro momento um propósito limitado de criar, mas o seu produto revela o caráter infinito da força do impulso criativo. A arte é a única atividade humana em que a síntese última do subjetivo e do objetivo, do finito e do infinito, da produção e do produzido, se amalgama de modo pleno. A música proporciona uma identidade de consciente e inconsciente, de livre-arbítrio e necessidade absoluta, de pensamento e realidade, que não é conseguida nem pelo conhecimento da natureza nem pelo saber da própria liberdade ética. Trata-se do ato de consciência mais elevado, pois atinge a objetivação da própria identidade do Absoluto.

"O *impulso* para a produção se apazigua na realização da obra artística; todas as contradições são superadas; todo enigma é resolvido. Posto que a produção parte de um ato de *liberdade*, isto é, de uma contraposição infinita das atividades subjetivas e objetivas, a inteligência nunca pode atribuir a si essa união absoluta, na qual a produção desemboca na liberdade, porque, no momento em que se produz e realiza o produto, desaparece todos os vestígios daquela. A inteligência se retira surpresa e jubilosa por essa unificação, vendo nesta uma graça espontânea de uma natureza superior que, por meio dela, torna *possível o impossível*."

Apreender a intuição

Para esse filósofo idealista, o músico não escolheu nem o seu gênio nem a sua vocação, e, por outro lado, a sua criação não é o resultado da sua liberdade consciente. O músico seleciona e escolhe os meios e as técnicas – que até certo ponto são limitadas e podem ser aperfeiçoadas –, mas a beleza de uma composição ou de uma interpretação só pode ser obtida por ele enquanto *dom* livre, espontâneo e natural. Dessa forma, *a música é um produto finito que manifesta o infinito*. A harmonia indefinível do absoluto não pode ser expressa em conceitos, podendo *ser apreendida apenas de maneira intuitiva*. Essa intuição não poderia ser a intelectual, pois não transcende o subjetivo, nem tampouco a puramente sensível, que não é senão objetiva; somente a intuição estética oferece a unificação, objetivando a intuição intelectual. Uma obra musical é intuição transcendental objetivada, "um único órgão verdadeiro e eterno, e, ao mesmo tempo, um documento da filosofia, que sem cessar e sempre volta a manifestar o que esta última não pode representar exteriormente, isto é, o inconsciente na ação, na produção e em sua identidade originária com a consciência. Por esse motivo, a arte é, para o filósofo, o mais elevado, já que lhe revela o mais sagrado, no qual arde numa única chama eterna e primordial o que está separado na natureza e na história, o que eternamente se contrapõe na vida e na ação, assim como no pensamento".

Segundo Schelling, graças à faculdade da *imaginação* podemos conjugar o contraditório, pois, *para além* da consciência, ele aparece como real e, *para aquém* dela, se apresenta de forma ideal. Ronald Sukenick também defende que, apenas afirmando as nossas imaginações, podemos olhar ao nosso redor de modo correto; qualquer arte nos descondiciona, potencializando-nos para uma resposta mais plena diante da experiência. A imaginação leva a realidade a parecer mais *real*.

Consciência primordial

O monismo de Schelling concebe o músico como um fragmento do Todo de que participa; a sua existência real não exprime senão a visão do Absoluto, da Consciência primordial. Assim como Whitehead, ele considera que o materialismo se baseia em lógicas falsas e avalia que *o único ponto de partida sincero seja a Consciência*, pois a matéria também é espírito. A realidade – processo vivo e criador – é considerada como um produto da atividade da Consciência.

O vir-a-ser da realidade não é algo fixo ou rígido, mas puro *fluir*; por esse motivo, o movimento íntimo desse processo só pode ser traduzido como *vibração*, aquilo que Schelling denomina "reflexão dinâmica". *Uma música não é mais que uma idéia que se ouve*, sugere ele em sua *Filosofia da Arte*; na medida em que não é uma idéia de coisas inertes, mas um padrão da pulsação vital do Absoluto em suas formas múltiplas, cada obra musical é uma *divindade* manifestada por uma *mitológica fantasia*. Atuando no plano da fantasia, a música consegue transportar-nos para uma nova dimensão, para um espaço *divino*.

"Desde a origem, nunca se limpou o pó acumulado no espelho. Mas nos dias de hoje é absolutamente necessário ver o brilho." (Yoka Daishi)

LINHA DE FOGO

SINCRONIZANDO MEDITAÇÕES

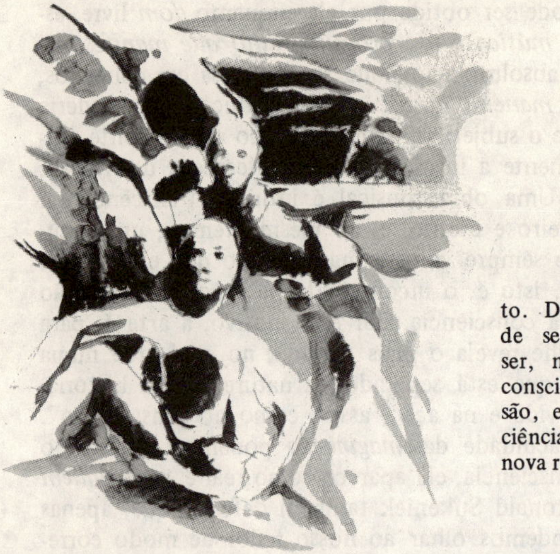

> Tudo é uma gestação e, depois, um parto. Deixar que cada impressão e cada germe de sentimento chegue à realização plena no ser, na obscuridade, no inexprimível, no inconsciente, para além da própria compreensão, e esperar com profunda humildade e paciência o momento do nascimento de uma nova realidade.
>
> *Rainer Maria Rilke*

As vivências criadoras nascem no plano livre da imaginação, da relação entre a vida e a fantasia. O impulso para a criação não é parte do mundo físico, mas do ser do músico, no qual o real e o irreal convivem sem aparente confusão; nesse sentido, todos nós somos músicos, "anfíbios de dois mundos".

Formas simbólicas

Ernst Cassirer, filósofo profundamente influenciado pela revolução kantiana, reconhece que a música proporciona uma imagem mais vívida, rica e colorida da realidade, assim como uma percepção mais profunda de sua estrutura formal. Cassirer dizia que, na arte, o homem explora o seu próprio universo e essa forma de originalidade é a sua prerrogativa e o traço distintivo que não pode ser estendido a outros domínios da atividade humana. Em 1923, ele afirma que os diversos produtos da cultura espiritual – a linguagem, o mito, o conhecimento científico, a arte, a religião – se transformam, apesar da sua diversidade interior, em membros de uma única e grande conexão, em pontos de partida para se chegar a um único fim: converter o mundo passivo das "impressões" simples, nas quais o espírito parece enclausurado, num mundo de pura *expressão espiritual*.

Susanne Langer foi influenciada de modo particular pela Filosofia das Formas Simbólicas de Cassirer; para avaliar a sua contribuição à estética, de matriz semiótica, é necessário compreender a raiz da sua formulação essencial, ou seja, a definição da forma pela qual uma obra de arte *comunica* algo. O conceito de "ação simbólica" na música constitui o núcleo fundamental de Langer; trata-se de uma maneira peculiar de "falar" que se distingue tanto da linguagem comum como da científica, portadora de uma ambigüidade de significados acumulativos e polivalentes. Langer introduz uma sutil variação no conceito de símbolo de Cassirer, concebendo a música como uma "criação de formas simbólicas do sentimento humano", comunicação baseada em símbolos não discursivos e indivisíveis, que só se referem a si mesmos e não a realidades exteriores, ou seja, de modo contrário à linguagem falada, que costuma funcionar com símbolos discursivos convencionais e relativos a um mundo conhecido. Langer afirma que a música é uma abstração *apresentativa* mas não representativa; o simbolismo musical é apresentacional e não discursivo, pois uma obra se "apresenta" a si mesma de maneira simultânea e não sucessiva, não podendo ser conceituada ou traduzida por intermédio do discurso verbal. A música é a articulação de um sentimento e não de um pensamento.

Ilusão primária

Em Langer, o conceito de "símbolo" reflete, além do citado Cassirer, o pai da semiótica, Charles Sanders Peirce, e um dos professores de Langer, o metafísico Alfred N. Whitehead. Um símbolo é "todo artifício que nos permite elaborar uma abstração"; a música cria um processo simbólico específico conhecido por "ilusão primária", uma espécie de virtualidade ou produção de um *tempo virtual*, que não mantém correspondência com o tempo fisiológico ou cronológico, mas sim com a percepção imanente do som. Essa "ilusão" é um espaço que leva a chancela de uma presença humana diferente da natureza que o rodeia.

Embora a música seja dotada de um material expressivo típico e próprio, existe um "princípio de assimilação" que determina que, se numa obra são introduzidos materiais heterogêneos – palavras, por exemplo –, estes últimos serão assimilados ao material musical, talvez deixando de ser "poesia" para transformar-se em verdadeira música.

A música é comunicação, mas não pessoal ou desejosa de ser compreendida, pois "informa" sobre um determinado contexto em que foi criada (nenhum documento histórico pode, em milhares de páginas, dizer-nos o que uma única audição da música do Jacuí nos comunica a respeito do pensamento Xingu). Langer percebe que a música é um sistema de símbolos que não transmite diretamente (como, por exemplo, o rumor do vento), nem faz referência a sentimentos pessoais; ela afirma que a música apresenta "formas dos sentimentos". Em *Philosophy in a New Key*, declara que o verdadeiro poder da música reside no fato de que ela pode ser "fiel" à vida dos sentimentos de um modo impossível para a linguagem, pois as suas formas significantes possuem essa ambivalência de conteúdo que as palavras não podem apresentar... A música é reveladora aí onde as palavras são obscuras, porque pode ter não apenas um conteúdo como também um *jogo transitório* de conteúdos. Ela pode articular sentimentos sem prender-se a eles... A atribuição de significados é um jogo variável, caleidoscópico, situado provavelmente sob o umbral da consciência e, com certeza, fora dos limites do pensamento discursivo. A imaginação correspondente à música é associativa e lógica, permeada de afeto, de ritmo corporal e de fantasia, embora comprometida com um potencial de formulações para o seu caudal de conhecimento não verbal, ou seja, todo o seu conhecimento da experiência emocional e orgânica, do impulso vital, do equilíbrio, do conflito, dos modos de viver, morrer e sentir. Já que nenhuma atribuição de significado é convencional, nenhuma forma é permanente para além do som que passa; mas a breve associação foi um lampejo de compreensão. O seu efeito perdurável é, tal como o primeiro efeito da fala sobre o desenvolvimento da mente, levar as coisas a se revelarem críveis, mais do que acumular proposições.

Em *Feeling and Form*, Langer sugere que uma mera combinação de sons é um processo real, mas que a música é algo criado desde o seu nascimento a partir da ilusão primária; ela transforma o "material" do som em algo "mais que real". Tudo é ilusório na música; todo elemento imaginário que sustenta a ilusão pertence ao reino que Langer denomina "Reino dos Poderes", no qual seres que percorrem o imaginário emanam força vital, moldando um mundo de formas dinâmicas em virtude de suas ações magnéticas.

Compor mitos

A unificação de símbolos e significado, de sons e mundo, projetada para uma entidade metafísica, é justamente a marca do que Cassirer descreveu como "consciência mítica", *um sistema estruturalmente idêntico à consciência extática artística do músico*.

Toda música é extática. No êxtase – diz Curt Sachs –, cruzamos o abismo entre *este mundo e o outro*.

Lévi-Strauss chegou a afirmar que, em função da sua incapacidade em compor obras musicais, se viu impelido a estudar os mitos, os quais em muitos sentidos empregam, segundo ele, princípios da cognição humana semelhantes aos da música. Em virtude dessa convicção da semelhança entre mito e música, Lévi-Strauss planeja a totalidade da sua obra *Mythologiques* de acordo com uma visão fundamentalmente musical, como o refletem os títulos de alguns capítulos: "Tema Recitativo com Variações", "Sinfonia Rústica em Três Movimentos", "Breve Sonata em Anatomia Moderada" e "Fuga dos Cinco Sentidos". Para Lévi-Strauss, o músico é um criador de mitos que utiliza as suas qualidades e experiências sensoriais para procurar compreender o enigma da nossa existência, a partir da criação de *novas realidades*.

Langer acredita que, em nossa época, o músico já não se transporta, tal como em tempos primitivos, de um estado profano para um sagrado, mas se traslada do que reconhece como "realidade comum" para um mundo de reações espontâneas, potencializado de desejos, liberdade, sonhos e fantasia.

"A forma de experiência interior do indivíduo terá também o poder de transmissão único, magnético, que possibilita a atração de outras pessoas para o círculo mágico da criação.

"Toda imagem de arte é um aspecto purificado e simplificado de *um* mundo exterior, composto pelas leis do mundo interior com vistas à expressão da sua natureza.

"Os 'primitivos' viviam num mundo de Poderes místicos. O impulso para a criação artística, que parece ser profundamente primitivo em todos os seres humanos, engendra primariamente as suas formas à imagem desses Poderes circundantes." (S. Langer, *Problems of Art*.)

A arte humana

Com certeza a música foi e é um fator de suprema importância na evolução humana, mediante a sua capacidade de aquisição e expansão qualitativa da Consciência.

Herbert Read supõe que a música – dentro das estruturas que têm um significado positivo, seja para o indivíduo, para a comunidade ou para a vida do planeta – adquire significado, valor e uma inegável relevância. Trata-se daquilo que Woltereck denomina "um modelo de ressonância" diante do incompreensível das nossas existências; sem dúvida, há mais de um desses sistemas de ressonâncias, não apenas o "espanto", como supunha Heidegger, mas também a curiosidade, a afirmação, a alegria, o assombro, a liberdade.

Para Read, música é acontecer orgânico, um processo biológico. Como produto da própria força vital, e sem reduzi-la a elementos materialistas, a arte é humana, não "divina"; profunda, não totemicamente sagrada. Ela não desce em ardentes línguas de fogo, mas surge como seiva verde. Brota do corpo, de um corpo vibrante num estado de *impecável lucidez*.

Propriedade do símbolo

Cassirer também influenciou o filósofo norte-americano contemporâneo Nelson Goldman, que, junto com Langer, continuou a tarefa de caracterizar a simbolização artística. No prefácio ao seu livro *Ways of Worldmaking*, ele afirma que o seu trabalho se inscreve nessa corrente fundamental da filosofia que teve início quando Kant permutou a estrutura do mundo pela estrutura da mente, continuou quando C. I. Lewis trocou a estrutura da mente pela estrutura dos conceitos e que, agora – a partir de Cassirer –, procede à mutação da estrutura dos conceitos pela estrutura dos diversos símbolos nas ciências e nas artes, numa trajetória que vai da verdade universal e da palavra fixa e revelada a uma diversidade de versões ou de mundos em construção, verdadeiros e ainda conflitantes. As crenças de Cassirer na multiplicidade dos mundos, no poder criador do ato de compreensão e na função formativa do símbolo são parte integrante da obra de Goldman. A análise parte do reconhecimento de que existe uma diversidade de símbolos e de sistemas simbólicos com diferentes propriedades. Como estabeleceu Strawinsky, *uma música não representa nada do que existe no mundo*, sendo incapaz, por sua própria essência, de transmitir significados específicos. Não obstante, uma obra musical tem um imenso poder de comunicação, "exprimindo" metaforicamente muitas propriedades, por intermédio de recursos tais como o ritmo, o timbre ou a modalidade. Goldman rejeita a eterna questão "O que é a arte?" em favor de uma formulação diferente, do tipo "Quando é arte?". O problema de saber se um som funciona como um objeto artístico depende de como seja ele interpretado em determinadas circunstâncias, para além de suas propriedades inerentes ou do símbolo em si mesmo. Em *Languages of Art*, Goldman introduz a idéia de que, assim como um som pode ser um símbolo, assim também, e sob certas circunstâncias peculiares, esse som pode fazer parte de uma obra de arte, adquirindo atributos tais como densidade sintática, densidade semântica, exemplificação, plenitude relativa e referência múltipla e complexa. Para Goldman, o músico criador é um indivíduo com suficiente compreensão das propriedades e funções de certos sistemas de símbolos, compreensão essa que lhe permite criar obras plenas, expressivas e *suscetíveis de múltiplas leituras*. Por outro lado, o ouvinte de uma música deve ser sensível às – ressonante com as – propriedades dos símbolos que transmitem significados tais como plenitude, densidade, expressividade ou pluralidade de significados.

A arte como forma

A estética da formatividade inspirada por Luigi Pareyson propõe uma concepção do fenômeno artístico musical como *forma*, na qual o termo *forma* significa *organismo* regido por toda uma legalidade estrutural, que vive uma vida autônoma com normas que lhe são características. Para Pareyson, toda a nossa vida é produção de formas, criações orgânicas dotadas de uma compreensibilidade e autonomia próprias. Considerando-se que toda formação é, por sua vez, um ato de criação, uma descoberta das regras de produção a partir das exigências apresentadas por cada realização, afirma-se um caráter artístico em toda realização humana transcendente.

A filosofia idealista de Croce define a arte como *intuição do sentimento*, afirmando que não se trata de um ato moral ou de conhecimento. Pareyson declara que, assim como numa operação especulativa sempre devem intervir o compromisso ético, a paixão da pesquisa e uma sábia arte que guie o processo, na música intervêm a moralidade verdadeira – não como norma externa de leis que vinculem, mas como um compromisso que nos leva a conceber a arte como uma missão e um dever, impedindo que o músico criador siga outra lei que não a da obra que deve ser realizada ou executada: a emoção – como matriz afetiva que assume o compromisso da arte; e a inteligência – como julgamento flexível que preside à organização da obra.

O que diferencia a música de outras atividades é o fato de que, nela, todas as ações se dirigem a uma intenção puramente formativa. Pareyson dizia que um músico *forma apenas para formar*; pensa e atua para formar e poder formar. Essa afirmação "formativa" pode dar origem a equívocos se não se associa com firmeza o conceito de forma com o de organismo ou estrutura, que implica uma *unidade* de elementos – que podem ser sentimentos, pensamentos, realidades físicas –, coordenados por um *impulso* que tende à harmonia dessa coordenação. Esse *impulso formativo* procede de acordo com leis sempre novas, que a própria obra postula e esboça em seu desenvolvimento. Cada música "narra" exprime o modo de formar, o ser interior e a espiritualidade original do músico. Nesse contexto, deixam de ter significado as diferenciações estabelecidas entre conteúdo, matéria e forma. O conteúdo de uma música é o ser total do criador, o qual, ao mesmo tempo, se torna forma, já que constitui o organismo como *estilo* ou modo pelo qual a região transpessoal do músico se plasmou ou "formou" na obra.

Matéria-Música

Na atividade musical existe um diálogo permanente e indispensável com a matéria sonora, diálogo em que a presença de uma estrutura física como resistência permite avanços, obstáculos, desafios, possibilidades e sugestões de ação formativa. Segundo Pareyson, esse intercâmbio dialogal limita o músico diante do obstáculo e lhe confere a sua mais autêntica liberdade criadora.

O próprio Strawinsky considerava que, quanto mais limitada, trabalhada e vigiada se encontra a arte, mais livre ela é. Se tudo, o melhor e o pior, é permitido, se nenhuma resistência e desafio se oferecem, todo esforço é inconcebível; não é possível construir nada. A minha liberdade – declara Strawinsky – consiste nos meus movimentos dentro do estreito quadro que eu próprio me atribuí em relação a cada um dos meus empreendimentos; ela será tanto maior e mais profunda quanto mais estreitamente limitar o meu campo de ação e me impuser mais obstáculos. Aquilo que livra de uma trava também retira uma força. Quanto mais nos obrigamos, melhor nos libertamos das cadeias que travam o espírito.

Uma das contribuições das idéias de Pareyson consiste em ter feito referência ao conceito de matéria, na qual se exercita a atividade criadora, como todas aquelas diferentes realidades exteriores e interiores que impulsionam à criação. De acordo com a estética da formatividade, o músico que "forma" cria leis e padrões novos, "tentando", ou seja, procedendo a partir de propostas, esboços e interrogações da matéria. Essa "tentativa" dispõe de um critério indefinível, embora extremamente claro: o pressentimento da solução, a *intuição* da forma final.

Brotos criativos

Segundo Pareyson, certas realidades nos oferecem estímulos semelhantes a "brotos". Cada obra musical existe preliminarmente como um "broto", germe que já contém em si mesmo as possibilidades ou pautas de expansão de uma determinada forma. Esses "brotos" pressupõem um desenvolvimento orgânico e só se revelam férteis no caso de o músico assumi-los e torná-los seus. Essa dialética *músico-forma formante* se baseia numa profunda afinidade entre o agir humano e as *leis naturais das formas*; a intencionalidade humana só é produtiva quando interpreta a *intencionalidade da natureza, o Tao*. A forma orgânica é memória atual e reevocação permanente do movimento de interação músico-natureza, movimento produtivo que lhe deu vida.

Formatividade cósmica

Cada obra é algo "definido que encerra uma infinidade", uma série de perspectivas novas, pois cada música é, dessa maneira, um novo broto, já que é característico da forma o não ser algo estático, acabado e definitivo de uma vez por todas.

Pareyson, de acordo com Whitehead, propõe a necessidade de se reconhecer uma *formatividade cósmica*, cujo processo incessante é fundamento e possibilidade da formatividade musical, assim como da percepção e interpretação real das formas. Apenas na medida em que o mundo é objeto de um ritmo criador que lhe é subjacente é que somos capazes de tornar-nos "holóides" (G. Leonard) desses pulsares universais e de fazer-*fazer-nos* música, refletindo a estrutura profunda do Real. A forma – aquela que se apresenta a nós como "música" – é a síntese holonômica de um processo de configuração e um ponto de partida para interpretações e aberturas futuras.

O músico parte de "brotos" (pautas ou padrões que contêm um equilíbrio) ainda sem organização; "tenta" e se questiona diante do material; seleciona, intui e prevê um organismo novo, até então desconhecido enquanto tal: uma nova manifestação do Absoluto.

Inconsciente espiritual

Para Jacques Maritain, a intuição criadora se baseia na existência de princípios primeiros essenciais que não são deduzidos, mas *vistos*. A intuição clássica dos princípios primeiros faz ainda parte do domínio da razão, ao passo que a intuição musical é uma "inspeção da fantasia" (U. Eco), não uma possibilidade de operação lógica, mas o efeito final de uma operação imaginativo-construtiva. Maritain afirma que a intuição criadora e o conhecimento místico possuem a mesma raiz comum na estrutura transpessoal do homem. Ele diz que tudo depende do reconhecimento da existência de um *inconsciente espiritual*, de um pré-consciente reconhecido por Platão e pelos sábios da antigüidade; relegá-lo em favor do inconsciente freudiano é apenas um dos sinais de incompletude desta época. Maritain acredita com acerto na existência de pelo menos dois tipos de inconsciente, dois grandes domínios da atividade psicológica afastada da consciência racional pura; o pré-consciente do espírito – a *matriz noética* do ser humano – em suas fontes vivas, e o inconsciente dos instintos, da matéria, das tendências, complexos, imagens, desejos reprimidos e lembranças traumáticas, que constituem um conjunto isolado e autônomo. O primeiro tipo de inconsciente é designado pela expressão inconsciente espiritual, ou, como diz Maritain, "respeitando Platão", *inconsciente musical*; o segundo é conhecido por inconsciente automático ou surdo. Essas duas espécies de níveis ou de vida inconsciente, distintas e de natureza diferente, estão intimamente ligadas e em contínua comunicação uma com a outra.

Acima das razões conscientes, diz Maritain, existe a fonte mesma da criatividade e do amor, "oculta na primitiva noite translúcida da última vitalidade da alma". Basta pensar no funcionamento habitual e cotidiano da inteligência – escreve ele em *Creative Intuition in Art and Poetry* –, quando esta é verdadeiramente ativa, no modo pelo qual as idéias surgem em nossa mente e na forma como se verifica toda autêntica compreensão intelectual ou toda nova descoberta; basta pensar na maneira pela qual se efetuam as nossas decisões – no momento em que estas são verdadeiramente livres, em particular aquelas que afetam toda a nossa vida – para perceber a existência de um mundo profundo de atividades inconscientes, para o intelecto e a vontade, do qual emergem os atos e frutos da consciência humana, bem como a percepção clara da mente. Toda atividade do intelecto é precedida por uma vida pré-consciente, imensa e primária, da atividade do inconsciente musical-espiritual.

Metodologia Dialética

Umberto Eco acredita ser o momento de verificar as categorias estéticas em uso, a fim de ver até que ponto suportam as mudanças de perspectivas surgidas nas novas correntes da música. Quando se fala de música como processo artístico, ainda que seja para negar a possibilidade de defini-lo em termos conceituais, não é possível escapar da exigência de certa definição da arte. A opção metodológica pode desembocar na estrutura dialética, fato que não implica substituir os fenômenos concretos por uma espécie de lei abstrata como critério de explicação e pesquisa. Pensar em arte é válido sempre que, e quando, nos limitarmos a um único campo de exploração; ao assumirmos um método dialético, realizamos o esforço de adotar uma linguagem explicativa comum holística, aplicável a todas as ordens de acontecimentos, em vez de aceitarmos para cada uma delas as categorias dicotômicas.

Nessa proposta, Eco se declara aparentado com as meditações filosóficas de Albert Einstein, as quais tendem a elaborar um quadro imaginativo de um "mundo", embora permanecendo independentes das descobertas científicas de que partiram.

Nenhum raciocínio teórico pode evitar a existência de "nós" dialéticos ao redor do ato criador musical.

– Existe uma dialética entre as *formas tradicionais* e as *formas novas*, dialética mediante a qual a inovação promovida pela música costuma preceder mutações ou modificações paradigmáticas, que se manifestam em níveis sócio-culturais. A cosmovisão musical hindu fundada na perspectiva dos *mantras* nos ofereceu uma imagem de situações que a ciência microfísica veio a corroborar muitos anos depois.

– Intimamente relacionada com a anterior, podemos formular uma segunda dialética a partir da *pesquisa experimental* e da *comunicação estética*. O músico deve saber que a sua tarefa reveladora – se autêntica – será "verificada" por outras transformações históricas, prefiguradas por suas estruturações formais. Numa visão extrema, Vlad observa que seria prudente, por parte do músico, não efetuar as suas novas e assombrosas "descobertas sonoras" antes do amadurecimento das *correlações interiores* correspondentes, bem como das situações espirituais objetivas daqueles que ouvirão a música. Eco esclarece que essas correlações internas e as situações "noéticas" são, não obstante, impulsionadas e promovidas pela arte.

– Há uma dialética entre o *caráter experimental da música* e o *caráter experimental da ciência*, entendendo-se aqui "experimental" como condição de uma criação que antecipa novos universos culturais. A música comunica – através de uma linguagem que lhe é característica e que só pode ser intuída – modelos científicos formulados de modo sincrônico e simultâneo, pois, entre os dois campos de ação, existem laços de relação holonômicos indivisos.

– Propondo uma nova visão da Realidade, o músico instiga uma renovação dos esquemas perceptivos e intelectivos, uma ampliação da consciência comum de uma determinada cultura, o que gera uma dialética entre a *ruptura dos sistemas perceptuais* e a *tentativa de tornar exeqüíveis os novos paradigmas*.

– Também se efetua uma dialética entre *situação Real* e *"reflexo" desta através das formas*, uma vez que a música que contém um padrão cósmico em seu interior possui uma harmonia, uma proporção e um equilíbrio em sua manifestação desdobrada.

– As formas musicais costumam prefigurar novas possibilidades cognoscitivas, existindo uma dialética entre a *atual concepção holística do mundo* e às *formas ou modelos de sincronia interacional sugeridas pela música.*

Música aberta

Eco afirma que o músico cria a sua obra como "abertura" que orienta e provoca diferentes respostas, as quais, no entanto, sempre giram em torno de um estímulo definido em si mesmo. Volta a ser gerada uma colisão dialética entre a "definitude" e a "abertura", colisão que envolve uma visão da música como diálogo intertranspessoal (entre dois ou mais "espaços noéticos em ressonância").

A música propõe uma espécie de *koan* zen orientado apenas em suas características essenciais; uma obra definida pode estimular um máximo de abertura, liberdade e fruição imprevistas. A proposta "sugestiva" não procura favorecer a recepção de um significante concreto, mas um esquema geral de significantes, uma esteira de significações imprevistas mas igualmente válidas. O compositor, assim como o intérprete criador, sempre estabelece uma orientação, uma limitação necessária a um campo unificado de infinitas multidimensões interpretativas. Esses "limites" – inapreensíveis e determinados pela natureza e pela organização dos sons – não implicam um cerceamento criador, mas uma situação imaginária de um campo de possibilidades ressonantes.

Essa "abertura" é em geral acompanhada por uma análoga evolução sistêmica das ciências.

Sistemas de relações

O novo paradigma nascente se baseia na consciência do estado de inter-relação e interdependência essencial de todos os fenômenos, sejam eles biológicos, físicos, psicológicos, sociais ou culturais.

Uma concepção sistêmica implica a visão do mundo a partir de um modelo *intuitivo* que percebe em termos relacionais e integrativos. Os sistemas são totalidades integradas, cujas propriedades não podem ser reduzidas a unidades menores de referência; a atividade sistêmica se centra num processo de transação, que consiste na múltipla, mútua e simultânea interação interdependente entre os seus componentes. Um pensamento em sistemas não se concentra em elementos básicos, mas enfatiza os seus princípios estruturais de organização. Os sistemas nunca são estruturas rígidas, pois, embora em muitos casos eles sejam estáveis, a sua natureza é intrinsecamente dinâmica e flexível.

A nova física quântico-relativista descobre um *pensamento em processo* muito semelhante, enfatizando as relações fluidas em detrimento dos isolamentos "analíticos" de observação. Capra especifica que, na abordagem atual da física, e diante do avanço da cibernética, se torna necessário explorar a natureza dos organismos vivos, diferenciando-os das máquinas que serviram de modelo à filosofia mecanicista de Descartes e Newton.

A primeira diferença reside no fato de que as máquinas são construídas, enquanto os organismos crescem. A compreensão dos organismos,[1] por conseguinte, deve ser orientada para a *dinâmica do processo*. As máquinas são construídas montando-se, de um modo estabelecido de antemão, um número definido de peças; as *formas orgânicas* apresentam um elevado grau de variação, flexibilidade e plasticidade internas, tendo em vista a adaptação a circunstâncias novas. As máquinas funcionam de acordo com cadeias lineares de causa-efeito; o funcionamento dos organismos é guiado por modelos cíclicos de fluxo de informação, encaminhados por ligações de retroalimentação.

1. Nesse contexto, o sistema som-ser humano é concebido como uma *forma orgânica* particular, de acordo com a sua formulação por Pareyson, Eco e pelo próprio Whitehead.

Um organismo é um sistema auto-organizador, o que significa que a sua ordem em função e estrutura não é imposta pelo meio-ambiente – apesar da inter-relação contínua de ambos –, mas estabelecida pelo próprio sistema. Exibindo certo grau de autonomia, ele possui a capacidade de *auto-renovação* e reciclagem contínua dos seus componentes, sem perder a integridade gestáltica global; de maneira simultânea, o sistema orgânico tem capacidade de *autotranscendência*, dirigindo-se criativamente para além das fronteiras físicas e mentais nos processos que desenvolvem a evolução.

Esses conceitos são compatíveis com os fundamentos das tradições místicas, que nos exortam a transcender a noção de um *eu* isolado e a tomar consciência da *inserção-fusão* num cosmos que nos contém.

Ao sustentar a sua *auto-organização*, o músico mantém, ao mesmo tempo, um intercâmbio fluido de energia com o seu meio ambiente, *a fim de manter-se vivo*. Esse processo "metabólico" facilita a formação de um estado de "não-equilíbrio-total", absolutamente necessário para o processo de auto-organização criadora.

A auto-renovação é um aspecto essencial dos sistemas orgânicos, pois, enquanto uma máquina é construída para uma tarefa ou produção determinada, o organismo é primordialmente impulsionado para a renovação e criação.

Não somos máquinas biológicas.

Uma máquina pode inventar sons, mas nunca criar um mundo novo. Nem estremecer com a música.

Nem rir. Nem chorar. . .

Nem orar, imaginar ou elevar uma prece.

Em nosso processo de individuação, somos capazes de ultrapassar as débeis fronteiras do ego e do inconsciente pessoal, vinculando-nos com o *si-mesmo* – comum a toda a humanidade – e com o conjunto do cosmos.

Coragem de criar

Octavio Paz nos fala do *impulso criador como uma tendência para o futuro*. Ele não está dentro, em nosso interior, nem atrás, como algo que surgisse de repente do limo do passado, mas, por assim dizer, adiante: trata-se de algo que nos chama a sermos nós mesmos. E esse algo é o nosso próprio ser. Na verdade, *o impulso criador não está em nenhum lugar conhecido*, simplesmente não está, não é algo; é uma aspiração, um ir, um movimento para a frente, uma expansão emotiva para isso que é chamado de "si-mesmo". Nunca nos esqueçamos: a criação é um exercício da nossa liberdade e decisão de *ser*.

Rollo May, em *The Courage to Create*, escreve que os impulsos inconscientes e "irracionais" do criador constituem inevitavelmente, em virtude da sua própria natureza, uma ameaça à nossa racionalidade. A inovação promovida pela arte no nível das formas precede sempre revoluções que, mais tarde, se manifestarão em outros níveis culturais e sociais.

O musiconauta é um aventureiro espiritual, "conspirador da era de Aquário", diria Marilyn Ferguson; alguém esclarecido e misterioso, poderoso e humilde, político e apolítico, valente e paradoxal.

A criatividade do espírito ameaça de fato, e necessariamente, a estrutura e os pressupostos da nossa sociedade e das nossas formas de vida organizadas e racionais.

Um músico *conspirador* modera o seu espírito, chega a transformar-se num *guerreiro*, aprende a *ver*, e então compreende que não há fronteiras nos mundos novos da Consciência. Só liberdade.

Guerreiros

A liberdade não é uma dádiva, dizia Don Juan; é a oportunidade de ter uma oportunidade. Para transformar-se num Músico — um explorador em liberdade que *intui* a ponte entre os mundos —, é preciso percorrer o caminho do *guerreiro*. Um guerreiro não é alguém que vai para a guerra ou mata pessoas, mas aquele que ostenta uma integridade em todo o seu agir e um controle sobre a sua própria pessoa. A coragem de um Músico será imbatível, mas ainda maiores serão a sua decisão e a sua paciência. Um músico-guerreiro vive cada momento de sua vida com plena consciência da presença da sua própria morte e, iluminado por essa consciência, renuncia a velhos hábitos, ao ego e à personalidade, considerando todo arrependimento, queixa, melancolia ou temor como formas caprichosas sem sentido.

O espírito de um Músico que vive a sua vida como guerreiro não se orienta para a complacência ou para o lamento, nem tampouco para o ganhar ou perder. Um guerreiro orienta as suas velas para a luta e, dessa maneira, não persegue finalidades; os resultados pouco lhe importam.

Um Músico verdadeiro visa a seguir um caminho com o coração, a permanecer alerta e lúcido a tudo que o rodeia, a escolher com consciência os significados que compõem o seu multiverso, a obter um controle total para poder atuar com total abandono de "si mesmo". Um guerreiro procura viver a sua vida de maneira clara, íntegra. Impecável.

Sem morte não há ressurreição

"Uma música precisa ter um sentido de vibração, de vitalidade, um sentido de que *existe vida em algum lugar*. Isso é o que busco com a minha música: comunicar a possibilidade de vida e de viver vibrando. As grandes canções nos levam a dizer: *Encontra um lugar no mundo. . . Faz alguma coisa, qualquer coisa que te pertença. Não importa se és grande ou pequeno, mas encontra um lugar que seja teu.*

"Estamos diante de uma escolha: deixar viver dentro de nós um sonho, e construir algo real, ou viver dentro do 'quarto dos sonhos'.

"Interessam-me as coisas *sem respostas, os mistérios, os espaços vazios*. No nível da composição, o que me parece importante é levantar questões.

"Quando você supera uma idéia, isso quer dizer que você cresceu; implica *aceitar a própria morte*, pois é assim que se apreende a vida. Há um momento em que as velhas idéias deixam de funcionar, e *seguir adiante sempre assusta*. Para estar vivo, realmente vivo, você tem de avançar sempre para o desconhecido; é preciso penetrar na obscuridade, nesse lugar desconhecido, porque *aí vive o dia seguinte*." (Bruce Springsteen)

A idéia vital e essencial de um guerreiro é a idéia da morte. Watts costumava dizer que a única coisa de que podemos estar certos é da nossa própria morte.

A partir dessa "certeza", é possível seguir adiante como se o que nos restasse de vida fosse um presente, uma dádiva. Porque já estamos mortos. Sabemos que vamos morrer. Um guerreiro deve ter essa "certeza" em sua mente dia e noite, noite e dia, "do amanhecer do primeiro dia do ano ao último minuto da sua vida" (Daidoji Yusan). Um músico verdadeiro considera cada momento da sua vida como o último e o dedica à realização das suas obrigações, do seu Tao, do seu impulso criador.

Todo músico-guerreiro é, em certo sentido, um *bodhisattva*, alguém que se consagra ao serviço por toda a vida. Quando o samurai Kikushi recebeu a ordem de bodhisattva, o seu mestre lhe disse que ele deveria dedicar-se por completo a cada dia, "como se um fogo estivesse bramindo em teus cabelos". Esse é o espírito da arte da vida.

Por uma estreita garganta, entre duas altas e escarpadas paredes de pedra, Don Juan ensina a Carlos Castañeda sua "jornada de poder". Carlos detém-se um instante para amarrar os cordões dos sapatos; alguns metros à frente cai uma enorme pedra, provocando uma avalancha que arrasa tudo ao passar. Don Juan olha para Carlos com os seus pacientes olhos índios e um sorriso sereno. E lhe diz: "Hoje, o Poder determinou que os teus cordões se soltassem para que não morresses esmagado por uma pedra; esse mesmo Poder determinará um dia que pares para amarrar os sapatos no lugar exato em que cairá outra pedra. Portanto, a tua única possibilidade como *guerreiro*, a tua liberdade máxima, é amarrares *impecavelmente* os sapatos."

Crer que és perfeito
é uma imperfeição capital.
Crer que és invulnerável
é a mais ampla e absoluta vulnerabilidade.
Ser um guerreiro *não significa vencer nem ter êxito.*
Só significa pores a tua vida na linha de fogo.
Significa arriscar e cair
e arriscar de novo,
na medida em que estiveres vivo.

George Leonard

O PROCESSO CRIATIVO

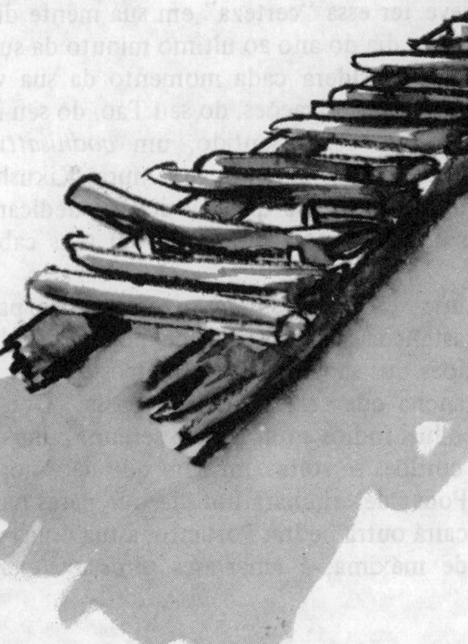

Antes de detalharmos algumas idéias esboçadas por James Vargiu, diretor do Psychosynthesis[1] Institute de São Francisco, exporemos de modo resumido alguns pressupostos referentes ao fenômeno criativo formulados por outras correntes da psicologia.

As manifestações do impulso criativo e do ato de criação, presentes há milhares de anos na humanidade, demonstram que a criatividade não depende de uma determinada transição histórica nem do desenvolvimento filogenético, mas sim de certa motivação que habita a mesma natureza originária do ser.

A motivação criativa foi abordada por diferentes escolas, com visões e esquemas referenciais-operativos que, apesar de mostrarem divergências em seus enfoques, se inter-relacionam mutuamente. A abordagem não-preconceituosa de linhas de pensamento diferentes da nossa é, em si mesma, um ato criativo, já que implica uma visão que ultrapassa as redes de crenças condicionadoras do nosso conhecimento, um atentado à aparente segurança.

Através da minha própria experiência como coordenador de grupos terapêuticos, laboratórios de formação em musicoterapia e experiências em educação sob um enfoque holístico-transpessoal, cheguei à conclusão de que, num meio estimulante, todo indivíduo pode ser criativo, pois existe uma criatividade presente em cada situação vital. Todo aquele que se anima a *imaginar* para além de si mesmo, que tenha coragem para penetrar no ignorado ou desconhecido, transporá

1. A psicossíntese, modelo e sistema terapêutico elaborado por Roberto Assagioli, baseia-se no pressuposto de que todos nós estamos em processo constante de crescimento e transformação, enfatizando o potencial criativo e positivo da natureza humana; surgida a partir dos valores e limitações da psicanálise, inclui os planos noéticos (espirituais) do ser e os aspectos dinânimos coletivos (Jung) do psiquismo.

as barreiras da "região da mente" e abrirá para si o caminho do novo, do diferente, do criador. Como observa Landau, o impulso criativo é uma energia vital que nasce da necessidade transcendente de comunicar-se consigo mesmo e com todo o universo; do *impulso para existir*. A palavra criatividade tem sua raiz no vocábulo latino *creare*, que significa dar à luz, engendrar, produzir. Todo ato criativo constitui uma abertura nova, um nascimento, uma superação: um *ato de amor.*

Encontros

Rogers, Allport e Yarconzynski vêem no *impulso para a atualização* a motivação para o ato criativo; essa tendência não se vincula com prematuros instintos insatisfeitos nem tampouco com a redução de alguma carga que produz tensão, tendo a sua meta na própria auto-atualização. O organismo busca sem cessar novas relações com o ambiente, um "encontro com o seu mundo" (Rollo May) em que sujeito e meio se fundem de um modo intensamente consciente. A psicologia existencial de May estabelece uma distinção entre a criatividade que só provoca uma vivência de natureza superficial e aquela que anima o surgimento de uma criação nova, uma gestalt que conjuga de maneira sistêmica o próprio mundo, o mundo do ambiente e o mundo dos nossos semelhantes, com vistas à descoberta do "novo mundo".

Existem pressupostos internos e externos – sugere Rogers – que oferecem um substrato flexível com base no qual se constrói o ato criativo. Fatores como a liberdade ou a segurança psicológicas constituem a formação de um ambiente "externo" estimulante, ao passo que o grau de abertura às vivências ou à própria capacidade lúdica são exemplos de pressupostos "internos" potenciais.

Margaret Mead demonstrou a vinculação direta entre os fatores culturais e a criatividade. Os meios que aceitam paradigmas divergentes, pensamentos questionadores e orientados para o processo (e não para o resultado teleológico finalista) engendram seres altamente criadores.

Maslow e Horney coincidem no fato de que a atualização seja o aspecto finalístico e motivacional da criatividade; eles falam de um *impulso para o desenvolvimento*, constituído pelas faculdades humanas que lutam por expandir-se e desenvolver-se, e que tendem à auto-realização com vistas ao crescimento. Craig, Fromm e Rossman concordam com Maslow na idéia de que, por meio da realização do impulso criativo, é possível favorecer a eclosão da experiência culminante, que, segundo os seguidores da "terceira força", representa nuclearmente uma abertura sem reservas ao ambiente, permanecendo à margem de qualquer temor que distorça a percepção dos sentidos. Essa consciência de "ser no mundo" é, de acordo com Maslow, uma síntese entre o princípio do prazer (Freud) e o princípio da realidade. Uma vez atingida a "primeira experiência criadora culminante", um sistema dinâmico característico do homem busca e instiga a reiteração desse estado particular de consciência (*reinforcer*).

Nesse "encontro" com o mundo, o criador não evita – como pretendem demonstrar os reducionistas –, mas aceita os desafios do ambiente, procurando o estímulo (impulso) mais claro e poderoso, a fim de avançar para o novo.

Toynbee diz que podemos alcançar novos planos criativos a partir da aceitação do desafio e do confronto com a incitação. Com a teoria da sublimação, e a partir de um ponto de vista mecanicista causalista, Freud circunscreve parcialmente a motivação criadora a impulsos reprimidos insatisfeitos do passado. A psicanálise atribui todos os atos criadores ao desvio sublimado da energia da libido, o que permite a obtenção de prazer não proveniente de um impulso sexual primário, deslocando essa energia para atividades espirituais superiores. Segundo Freud, o indivíduo se retrai em processos psíquicos internos, protegendo-se dos seus instintos e do mundo exterior insatisfatório ou hostil. A partir dessa fantasia inconsciente do processo primário uma nova realidade é procurada.

Numa linha semelhante, Grotjahn supõe que, ao impulso para a criação, subjazem compensações a instintos destrutivos primários; Barron entende a motivação criativa como uma criação de ordem sobre impulsos prematuramente reprimidos, ordenamento que apresenta uma originalidade, liberdade e individualidade que o caracterizam; Kris e Bellak consideram a criatividade não apenas como resultado de conflitos inconscientes mas do controle que o eu exerce sobre esses conflitos, coincidindo com Barron na crença de que no ato criativo há uma suspensão temporária das atividades funcionais do ego. Interpretando a obra freudiana, Kris valoriza o papel desempenhado pelo eu contra o id, supondo que a criatividade seja possível graças a um processo de "regressão criativa" no qual o eu se liberta temporariamente das forças primárias. Kubee considera que a personalidade criativa está aberta ao jogo do pré-consciente, acima dos domínios do consciente e do inconsciente. Sempre a partir de uma postura psicanalítica, Van den Haag concebe a motivação criadora como uma insatisfação do indivíduo com o seu presente e com as circunstâncias atuais do meio que o rodeia.

Rollo May critica a visão parcial da psicanálise, porque a considera um reducionismo a características patológicas ou à satisfação de instintos reprimidos; ele postula que a criatividade – ao contrário do que supõem outros – é produto da plena saúde e expansão emocional.

Adler talvez tenha sido um dos primeiros teóricos de orientação psicanalítica a desenvolver a idéia conceitual de "força criativa", à qual se subordinam todas as outras facetas da personalidade; contudo, a sua teoria reduz e distorce a motivação da idéia criativa, subordinando-a a complexos de inferioridade não superados.

Em Fromm, encontramos uma criatividade ligada à capacidade de ver, perceber, reagir, e, de modo geral, de "admirar-se". Um ser criativo é aquele que cultiva a *coragem de ser diferente*, de libertar-se do mundo conformista, habitual e cotidiano, dispondo-se a não considerar concluída nem petrificada qualquer fase vital; "renascendo" todos os dias.

Para alguns teóricos relacionais, a motivação persegue um aspecto final, a comunicação. Guilford fala de um *impulso para a exploração*, Maddi, de um *impulso para o novo*. Murphy e Rossman se referem ao *impulso para a descoberta do ambiente* como motivação do processo criativo; esse ambiente contém incitações que sempre propõem ao criador estratégias e formas novas para comunicar-se com ele. Stein formula a necessidade de comunicação, mas não apenas como uma tendência para o mundo exterior; ele estende a influência dessa comunicação ao mundo interior do criador, num processo intra e interpessoal.

Crutchfield estabelece uma distinção entre motivação *exterior*, referente ao eu, e na qual o produto criativo é o meio para uma realização externa, e a motivação *interna*, referente a encargos nos quais o próprio processo criativo é o desafio enfrentado, bem como a sua satisfação; neste último caso, a motivação é um impulso de manifestação do si-mesmo.

Schachtel também diferencia entre a orientação auto e alocêntrica, postulando que um processo criativo verdadeiro deve possuir uma tendência alocêntrica, na qual se pretende e se tenta a busca de uma ordem nova. A percepção autocêntrica revela um impulso de permanência no seio familiar, enquanto a criatividade – impulso expansivo alocêntrico – é uma abertura sem reservas ao ambiente.

A teoria gestáltica define a criatividade como uma moldagem (modelagem) de uma idéia ou visão global nova, produto da imaginação e alheia à razão lógica. Arnheim descobre que os seres criativos possuem a capacidade de abstrair, regular e ampliar estruturas de um modo dinâmico e variável. Mooney dá especial relevância à interação proposta entre pessoa, processo, produto e ambiente em que se desenvolve, compondo uma gestalt multidimensional de relações.

Planos criativos

Formulados originalmente em 1959 por Irving Taylor e reelaborados por muitos outros autores, os planos de diferenciação dos atos criativos podem permear-se de características vitais, como a abertura, a espontaneidade e a valentia que movem – e-mocionam – cada ser, ao percorrer novos caminhos, de distintas maneiras. Esses planos não postulam um ordenamento necessário nem uma hierarquia valorativa; trata-se de distinções e, como todas as distinções, devem estar sujeitas a reformulações e atualizações constantes.

O primeiro plano é o *expressivo*, nele não tendo relevância nem a habilidade (*skill*) nem a originalidade. Margaret Mead sugere que as prematuras experiências expressivas espontâneas das crianças compõem os pilares de uma futura personalidade criativa.

O plano *produtivo* surge a partir da incorporação, ao plano expressivo, de informação, técnicas ou conhecimentos, como conseqüência da conquista da satisfação dessa forma, procurando a aquisição de um maior conhecimento do recurso expressivo e das capacidades reais de comunicação.

O plano da *invenção* é caracterizado pela descoberta e o encontro de relações incomuns ou novas, bem como de outras interpretações simbólicas. Percebem-se maneiras novas de ver coisas velhas, mas *ainda não existe criação; apenas criatividade*.

O plano *inovador* incorpora outros campos culturais como parâmetros de adequação da criatividade, sem fundamentar-se na realidade ou no mundo individual do criador. Somente em poucas ocasiões essa inovação atinge planos transcendentes, chegando ao nível *supremo* que influencia a Consciência do mundo. No domínio da arte ou da ciência, existem criadores dotados do que Jung denominou "estado de inspiração divina"; a expansão da Consciência, a desconexão consciente e a superação das barreiras do ego, por parte desses criadores, lhes possibilita o acesso a *faixas transpessoais não-manifestadas*.

Brewster Ghiselin distingue apenas dois planos de criatividade. O inferior ou *secundário – hilotrópico*, segundo Stanislav Grof –, que se desenvolve num contexto de significações preestabelecidas, com relacionamentos novos mas com princípios conhecidos, constituindo uma ampliação de um universo estabelecido. O plano superior ou *primário – holotrópico* – produz uma modificação do universo significante, criando elementos e relações novas. Trata-se de um nível desestruturante-reestruturante que cria uma nova constelação (Ghiselin); um mundo totalmente novo.

O PARADOXO CRIATIVO

Meditação Vargiu

Na atualidade, uma ampla exploração integrada se centra no paradoxo do processo criativo. Começamos a descobrir formas para dispor-nos ao processo, bem como para evocá-lo e utilizá-lo. O fenômeno central da criação, tal como a constituição última da matéria ou a natureza íntima da eletricidade, ainda não foi desvelado. Buscamos a confrontação do mistério daquilo que facilita ou contribui para o seu desenvolvimento fluido.

A física contemporânea desenvolveu uma compreensão gradual – mas profunda e útil, embora ainda imperfeita – da natureza fundamental da matéria e da eletricidade; grande parte dessas pesquisas se baseia no uso de *modelos*. O modelo é uma construção artificial (*construct*) que se comporta de maneira semelhante ao processo natural que desejamos estudar. Um modelo nunca é uma réplica perfeita de um processo, mas procura conservar os seus *padrões* básicos de funcionamento. Gordon Allport assegura não existir nunca uma definição correta ou incorreta de um fenômeno; certos termos podem ser definidos de uma forma adequada e útil a determinado objetivo. Isso se aplica ao conceito de "modelo". Um modelo nunca é correto ou incorreto, mas sim *mais* ou *menos* útil ao propósito para que foi concebido. Modelos bastante diferentes de um mesmo processo podem ser usados em distintos quadros ou finalidades. Quanto mais compreendemos as instâncias do processo, tanto mais o modelo se modifica e adapta aos novos parâmetros.

Podemo explorar o *mistério criativo* a partir de um ponto de vista semelhante. O modelo nos tornará aptos a penetrar na natureza fundamental do processo criativo, de uma ótica extremamente diferente. O modelo revela que o ato criativo emerge da interação profunda e próxima dos nossos principais espaços de personalidade – mente, sentimentos, imaginação –, fundindo-se com energias de processos noéticos e transpessoais. O modelo nos permitirá o desenvolvimento de métodos para incrementar e expandir as nossas habilidades criativas.

Estágios

Segundo Vargiu, o processo criativo inclui estágios de desenvolvimento: *preparação*, *frustração*, *incubação*, *iluminação* e *elaboração*.

Quando desejamos resolver um problema de índole intelectual ou referente à nossa vida pessoal, em geral tentamos, de modo metódico e consciente, encontrar uma solução adequada. O primeiro estágio do processo inclui a "manipulação" de elementos mentais – *bits* de idéias – tais como símbolos, imagens ou conceitos abstratos, procurando uma combinação correta para chegar a uma solução apropriada ao nosso problema, uma solução que possua a "forma" correta.

Promovendo esse tipo de atividade mental, dificilmente encontraremos a solução desejada, pois desembocaremos numa *estrutura bloqueada*. Koestler sugere que a estrutura bloqueada aumenta o *stress* e o sentimento de frustração; quando foram articuladas todas as tentativas para resolver o problema de uma maneira convencional, os pensamentos giram em torno da matriz bloqueada como uma abelha ao redor da sua flor predileta. Pouco a pouco, a matriz de comportamentos organizados começa a perder o sentido e a esboroaçar-se, enquanto surgem tentativas desesperadas que procuram fixar a atenção dispersa. Nesse estado do período de incubação, as faixas inconscientes não verbalizadas se saturam de tal modo que determinados níveis do pensamento se mantêm ativos apesar de a atenção estar bloqueada em campos diferentes. A intuição oferece uma chance ao conectar um elo com uma matriz diferente, que se integra ao problema bloqueado, penetrando verticalmente na velha matriz "horizontal" e fundindo-se com ela para criar uma nova estrutura.

O cerne do processo criativo – e talvez o momento mais inapreensível e incompreensível nessa fusão particular – é o estágio de *iluminação*. Mary Austin se refere a essa "repentina aparição genial" de idéias ou conceitos como proveniente de um lugar para além da observação e do pensamento, com desconhecidas conotações de "autoridade" e pertinência. Isso ocorre de modo paralelo à idéia de "matriz diferente" de Koestler, que penetra verticalmente e produz a fusão.

Já que desistimos da manipulação mental, um elemento aparentemente misterioso originado no "fora" transforma os elementos e imagens "dentro" do nosso pensamento e, numa atuação simultânea, compõe uma combinação provida de harmonia significativa, grande simplicidade e beleza considerável.

Essa qualidade de *simultaneidade* – núcleo do estágio de iluminação – caracteriza o *insight* criativo e difere da natureza seqüencial do pensamento comum-linear. Algumas pessoas criativas se referem a esse momento como um estado de fusão, "flash" ou aparição súbita; uma experiência de conotações *místicas*.

O princípio de *campo de energia unificado* nos oferece um quadro teórico para a abordagem dessa complexa simultaneidade de elementos substanciais, de acordo com um único impulso que os harmoniza, combina e organiza num padrão coerente significativo.

Campos criativos de energia

O estudo dos campos de energia teve início com os trabalhos pioneiros de Michael Faraday e James Clerk Maxwell; em apenas cem anos ele desembocou na tecnologia eletrônica atual, na rede global de comunicação planetária, e aprofundou o nosso conhecimento do universo. Se observamos as variações dentro dos campos de energia, podemos acompanhar a evolução das mais distantes galáxias ou as pulsações no coração do átomo. Os campos energéticos são parte integrante da totalidade da vida orgânica, micro e macrocósmica, determinando o pulsar do nosso coração, a atividade de onda cerebral, a forma de perceber o nosso mundo e, evidentemente, as pautas dos sistemas criativos.

Podemos examinar algumas variáveis específicas dos campos de energia na área do som.

Se espalhamos um pouco de areia fina dentro da caixa acústica de um violino e dedilhamos com suavidade uma de suas cordas, o campo energético produzido pelas vibrações distribuirá a areia, formando vários *padrões* – quadrados, triângulos, elipses – caracterizados pela harmonia e pela simplicidade, padrões que sugerem formas naturais de crescimento orgânico, recordando símbolos arquetípicos comuns ao inconsciente coletivo humano. Um dos pioneiros nesse campo foi o físico alemão, do século XVIII, Ernst Chladni, que influenciou de modo notável os trabalhos contemporâneos de Hans Jenny acerca da inter-relação, num campo unificado, das formas de onda com a matéria. Jenny cobriu discos de aço com diferentes líquidos e, variando a intensidade, freqüência, forma de onda sonora, obteve fotografias de *desenhos harmônicos em constante mutação e movimento*, que lembram fascinantes formas orgânicas tais como estrelas do mar, flores, flocos de neve, mandalas orientais ou harmônicas galáxias estelares. É provável que as formas geradas (música como forma visível) representem uma ordem subjacente do universo físico e da Consciência (L. Blair, *Rhythms of Vision*) e que essas vibrações constituam o substrato não visível que sustenta as formas manifestadas.

Sempre surgem dois desenhos *simultâneos* no disco de aço; um formado pela areia e outro pelo fundo. O que observamos como desenho "verdadeiro" (areia) pode não o ser, pois os grânulos se acumulam nas áreas estacionárias, ou seja, que não possuem vibração. A vida do desenho orgânico explicado (pausa ou repouso fugaz) vibra no que costumamos chamar de fundo implicado ou holomúsica ininterrupta.

Uma interação semelhante, entre partículas vibracionais do campo energético, pode ser demonstrada colocando-se um ímã sobre uma superfície coberta por partículas de ferro. O campo magnético atua sobre todas as partículas de uma maneira simultânea e individualmente particularizada, gerando padrões geométricos correspondentes às intensidades magnéticas do próprio campo.

A partir dessas analogias observadas no mundo da física, podemos definir, à guisa de tentativa, o nosso *modelo de processo criativo*: um elevado número de simples elementos mentais dentro das fronteiras de um campo criativo de energia determina que cada elemento responda à influência do campo e que todos os elementos possam relacionar-se entre si.

Com base no exame mais minucioso do exemplo anterior acerca dos campos magnéticos e das partículas ferrosas, podemos extrair diretrizes referentes à influência exercida pelo campo criativo no "conjunto de partes ou componentes interatuantes" que denominamos "mente" (G. Bateson).

As partículas ferrosas reagem de tal modo ao campo magnético que se tornam, por sua vez, "magnéticas" por indução; magnetos ou ímãs que geram os seus próprios campos microscópicos e atraem ou repelem outros campos. Matematicamente, podemos observar que, entre todos os possíveis "arranjos" ou desenhos físicos, o padrão final será aquele no qual as partículas de ferro contenham maior magnetização; certa energia do campo se *transfere* às partículas ferrosas e aos seus respectivos campos magnéticos menores. Quanto maior a magnetização, tanto maior a circulação energética do campo.

Se colocamos um ímã bem afastado do campo, à medida que o aproximamos deste, uma fina capa de filamentos ou partículas de ferro supera a fricção e começa a interagir com os grânulos próximos, de tal maneira que aumenta a magnetização geral; outras partículas entram em movimento, acelerando o processo e dando início a uma reação global em cadeia que determina a "disposição ou ordenamento formal dos elementos" (*pattern*), independentemente de nova aproximação do ímã.

Os elementos mentais do nosso processo de criatividade se comportam de um modo semelhante. Vibracionalmente. Magneticamente.

Rumo à Iluminação

O início consciente do estado preparatório manipula elementos mentais de maneira teleológica, na tentativa de formar os padrões desejados. No modelo que desenvolvemos, esse tipo de atividade mental corresponde à distribuição de elementos da mente isolados, ou em conjunto, procurando reunir mosaicos de partículas, cujas formas correspondem eventualmente à solução estrutural requerida. Nesse estado primário, ainda não é significativa a influência do campo criativo. Em situações mais ou menos complexas, essa soma de elementos está destinada à frustração e ao fracasso, como se procurássemos ordenar manualmente os nossos grânulos de ferro para criar padrões semelhantes aos compostos pelo ímã sem conhecer de antemão as características desses padrões.

No estágio de iluminação ocorre uma situação diferente da anterior; o campo criativo possui a intensidade suficiente para superar a fricção ou qualquer atividade mecânica, agindo de maneira simultânea em todos os elementos mentais e distribuindo uma composição definida que corresponde aos seus próprios padrões harmoniosos.

A iluminação tem origem num acontecimento conhecido por "efeito avalanche", que se revela em nossa consciência como algo novo e inesperado, gerado pelo campo criativo, para além da nossa supremacia racional. Esse aparente *flash* ofuscante da "avalanche" nos conduz a uma visão mais esclarecedora, bem como a uma perda de controle, necessária à obtenção de uma nova ordem globalizadora. A qualidade dessa experiência é profundamente paradoxal, só podendo ser descrita de maneira inadequada e parcial, através da referência a uma "descida de um flash", a "uma matriz diferenciada que provoca fusão" ou a "uma súbita aparição de idéias. . . a partir de algum lugar além ou acima. . . com uma desconhecida conotação de autoridade".

A fase de confusão e frustração é mais complexa; o matemático Henri Poincaré considera que o período preliminar de trabalho consciente – que em geral precede o frutífero labor inconsciente – mobiliza os elementos, iniciando um processo criador ao buscar um conjunto formal satisfatório. Depois dessa "sacudida", os elementos já não retornam ao seu primitivo estado de inação, continuando "livremente a sua dança" (*Mathematical Creation*). Poincaré não reconhece os aspectos holísticos da atividade criativa implicada pela presença de um campo de energia; ele constata que os elementos escolhidos de maneira consciente têm uma razoável possibilidade de formar a solução desejada, durante o processo inconsciente posterior e depois de uma série aberta de impactos casuais.

Em nosso modelo substituímos a oportunidade estatística de um impacto "ao acaso" pela ação holística do campo criativo, transformando uma possibilidade incerta numa certeza. Embora sejam, na fase preparatória, inúteis para encontrar o padrão requerido, os movimentos dos elementos mentais contribuem formando combinações, subgrupos ou "blocos de construção". Se continuamos trabalhando, podemos edificar uma estrutura demasiado complexa, com uma quantidade de elementos que ultrapassa a nossa capacidade mental adequada e que nos levará ao estado de confusão. É necessário, nesse ponto, deixar de lado a manipulação mental do âmbito consciente e "fluir" mais livremente *com/no* processo. Nessa fase já se visualizam as sementes como fragmentos certos da eventual solução criativa.

Observamos de início certo número de elementos mentais agindo de modo caótico e em diferentes tempos, irregulares e assimétricos. Depois, vão se formando grupos ou subestruturas que limitam o nosso problema original. Nessa mobilização geral, a nossa atenção consciente deve ser focalizada num lugar de "não-interferência".

Esses primeiros movimentos decrescem e a influência do campo criativo se intensifica, atuando sobre os fragmentos mais amplos que ainda sobrevivem à desordem inicial. O campo "magnetiza" esses blocos, que, por sua vez, atraem outros elementos menores, iniciando o "efeito avalanche" do novo padrão composto. Tanto a atividade preparatória como a confusão e frustração na fase inicial criativa têm um tríplice propósito: fornecer material com base no qual o campo criativo possa atuar, superar a fricção instaurando movimento nesse material e provendo sementes conceituais do problema, que desembocarão num provável *insight* criativo. Chegamos ao delicado e crucial período de incubação, que precede a iluminação descobridora.

"Insight"

De acordo com o modelo de Vargiu, a formação de um *insight* criativo remete a um padrão mental em harmonia com o padrão do campo que o contém, apresentando um fluido intercâmbio entre os dois padrões. O padrão mental chega a um tal ponto de magnetização que gera o seu próprio campo energético, irradiando sentimentos de convicção profunda e segura da solução, que precedem a fase elaborativa intelectual. Essa é a origem da conotação de autoridade nomeada. A sensação é semelhante à afinação de um instrumento musical ou ao ajuste de uma antena de televisão. O padrão mental se transforma num centro de reverberação que é progressivamente "afinado" na freqüência do campo criativo.

Assim como existem instrumentos que, embora dotados de timbres diferentes, podem ser afinados na mesma altura, assim também distintos padrões podem harmonizar-se para gerar o *Ahá!*, o *insight* com a sua correspondente solução nova e o seu substrato emocional.

Já podemos expandir o nosso modelo, incluindo o *campo emocional*, que se inter-relaciona com os elementos mentais e tende a organizá-los em configurações que correspondem aos seus próprios *patterns* energéticos. Quando esses padrões emocionais interagem com o campo criativo, a relação pode revelar-se harmônica ou "dissonante" a partir do tipo significativo de emoção presente. Os sentimentos produzem pensamentos e imagens em nossa mente, reverberantes com os seus padrões formais. Muitos dos *insights* terapêuticos se relacionam com esse processo de *interação de campos*, no qual a memória visual ou a imagem mental implicam um "dar-se conta" da origem emocional reprimida.

De um ponto de vista mais amplo, a interação entre os elementos mentais e o campo emocional constitui a verdadeira natureza essencial da *imaginação*, mediadora entre dois grandes aspectos da nossa personalidade: a mente e o mundo dos sentimentos.

O processo de transmutação de aspectos discordantes do campo emocional, bem como a sua orientação harmoniosa em relação aos padrões mentais e ao campo criativo, é um dos fundamentos de muitos dos enfoques holísticos implementados em sessões de musicoterapia e psicoterapia transpessoal.

O campo emocional reverbera no campo criativo atuando como uma lente holográfica que reflete a energia desse campo criador e estabelece entre ambos uma *onda estacionária* de intensidade crescente, na qual os elementos mentais estão sintonizados. Esse estado de profunda *harmonia interior* – em que emoções, mente e campo criativo se alinham sincronicamente – constitui a ante-sala do *insight* esclarecedor do fluxo criador.

Peça por peça.

Algo novo foi criado.

"*Compor é buscar uma abertura*, uma fenda, um pequeno orifício. De repente, aparece uma *luz* e você consegue *ver tudo*. Quando componho, a vida se transforma num aquário. Algumas coisas flutuam, outras não; algumas respiram e outras se afogam; algumas parecem melhores, outras piores. E, nesse momento, *sei* que estou criando. Quando a sala se enche de água." (Tom Waits)

O DESAFIO DE OUVIR

MEDITAÇÃO DA TÁVOLA

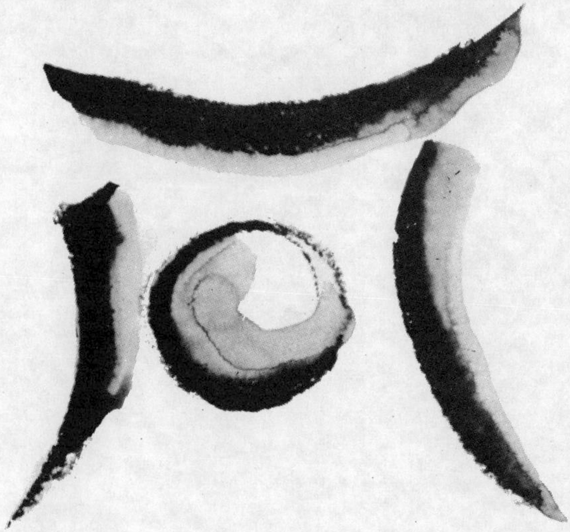

O mais difícil para um homem é suportar as manifestações de outro homem.

Gurdjieff

Ouvir: um ato de sabedoria

Artur da Távola sugere que a audição é um total desafio; um desafio de abertura e ampliação interiores.

Ouvir é uma proeza, é uma verdadeira raridade, um ato implícito de sabedoria.

Com um pensamento aparentado com o zen, ele indica regras que, embora aplicáveis a uma conversa, podem ser transpostas a qualquer sistema de comunicação que envolva o "*zen*tido" da audição, seja ela uma audição musical ou a leitura de um texto.

- O receptor não ouve o que o outro fala; ouve o que o outro não está dizendo.
- O receptor não ouve o que o outro fala; ouve o que quer ouvir.
- O receptor não ouve o que o outro fala; ouve o que já escutou antes e coloca o que o outro está falando naquilo que se acostumou a ouvir.
- O receptor não ouve o que o outro fala; ouve o que imagina que o outro falaria.
- Numa conversa, os que dela participam não ouvem o que o outro está falando; ouvem apenas o que estão pensando para dizê-lo em seguida.
- O receptor não ouve o que o outro fala; ouve o que gostaria de ouvir o outro dizendo.
- Uma pessoa não ouve o que a outra fala; ouve apenas o que está sentindo.
- Uma pessoa não ouve o que a outra fala; ouve o que já pensava anteriormente acerca daquilo que a outra está falando.

- O receptor não ouve o que o outro fala; retira da fala do outro apenas as partes que lhe interessem e o emocionem, agradem ou incomodem.

- Uma pessoa não ouve o que a outra está falando; ouve o que confirma ou rejeita o seu próprio pensamento, isto é, transforma o que o outro está falando em objeto de concordância ou discordância.

- Uma pessoa não ouve o que a outra fala; ouve o que pode adaptar-se ao impulso de amor, raiva ou ódio que já sentia pela outra.

- Uma pessoa não ouve o que a outra está falando; ouve dessa fala apenas os pontos que podem ter sentido para as idéias e opiniões que no momento a estejam influenciando ou tocando de modo mais direto.

Mudança é Crescimento

O hábito de avaliar, julgar, pensar, analisar e dissecar tudo interfere como um ruído na plena percepção do mundo. Por outro lado, não ouvir implica defender-se do "novo", do heterodoxo, das diferentes crenças ou paradigmas da realidade.

O novo é saúde – diz Távola –, *mas aterroriza.*

Somos *misoneístas* que abrigamos em nosso inconsciente um medo ancestral e supersticioso da novidade.

Ouvir não é escutar.

Ouvir é procurar compreender, em toda a sua extensão e profundidade, o que o outro está dizendo.

Ouvir é *ver*. Escutar é olhar.

S.O.S.

Uma pessoa não lê o que a outra escreve. Lê o que gostaria que a outra escrevesse. Lê o que deseja ler. Lê e ouve o que imagina que a outra deve escrever ou pensar.

Espero que entre você e eu se desenvolva um ponto de partida para o verdadeiro diálogo, um encontro participativo – ao estilo de uma *jam session* – que transcenda o nosso habitual monólogo a-criativo.

O contraponto é música. Harmonia. Abre novos espaços.

Questionar-se é um desafio. Desafio de abertura interior, de impulso criador na direção do próximo, de comunhão com ele.

Envio um S.O.S. ao mundo.

Espero que você receba a minha "mensagem na garrafa".

DANÇA

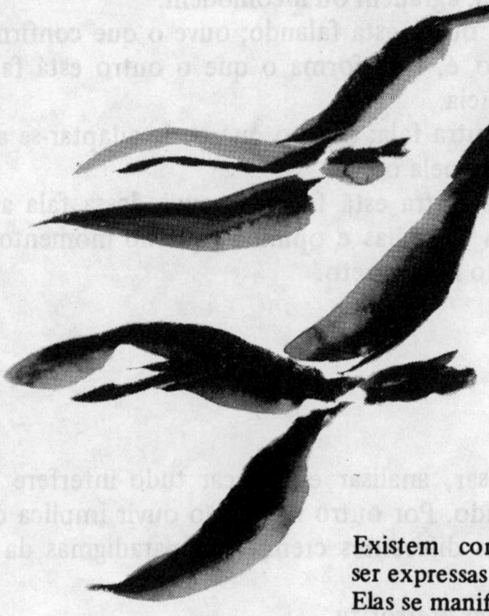

> Existem com certeza coisas que não podem ser expressas em palavras.
> Elas se manifestam por si mesmas
> Impulsionam e configuram o universo do místico.
>
> *Ludwig Wittgenstein*

Você pode expandir-se ou contrair-se.

No primeiro caso, você se abre para o universo e para os outros, amplia as suas visões, percepções e crenças. Você compreende.

No segundo, você estabelece uma distância entre o seu ser e o mundo, limita-se e teme.

Expansão ou *contração*.

As duas possibilidades estão sempre presentes e disponíveis, pois você é potencial e essencialmente *livre*.

Na arte, na ciência, no misticismo ou nos outros acontecimentos da vida, as respostas obtidas por você dependem, em larga medida, das perguntas que você faz e da forma pela qual o faz.

Às vezes, uma maneira adequada é *permitir que o corpo pense e que a mente dance.*

Existem certamente coisas que não podem se expressar em palavras.
Se manifestam por si mesmas
Impulsam e conformam o universo transpessoal
A Dança da Vida
A Música Silenciosa da Criação

Terceiro Movimento

RESSONÂNCIAS NOÉTICAS

Na natureza, o que é absurdo, de acordo com as nossas teorias, nem sempre é impossível.
Existem fatos que nada significam para a maioria, enquanto para outros estão plenos de luz.
Pode ocorrer de um fato ou observação manter-se por muito tempo diante dos olhos de um homem de ciência sem provocar-lhe a menor inspiração; depois, de modo repentino, vem um raio de luz e a mente interpreta o fato de forma inteiramente diferente, estabelecendo relações totalmente novas. Então, a nova idéia aparece como uma espécie de revelação súbita. . .

Claude Bernard

A ARTE DA TERAPIA

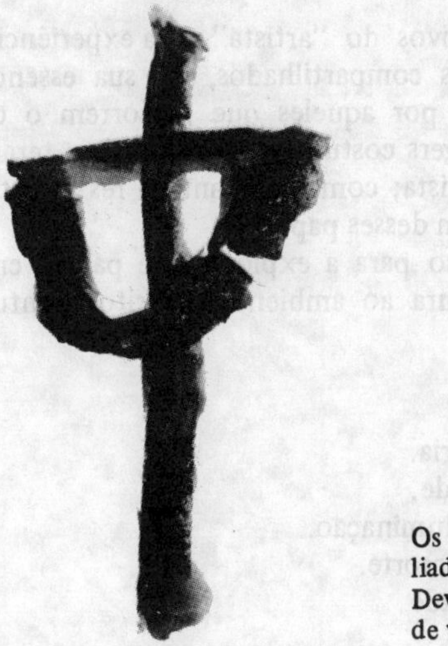

Os pajés e os curandeiros não devem ser avaliados apenas por suas habilidades curativas. Devem ser avaliados também por sua forma de viver.

Fools Crow, *índio sioux*

Filosofia noética

A concepção sistêmica da realidade se baseia na consciência do estado de inter-relação e independência essencial de todos os fenômenos – físicos, biológicos, psicológicos, sociais e culturais –, manifestando uma dialética holista entre o caráter criativo da arte e o caráter criativo da ciência – entendendo-se "criativo", nesse sentido, como uma condição que antecipa novos universos não manifestados. Os modelos da arte e os da ciência participam de um tempo de mutação, de *colisão de paradigmas* formulados de maneira sincrônica e simultânea. Entre os dois campos existem vínculos de relação tão fortes que se revelaria mais conveniente propor uma teoria de *campo criativo unificado* que contivesse elementos ou tendências artísticas e científicas fundidas em ligação dinâmica permanente. Os dois domínios são contínuos – observa Koestler – , não sendo separados por nenhuma fronteira definida.

Esboçamos – à maneira de Huxley em sua *philosophia perennis* – uma *filosofia noética,* uma concepção universal referente à natureza do homem, da realidade, da arte e da Consciência enquanto processos que tendem a uma evolução global significativa.

O objetivo desta *"ressonância"* é esboçar um enfoque holístico integral da psicoterapia como processo criativo, enfoque que se mantenha fiel ao espírito de tal "filosofia".

Artistas-cientistas

Toda criação artística, assim como qualquer descoberta ou *insight* terapêutico, implica uma combinação de satisfação intelectual e liberação emocional, uma sensação oceânica "para além dos limites", de forte conotação mística, que inevitavelmente promove uma expansão de consciência individual em direção a uma consciência de universalidade. Um criador na arte e um psicoterapeuta criador ambos percorrem um caminho comum: o da autotranscendência de uma ilusória natureza humana (sempre que mantiverem a honestidade para consigo mesmos e para com o seu trabalho).

Os pressupostos aparentemente exclusivos do "artista" – a experiência estética, a vivência criadora – são fenômenos compartilhados, em sua essência (e talvez "manifestados" de forma diferente), por aqueles que percorrem o domínio da psicoterapia criativa transpessoal. Rogers costumava dizer que um terapeuta é, ao mesmo tempo, um artista e um cientista; como uma antena ressonante, ele às vezes se enquadrará de modo mais claro num desses papéis.

Um terapeuta possui o mesmo impulso para a exploração e para a criação apresentado pelo músico; semelhante abertura ao ambiente; espírito aventureiro e coragem para penetrar no desconhecido.

Ambos são "conspiradores".
Aprendem a "ver".
Os dois percorrem o caminho da Sabedoria.
Do coração, a aprendizagem e a humildade.
da verdade e da fantasia, da beleza e da iluminação.
Da imaginação, da surpresa, da vida e da morte.
Músico e Terapeuta cultivam a flexibilidade
como ferramenta para a Mudança.
Para a Mutação.
Para a Criação, a Harmonia, a Simplicidade, a Saúde.

"**Deveríamos** ser como aqueles raros homens de ciência e como os artistas que trabalham sob uma espécie urgente de inspiração, a urgência que lhes vem de sentirem que a grande descoberta, a resposta para todos os nossos problemas ou a grande criação, o soneto perfeito, está sempre próximo de nós, ou como a mãe que sente que, enquanto oferecer ao filho atenção suficiente e constante, existirá uma *esperança* real de que ele chegue a ser esse *fenômeno infinitamente incomum, uma pessoa valiosa e feliz.*" (Gregory Bateson)

Processo terapêutico criador

Processo criativo. Processo terapêutico. Uma mesma entidade.

Um processo de terapia é um modelo de processo criativo. Durante o seu desenvolvimento se urdem redes de conexões e inter-relações com o "material existente" (Landau), redes que procriam novas formas expressivas, experiências renovadoras, relações humanas distintas, mudanças no sentido da concepção de vida ou caminhos de libertação do Ser.

No âmbito da psicoterapia, o processo criador passa por uma série de etapas, fases ou situações estruturais que se reiteram em diferentes níveis do tratamento. Nos primeiros estágios, segundo Landau, são analisados conceitos, símbolos e significados conhecidos; eles são decompostos com vistas a serem conjugados e virem a formar novas combinações significativas nos estágios posteriores. Essas idéias novas, essa mudança no ângulo de visão e enfoque, conduzem à ampliação do conceito de *si-mesmo* a diferentes planos, fato que, em alguns casos, torna possível a auto-realização cognitiva, emocional e transcendente espiritual.

Cada processo terapêutico tem a sua evolução particular, sendo praticamente impossível estabelecer fases generalizadas de desenvolvimento. Os períodos seguintes só têm como objetivo guiar-nos numa possível conceituação, tendo em vista o encontro com *a pauta que nos conecta, de modo indissolúvel, com a arte e com a ciência*. Todo processo de crescimento implica a busca de um *pulsar* harmônico, experiência que se desenvolve num nível mais profundo que o do intelecto; o *continuum psicoterapia* é uma imensa configuração energética em permanente mudança e, em si mesmo, nada tem de complexo; o complexo é procurar transpor todos esses processos holonômicos para os nossos sistemas lineares e analíticos de palavras, sinais ou números.

Na fase *preparatória* do processo criativo terapêutico, costuma ocorrer a formulação ou apresentação (verbal ou não-verbal) do problema que motiva a consulta. O terapeuta deve efetuar uma cuidadosa e ampla avaliação das áreas sadias e das problemáticas, das capacidades criativas patentes e latentes, manifestas e potenciais, de cada paciente, dos seus quadros referenciais e das premissas para a ação. Tal como acontece no início de toda "dança" compartilhada, os participantes dessa nova relação fazem uma série de "movimentos" propícios ao encontro de uma forma de harmonização empática com/nos "movimentos" do outro. Trata-se da fase em que o paciente produz a matéria a ser trabalhada, com uma forte tendência *intrapessoal* cada vez mais aprofundada. O terapeuta começa a sensibilizar-se com as pautas ou padrões de relação, entra em sintonia ressonante, procurando uma direcionalidade *inter*pessoal. Nessa fase se delimita o quadro de referência psicológico operativo; paciente(s) e terapeuta(s) (no caso de um grupo, ou coordenação compartilhada) iniciam um processo lúdico relacional na busca do "jogo de regras" (Bateson) para formar e compreender as mensagens.

Jogo

Lieberman dizia que a propriedade mais significativa do homem é a sua capacidade lúdica. Numerosos artistas e cientistas criativos jogaram com elementos desconexos, vindo a encontrar novas relações entre eles; jogaram com o significado e o significante de acontecimentos conhecidos; jogaram com a imaginação de resultados desconhecidos; jogaram com os materiais que possuíam, criando novas dimensões e propriedades.

A evolução do jogo – sinais em lugar de outros eventos – é um passo importante no desenvolvimento onto e filogenético. O jogo espontâneo pode auxiliar na vivência do estético, do maravilhoso, da re-criação da vida. Como num enorme quebra-cabeça, tudo depende da ordenação das peças e do sentido imanente que se busque nelas. Com esse sentimento de angústia, de confronto com o sinistro fantasmal e com a morte, o movimento consiste em dirigir-se para a unidade, sob a forma de uma espiral convergente na criação. No entanto, não podemos considerar a vida criativa como um trabalho contra a morte; o combate contra a morte se encarna numa constante preocupação com o passado e o futuro, de tal modo que se perde o momento presente, o tempo criativo da nossa vida. A sabedoria está no engenho, no jogo, e não no trabalho, na leviandade, e não na gravidade, na flexibilidade, e não na rigidez. Se a psicoterapia ou a arte pudessem redimir-nos, fá-lo-iam restituindo-nos a uma inesperada espontaneidade de autêntico deleite. Essa espontaneidade criativa não proclama o caos ou o abandono da disciplina, mas implica o desenvolvimento para a vida *mediante a razão*, em vez do domínio da razão contra a vida.

A terapia é uma *tentativa* de mudança dos hábitos metacomunicativos do paciente; Bateson diz que, antes da terapia, este último pensa e age em termos de determinado jogo de regras; nos casos de conclusão bem-sucedida do tratamento, o paciente atua em termos de um jogo de regras diferentes para formar e compreender as mensagens. As regras desse tipo são não-verbais e inconscientes, tanto antes como depois da terapia.

Nessa fase preparatória, a formação do quadro psicológico determinará a validade das futuras ações "terapêuticas". Na formação de um quadro psicológico, incluímos certas mensagens (ou ações significativas) neste último e, como conseqüência, excluímos algumas outras. Do mesmo modo, ao excluirmos certas mensagens, incluímos outras. A semelhança entre o processo de jogo e o processo terapêutico é profunda: ambos se desenvolvem no âmbito de um quadro referencial limitado, formado por uma conexão de mensagens interativas; assim como o pseudocombate do jogo não é um combate real – acrescenta Bateson –, assim também o pseudo-amor e o pseudo-ódio da terapia não são amor e ódio "reais"; como o universo da arte, pura fantasia.

Em nossa cultura estabelecemos uma divisão extremamente rígida entre trabalho e jogo, desconhecendo a nossa magnífica oportunidade criativa de vivenciar a vida como um jogo, nesses mágicos momentos em que a nossa *intenção* tem como foco o momento presente, harmonizando os sentimentos e as emoções com a razão, anulando a conduta compulsiva de perseguição de satisfações futuras. A arte da terapia é entregar-se sem resistências a essa terapia, jogando como "uma folha levada pelo vento", deixando que tudo aconteça por sua conta, sem dirigir ou governar de maneira forçada o sentido do fluxo natural (tao). Nenhuma terapia será "terapêutica" se não for uma forma de jogo, pois a própria vida é, em sua raiz, puro jogo criador.

O jogo proposto não é, de modo algum, um acontecer trivial; pelo contrário, ele implica a coragem de sermos *nós mesmos com* os outros *no* universo, entregues ao que fazemos aqui e agora, criando um ritmo espontâneo que venha a confluir na vivência estética da flexibilidade.

Apreendemos a realidade através de determinados jogos, inter-relacionando-nos com o ambiente numa tentativa de compensar o nosso excesso de atividade teleológica consciente. Implicando-nos como *totalidade*, o jogo é experimentar e buscar alternativas a partir do que Cannon denomina "sabedoria do corpo", coisa que, para o terapeuta, envolve a superação do termo "fracasso" e das falsas avaliações pessoais. No processo lúdico da "psicoterapia" não existem vencedores nem vencidos; os dois jogadores ganham desfrutando do processo (embora normalmente este seja doloroso) e não do produto, descobrindo a própria mesmidade e a própria integração existencial no grande *jogo dos jogos*, todo o universo.

O processo criativo – fim e meta em si mesmo – restaura a ordem sensual dos sentidos, livre das limitações da lógica; próximo do processo primário, ele possibilita ao paciente a afluência simultânea de idéias totalmente novas e livres (Maslow). Tanto Einstein como Poincaré enfatizaram a contribuição do "jogar sem esforço" sobre essas idéias primárias, "rondando" o irracional, como estímulo vital no processo criativo.

O jogo é um ato livre e, por conseguinte, artisticamente criador em sua essência mais profunda. A liberdade interior implica um *dar espaço* ao novo e ao desconhecido, enfrentando esses novos estímulos e criando novas respostas. O aparente enfraquecimento das funções do ego, imprescindível para penetrar no campo lúdico primário, é, no fundo, a *maior força do próprio eu* (Kris).

Eigen e Winkler afirmam que participamos de um grande jogo cuja saída sempre está aberta; podemos desenvolver o nosso ser para transformar-nos em flexíveis *jogadores*, ou podemos tornar-nos meros *joguetes* do acaso.

A liberdade não é uma dádiva, dizia Don Juan.

Uma terapia criadora é *a oportunidade de ter uma oportunidade.*

Iluminação

A fase seguinte – fase *incubatória* – não pode ser limitada a determinado período de tempo, pois amadurece de diferentes formas. É uma fase altamente ressonante e empática, que costuma gerar desconfiança, insegurança, ansiedade e, por essa razão, deve ser percorrida de modo lento e cuidadoso. O paciente se abriu, mostrou o seu mundo interior e o seu jogo "inadequado" de regras; ele se sente regressivamente só e vazio. Trata-se da fase obscura, da "noite criadora da terapia", que deve ser atravessada na expectativa da claridade.

Toda terapia, entre os seus vários objetivos, permite o afloramento, em nossos pacientes, da criatividade *potencial.* Para levarmos adiante essa proposta, impulsionamos a comunicação do paciente com o seu mundo interior, a fim de que ele descubra novas dimensões potenciais, vendo as coisas a partir de um novo prisma, atrevendo-se a "jogar" de um modo não habitual, que descobre os "fantasmas" e nos propõe formas de enfrentar essas descobertas inquietantes. (Referimo-nos operativamente a "mundo interior", mas é impossível separar o organismo do seu ambiente exterior: ambos constituem um campo unificado de conduta; toda existência é uma trama vibracional de relações, na qual os chamados opostos tendem a desaparecer. Às vezes, costumo induzir os meus pacientes a "se olharem por dentro", a descobrirem o seu ego, para depois dissipar a ilusão percentual de que existe um sistema "dentro" como entidade estrutural distinta de um sistema "fora".)

Nessa fase, o paciente começa a criar critérios axiológicos próprios, introduzindo na confusão um ordenamento a partir de "dentro"; daí decorre ser tão importante que o terapeuta acompanhe o seu paciente de maneira suave e firme, sem efetuar nenhum tipo de avaliação crítica, pois, nessa atmosfera livre, é mais simples para o paciente reunir os seus critérios próprios. Uma atitude moderadora e permissiva, firme e clara, torna possível a irrupção do ato em liberdade. . . e a liberdade implica necessariamente *responsabilidade criativa.*

Maslow percebe uma fusão entre processo terapêutico e processo criativo; depois do primeiro momento, em que se possibilita a chegada fluida da "matéria-prima" proveniente dos múltiplos estratos do inconsciente, o paciente se encontra agora no limiar do processo secundário, que consiste na reelaboração e intermediação (verbal ou não-verbal) dessa matéria-prima revelada, mas ainda conserva ranços primários do inconsciente "lúdico"; a síntese desses processos é a "faísca" que acende a criatividade.

A fase da *descoberta, visão* ou *iluminação* produz uma mudança na forma relacional: toma-se consciência, de maneira repentina, de algo dito ou feito, ou se produz um *insight* sobre uma ação compulsivamente repetida. Pela primeira vez se quebra, a partir de "dentro" (e não somente por uma interpretação do terapeuta), a cadeia "compulsão à repetição" (Freud); surge uma idéia nova uma "diferença" (Bateson) – acompanhada de um matiz emocional intenso. Essa "diferença" criativa rompe uma relativa fixação do passado, que leva o paciente a repetir, numa busca de experiências primárias de satisfação. Como observa N. Brown, sob circunstâncias de repressão, o compulsivo-repetitivo estabelece uma fixação no passado, que nos afasta do presente criativo e nos induz a uma perseguição inconsciente do passado no futuro. Dessa forma, perdemos a capacidade do jogo, que implica uma vivência *sistêmica* no eterno presente.

Ao surgir a nova ideação criativa, paciente e terapeuta começam a *fazer arte*, criando, modelando, compondo o perfil da nova experiência ou das novas pautas de relação; com isso, o quadro psicológico se amplia e incorpora a realidade. O paciente pode chegar a outros estados de atenção e consciência, percebendo sua inserção em redes e circuitos relacionais mais amplos que o contêm sistemicamente.

Na fase *verificativa* se compara a vivência subjetiva com o quadro relacional psicológico objetivo; neste estágio, o terapeuta é mais "científico" em seu papel, analisando, comparando, comprovando e verificando as possibilidades reais dessas "diferenças" subjetivas do próprio mundo do paciente diante do contexto objetivo em que deverão ser acionadas. Num momento altamente *inter*pessoal, o paciente adquire uma noção de totalidade, desidentificando-se de uma porção de si mesmo.

Foram atravessadas várias etapas (nem sempre sucessivas, e com componentes simultâneos); de um cerrado caminhar em círculo patológico e sem sentido, o paciente começa a travar uma relação consigo mesmo (para além da relação transferencial com o seu terapeuta); do conhecimento da problemática e sua consideração de múltiplos ângulos, o caos interno começa a estruturar uma ordem natural; o paciente inicia um processo novo de relacionamento com o mundo exterior, implementando novas regras de jogo, integrando mundo interior e exterior através da auto-realização criativa.

Em alguns casos, o crescimento psicológico não se detém aqui e transcende a personalidade, levantando invariavelmente questões de natureza espiritual e de realização transpessoal; trata-se da fase *transcendente*. É necessário que o terapeuta crie um enquadramento que inclua esse tipo de manifestações, um contexto transpessoal composto por suas atitudes, valores e sistemas de crenças, que permitirá a possível emergência do conteúdo noético, ou seja, aquilo sobre o qual o paciente trabalhará nessa fase da terapia (F. Vaughan). Trata-se da fase artística por excelência, pois o paciente – desligado das cargas e deficiências da personalidade – começa a viver a sua vida como uma experiência estética, com um sentimento de identidade ampliado e percebendo-se como o contexto de uma experiência vital, que, por sua vez, se transforma em conteúdo. Essa mudança na identidade, diz Vaughan, com freqüência se faz acompanhar por uma mudança motivacional, da auto-avaliação egoísta ao serviço, o que determina uma retirada de energia do seu anterior foco – a conquista de objetivos específicos do ego – e um predomínio de motivações que tendem à participação, a uma busca de valores universais e à liberação de potenciais latentes na Consciência.

Pressupostos paradigmáticos

O processo de psicoterapia é uma *interação criativa* – uma dança de elementos interatuantes – estruturada por um *quadro de referência* (um *campo unifica-*

do de energia que limita ou é um tipo ou conjunto de mensagens ou ações, de outra maneira sem sentido) entre duas ou mais pessoas; nessa interação, as regras são *implícitas*, mas estão sujeitas à mudança, ao pensamento holístico flexível. A região da terapia é o encontro da *verdade* com a *fantasia*, que configura novas "realidades".

Aquilo que, numa sessão terapêutica, parece ser um mundo estável, tangível, visível e audível é, no fundo, uma *ilusão*. O verdadeiro não está de fato na sessão, pois o que normalmente vemos é uma ordem explícita ou desdobrada de outra ordem mais primária, dinâmica e caleidoscópica, que transcende o conceito de inconsciente individual ou coletivo e que constitui o fluir subjacente da nossa realidade. As manifestações desdobradas ou expressas na terapia surgem de outra ordem não manifesta do ser e do universo, para além da linguagem e do pensamento racional. *As experiências terapêuticas transformadoras coincidem com uma harmonização sincrônica com esse pulsar ou fluir macrocósmico.*

O processo terapêutico é um processo criador de *revelação* e expansão, que contém muitos pontos em comum com a *experiência estética transpessoal* e os caminhos de libertação; o objetivo de um terapeuta não é senão o de possibilitar ao seu paciente uma visão iluminada do seu mundo interior e do seu ambiente ecossistêmico. Esse potencial criativo facilita a aquisição das ferramentas para chegar à auto-realização (Maslow), com funcionamento pleno (Rogers), autonomia funcional (Allport), permitindo a sua individuação (Jung), a sua eueidade criativa (Adler), a interpretação de si-mesmo (Fedora Aberastury), a expressão emocional plena e o restabelecimento da potência orgástica (Reich), a plena autonomia (Fromm) e, talvez, o acesso a níveis de transcendência estética e transpessoal (Grof).

Na arte da terapia, o problema mais profundo surge quando nos confundimos conosco mesmos e com as nossas relações essenciais no mundo, com ficções ou figuras do pensamento, que aceitamos de maneira implícita, sem exame prévio. Como observa Watts, o inconveniente fundamental é a nossa definição autocontraditória como seres separados e independentes no mundo, e não como ação particular *do* mundo. Muitos aspectos que experimentamos como realidades básicas da natureza constituem meras ficções sociais. Não podemos atravessar a Era de Aquário pensando que o mundo é composto por pedaços ou fragmentos separados; que os organismos individuais são controlados por egos independentes; que os pólos opostos de uma relação – como o silêncio-som ou a saúde-doença – estão num conflito real, que pode desembocar na vitória isolada de um deles; que a morte é má e que devemos viver lutando contra ela para combatê-la; que somos uma "espécie superior" que pode controlar a natureza e mudar o ambiente sem modificar-se a si mesma; que os outros são os "doentes" e nós, os "sadios"; que os outros são os "sadios" e nós, os "doentes"; que a arte é propriedade de alguns eleitos. Todos esses pressupostos são ficções que estão muito longe de uma personalidade criadora.

A ciência não revela nada permanente, disse Wilhelm Reich, um dos primeiros a intuir o caráter sistêmico do homem e da saúde; *o universo mecânico de Newton não se ajusta ao universo real, que não é mecânico, mas funcional. A imagem copernicana dos círculos "perfeitos" é errônea. O espaço não está vazio e o inconsciente reprimido mostra ser um artefato de um breve período da civilização de tipo místico-mecânico. A mente e o corpo* – continua Reich – *que funcionam num mesmo organismo continuam separados no pensamento humano. A física, perfeitamente exata, não é tão exata, assim como os homens santos não o são tanto assim. A solução não está em descobrir mais estrelas, cometas ou galáxias. Nem se conseguirá nada com mais fórmulas matemáticas ou "técnicas terapêuticas" inéditas. Não tem sentido filosofar sobre o significado da*

Vida enquanto não soubermos o que é a Vida. A visão mecânico-racionalista fracassou por completo.

Mais ou menos com essas palavras, no ano de 1952, Reich já nos alerta para os rígidos quadros de crenças ou paradigmas que determinam a nossa concepção e visão do mundo. Tart sugere que todo pensamento concebido, assim como toda ação empreendida, repousa num *pressuposto implícito*; não sujeitos a um exame consciente, eles exercem uma enorme influência e poder sobre as nossas ações pessoais e profissionais.

Tart acredita que a psicologia ocidental contemporânea está repleta de "verdades" e pressupostos relativos que condicionam a *e*volução e *re*volução das idéias. O primeiro passo de todo terapeuta criativo consiste no acesso a esses pressupostos condicionantes, que funcionam como fatos ou hipóteses científicas erroneamente defendidas pela maioria dos atuais "profissionais do corpo e da saúde", para além de suas linhas teórico-referenciais operativas.

A premissa nodal para todo terapeuta reside na compreensão de que *evoluímos*[1] num plano de existência que denominamos real, identificando-nos com dados sensoriais que consideramos absolutos, e descartamos as vivências não pertinentes ao nosso quadro-modelo a partir do qual avaliamos e percebemos a realidade. Um terapeuta deve ter presente, em cada um de seus movimentos, que "toda realidade é relativa" (Einstein) e "verdadeira" dentro de determinados limites que devem ser ampliados com a experiência. Na região da mente não há limites, na região da terapia não há fronteiras. . . (J. Lilly) nem definições rigorosas, demência, fantasia, alucinação ou sonho que não possa ser transcendido. Somos o que pensamos. Com os nossos pensamentos *construímos* o mundo.

Uma das tarefas mais sutis que nos espera – e, ao mesmo tempo, uma das mais importantes – é o reconhecimento e questionamento dos aspectos fundamentais nas séries de crenças que condicionam o nosso conhecimento. Segundo Tart, todo terapeuta holista que faça do seu *serviço* uma *arte* deve revisar as suas noções acerca da natureza do universo, da natureza humana, da função do homem no universo, da natureza da consciência humana, dos estados de consciência alterados, da relação mente-corpo, da morte, da personalidade, dos processos cognitivos, da afetividade, da aprendizagem, da motivação, da percepção e das relações sociais. Esse conjunto de paradigmas se encontra *presente em toda sessão*, configurando uma matriz implicada que *sustenta e determina todos os nossos movimentos*.

"O conhecido é finito, o desconhecido, infinito; do ponto de vista intelectual, estamos numa pequena ilha no meio de um ilimitável oceano de inexplicabilidade. A nossa tarefa, em cada geração, é recuperar um pouco mais de terra." (T. H. Huxley)

Universo[2] – *A criação do universo é acidental, ou ele sempre existiu, não havendo, portanto, razão nem finalidade para a sua existência.*

Pressupor que a existência do nosso universo não tem razão de ser não se harmoniza com as psicologias transpessoais – avalizadas pelas propostas da nova física, pelas citadas teorias

1. O termo "evoluímos", mais do que "evolucionamos", denota de modo mais amplo um processo independente da vontade; antes um *fato* que um *ato*. Evoluir implica ação e, por conseguinte, sugere melhor a existência de um ser atuante.

2. A maioria dos pressupostos implícitos da psicologia ocidental foi exaustivamente abordada por Charles T. Tart em seu livro *Transpersonal Psychologies*; os leitores interessados nesse tipo de formulação teórico-referencial encontrarão aí um desenvolvimento mais pormenorizado.

de Whitehead, pela Hipótese Gaia, pelas estruturas dissipativas – que consideram o universo como uma *gestalt* viva auto-expressiva, dotada de propósito e evolução consciente.

– *A vida é um aspecto insignificante num universo inerte.*

Segundo esse pressuposto, estamos sozinhos, rodeados de coisas inanimadas sem vinculação; portanto, a nossa atuação é causal, mecânica e desprovida de sabedoria ecossistêmica.

– *A física é o estudo do mundo real, sendo esta a ciência fundamental.*

Se o universo é matéria física que opera num quadro espaço-temporal, a experiência do homem será destituída de realidade e valor. A psicologia se transforma no estudo de eventos "irreais" não cientificamente demonstráveis.

Um paradigma espiritual nos sugere uma realidade psíquica tão ou mais real do que a física, já que somos e percebemos da forma como pensamos.

– *O que se percebe através dos sentidos é real. O real é o que se percebe através dos sentidos ou de instrumentos físicos. Nada que não seja percebido através dos sentidos é real.*

Um terapeuta criador convive com o desconhecido, o não-manifesto fisicamente, pressupondo a realidade e validade de acontecimentos que não são "reais" num sentido "físico" – tais como a caridade, o amor, o prazer, a emoção estética –, conceitos inferidos por condutas relacionadas mas impossíveis de detectar por instrumentos físicos de medição.

– *Podemos compreender o universo físico sem que de antemão nos compreendamos a nós mesmos.*

A natureza, personalidade ou consciência de um terapeuta tem um efeito fundamental em sua compreensão do universo. Se supomos que o universo é, de certo modo, *vivo* – e, portanto, capaz de interação recíproca –, o conhecimento interior que cada um tem de si mesmo não apenas afeta a percepção como também exerce efeitos diretos sobre o universo físico.

Não é necessário estudar ou pesquisar o Sol para descobrir a matéria do mundo solar – escreve Ouspensky –, pois essa matéria existe em nós. O homem é um "universo em miniatura"; só podemos compreender o mundo compreendendo primeiro o homem; só podemos compreender o homem compreendendo primeiro a nós mesmos.

Natureza humana

– *Somos apenas um corpo.*

A filosofia noética considera algo mais do que o corpo físico, algo que o transcende e nos identifica com todo o cosmos.

Um modelo operativo consiste em repensarmos o nosso organismo enquanto uma estrutura trinitária complexa de correlação vincular, formado por uma área somática, uma psíquica ou psicológica e um estrato que *subordina hierarquicamente os anteriores* (Lupasco) denominado "Consciência Energia".

– *Vivemos de modo isolado com relação ao meio que nos rodeia, pois somos essencialmente independentes.*

Como o demonstra a teoria holográfica, fazemos parte de um todo unificado, um sistema dentro de uma rede de sistemas maiores que nos contêm; um holograma que interpreta um holograma maior.

– *Originamos como uma "tábula rasa" e começamos a vida "do zero".*

Entender a vida humana em termos temporais de lapsos físicos que se concluem na morte é uma visão reducionista que nega toda concepção espiritual, de inconsciente primordial coletivo (Jung) ou possível vida anterior ou futura.

– *A herança e o meio nos determinam de maneira absoluta.*

Esse pressuposto nega qualquer acepção viável de "livre-arbítrio" ou modificação responsável, tornando estéril, portanto, todo processo criativo de evolução de cunho terapêutico.

– *Compreendemos a origem e a evolução da espécie humana.*

Contrariando a suposição de que evoluímos "acidentalmente" do macaco ao homem, psicologias transpessoais afirmam que o processo evolutivo faz parte de uma Consciência orientadora, de um fluir "inteligente e criador" que atua num sentido ordenadamente preciso e não apenas ao acaso.

– *Não há limites para as conquistas humanas.*

Essa postura antropocêntrica distorce a nossa verdadeira grandeza e os nossos limites em relação à totalidade cósmica. A *humildade* é um dos primeiros requisitos para o desenvolvimento de uma epistemologia criativa.

> *Proponho a humildade, não como um princípio moral, desagradável para um grande número de pessoas, mas tão-somente como um elemento de filosofia científica.*
>
> Gregory Bateson

– *Cada ser humano é um elemento isolado dos outros, limitado pelo seu sistema nervoso.*

Se supomos que o universo físico é o real, "anatomicamente" estamos isolados uns dos outros, como partículas cartesianas. A partir de uma visão transpessoal, podemos inferir a possibilidade de "contato" entre essências holonômicas situadas para além do mundo físico e não limitadas pelas propriedades fisiológicas do sistema nervoso. Dessa forma, as relações transferenciais em psicoterapia não são simples modos inapreensíveis, mas autênticas pontes de vínculo profundo, ressonâncias de coração a coração.

A nossa função no Universo

– *Num universo desprovido de finalidade, não temos nenhuma função.*

Tanto o artista como o terapeuta reconhecem a sua funcionalidade cósmica, que, embora varie de maneira exterior, consiste em atingir o maior grau de Consciência como desenvolvimento integral.

Bateson diz que, como terapeutas, temos um dever muito claro. Em primeiro lugar, conseguir a clareza dentro de nós; procurar depois qualquer sinal de clareza nos outros, a fim de chegar a instrumentalizá-los e reforçar tudo o que houver neles de sadio.

E ainda há algumas coisas sadias no mundo. Grande parte da filosofia oriental é muito mais sadia do que qualquer coisa produzida pelo Ocidente; e alguns dos esforços não tão satisfatoriamente articulados dos nossos jovens – conclui Bateson – são mais sadios do que as convenções implícitas da ordem estabelecida.

– *A finalidade humana é reduzir a dor e produzir o máximo de prazer*.

O apego ao prazer e a recusa da experiência dolorosa nos mantêm presos a uma ilusão evitativa, pois essas experiências são dois pólos de uma mesma realidade, contendo pautas de aprendizagem e maturação correspondentes.

– *Estamos aqui para conquistar o universo*.

É comum que as pessoas experimentem a sua vida como uma luta constante por conquistar domínios inatingíveis, sejam eles físicos, culturais, econômicos ou sociais. Um processo de psicoterapia se orienta para a compreensão do nosso lugar harmonioso no universo, e não para a conquista de um estado particular que se ajuste à nossa estreita visão do mundo.

– *Somos a forma suprema e de maior inteligência na terra*.

Esse tipo de crença tem um corolário inevitável: dependemos única e inteiramente do nosso próprio esforço pessoal, não sendo muito difícil para nós aceitar uma ajuda verdadeira que promova uma mudança significativa.

– *Todos os organismos "inferiores" a nós existem para o nosso benefício*.

Esse modo de pensar nos exime de todo compromisso ou obrigação para com outras formas de vida, explorando e desorganizando sistemas sem avaliar as conseqüências possíveis. Fazemos parte de uma imensa rede e a nossa *função* o é em vinculação com sistemas globais; não para um benefício efêmero, desprovido de sabedoria.

Natureza da Consciência

– *Somos os únicos seres conscientes.*

Uma concepção holista em consonância com a filosofia noética que esboçamos aprova que outras formas orgânicas (inferiores?) ou estruturas não-físicas possuam graus de consciência diversos, embora de maneiras muito diferentes da assumida pelo homem. A noção de "Consciência Energia" é um princípio unificador geral universal que atua sobre todo o existente, um Absoluto que não admite individualizações ilusórias. Como dizia Eckhart, *até mesmo uma pedra pode ser Deus*.

Stephane Lupasco sugere a impossibilidade de compreender e encontrar no homem a origem de uma arquitetura tão heterogênea como a Consciência. A visão animista de Fechner supõe que as plantas sejam dotadas de uma alma, coincidindo com a antroposofia de Rudolf Steiner, que projeta uma luz totalmente diferente sobre a energia e a consciência dos corpos, tanto humanos como vegetais, e sobre a relação entre as células individuais e o cosmos integral. Tal como o descreve Westlake, em *Pattern of Health*, vivemos confinados num vale de conceitos materialistas e nos negamos a acreditar que exista algo para além do mundo físico material dos nossos cinco sentidos; porque, como habitantes do país dos cegos, rejeitamos os que afirmam ter visto, com os seus olhos espirituais, o grande mundo sensível em que estamos submersos; nós, terapeutas, desprezamos essas afirmações, rotulando-as de "patologias", e apresentamos explicações científicas "mais prudentes" e "razoável".

Assim como no reino vegetal – afirma Therese Brosse –, a Consciência se revela no reino animal em toda a escala hierárquica, sob formas diferentes, do nível de seres microscópicos, passando por outras estruturas mais complexas, até culminar no cérebro cortical dos mamíferos superiores.

– *Somos conscientes.*

Esse pressuposto presume que percebemos coisas, temos noção da nossa identidade individual ao percebermos e podemos realizar atos voluntários com base nas percepções.

Na realidade, o estado de consciência comum não possui esses atributos que lhe conferimos, ou seja, a apreensão segura de si mesmo e dos estímulos recebidos, assim como o exercício volitivo como capacidade de opção. Embora tenhamos potencialidade para sermos realmente conscientes, isso só é uma possibilidade, que exige um processo de desenvolvimento.

– *A Consciência é algo "espiritual", sem substrato biológico autêntico.*

Os defensores dessa crença – dicotomia espiritual/material – atribuem ao espírito uma qualidade metafísica ou religiosa inacessível, desconhecendo que, a partir da ciência moderna (e sem tirar o valor do misticismo), é viável inferir leis biológicas que presidem o jogo da energia consciente sem determiná-la nem limitá-la.

O "misticismo sobrenatural" costuma ser tão perigoso quanto o "mecanicismo materialista". Os dois constituem posturas dualistas.

Estados alterados de consciência

– *O nosso estado comum de consciência é o modo mais adaptado e racional pelo qual a mente pode e deve organizar-se, e todos os estados alterados são inferiores ou patológicos.*

Poderíamos citar dezenas de "livros-chave" de psiquiatria e psicopatologia que se baseiam nesse argumento implícito. Embora existam estados de consciência ainda inferiores ao comum (por exemplo, a embriaguez), muitos estados são claramente superiores, sendo considerados adequados para *intuir* aspectos do caminho criador, inacessível ao nosso estado comum de consciência. Os dados vivenciais de um estado alterado de consciência devem ser examinados com seriedade, em vez de descartados como simples "perturbações", ainda que seja clara a existência de uma absoluta diferença estrutural entre um estado místico ou artístico e um estado alucinatório esquizofrênico.

– *Todo aquele que entra espontânea e/ou voluntariamente em estados alterados é com certeza um "doente mental".*

Esse pressuposto, que se relaciona de modo íntimo com o anterior, nos alerta para o fato de que cada paciente deve ser avaliado por seus próprios méritos, com total abertura de idéias a esse respeito. Sem falsas apologias antipsiquiátricas, creio que existem desordens mentais psicóticas a-criativas, mas a minha experiência clínica de mais de quinze anos de trabalho em comunidades terapêuticas e clínicas psiquiátricas me demonstrou que muitos "quadros" preconceituosamente – e temerosamente – classificados de "insanos" às vezes significavam um mau ajuste da pessoa, mas, ainda assim, um acesso a estados diferenciados de Consciência; como, no início, eles se manifestam de maneira excêntrica, é muito mais tranqüilizador reprimi-los de modos sutis, que vão do jaleco químico à internação com eletrochoques.

Ainda me lembro de C., músico que atendi nos anos setenta; ele costumava escutar vozes e sons estranhos, escrevia "coisas incompreensíveis", tinha "visões"; quando o conheci, ele estava sob a ação de medicamentos, a sua família o temia, queria interná-lo. Quanto a ele, "fumava" e dormia abraçado com a sua guitarra. Depois de poucos meses, C. se revelou como um dos mais talentosos poetas e músicos de rock que conheci em minha vida. Ainda hoje, após tantos anos de carreira, ele é por vezes classificado como "louco" pelos seres que Reich descreve como "pobres homenzinhos" portadores da *peste emocional* da humanidade. "Os que atiram a primeira pedra, os que dão início aos rumores, os que põem a polícia, os juízes, os cães, a multidão e os psiquiatras em perseguição do saqueador, do vagabundo, do judeu, do negro, do marginalizado, do artista e do imigrante; os que, com grandes gritos 'mistificistas', vomitam suas furiosas 'verdades' religiosas, políticas, científicas; os que, inúmeros, se tornam coro – de igreja, partido ou seita – atrás dos führers ou gurus, se aglutinam e formam multidões para assegurar animosamente a boa administração dos hospícios e das prisões" (R. Dadoun).

Relação mente-corpo – *O corpo é um sistema mecânico que executa as ordens do sistema nervoso*.

Não temos um corpo. Somos um corpo. O corpo é uma fonte importante de informação, uma espécie de "cérebro ou mente de per si" (C. Tart), capaz de tomar decisões e influenciar a mente. Para um psiconauta do espaço interior, assim como para todo artista, o corpo não é seu "escravo", mas seu "aliado".

Personalidade – *A nossa personalidade nos torna únicos e nos oferece o sentido de identidade*.

A essência do indivíduo subjaz à realidade relativa e superficial da personalidade, constituindo esta um nível inferior do desenvolvimento humano; o apego à personalidade é um obstáculo à evolução plena do ser total.

– *O desenvolvimento da personalidade acaba e se completa na idade adulta, exceto no caso de doentes mentais*.

Cremos que o desenvolvimento não se encerra, como se supõe, de uma forma culturalmente condicionada, quando somos adultos, pois podemos cultivar um contato cada vez mais profundo conosco mesmos.

– *Uma personalidade sadia é a que possibilita um ajuste favorável do indivíduo ao seu meio cultural.*

Um terapeuta transpessoal adota uma postura mais ampla, vendo o ajuste ao próprio meio como uma conquista superficial e deixando aberta a possibilidade de não-ajuste nos casos em que uma cultura sustente estruturas avaliadas como ilusórias ou corruptas. Como ensina Don Juan na técnica da *espreita*, quem aspira à maturidade espiritual muitas vezes pode "simular" um ajuste ao seu contexto para evitar fricções que distraiam a sua energia dos fins mais importantes. "*No* mundo, mas não *do* mundo."

– *Sendo adultos, possuímos um alto grau de compreensão da nossa própria personalidade.*

A maioria dos terapeutas espera dos seus pacientes uma compreensão de si mesmo e a assunção das responsabilidades decorrentes; contudo, a forma habitual de compreender é relativamente trivial e distorcida, reduzindo-se a níveis não muito transcendentes do nosso funcionamento global. A partir desse pressuposto, muitos processos terapêuticos se desenvolvem num contexto ilusório, que é reforçado de modo mútuo por paciente e terapeuta.

Processos cognitivos

– *A nossa capacidade mais elevada é o raciocínio.*

Existe uma clara divergência entre uma concepção que considera a capacidade de pensar logicamente como a mais valiosa que possuímos e a concepção que propõe caminhos ligados à intuição – a capacidade de amar, por exemplo – como faculdades de igual ou maior importância que as meramente intelectuais. Certo tipo de conhecimento só é obtido quando se alcançou um determinado grau de desenvolvimento estético, espiritual ou afetivo. Um psicoterapeuta não se "desenvolve mais" acumulando um arsenal de dados, definições e informação no seu biocomputador cerebral, mas sim, à maneira de um artista, conciliando as "razões da razão com as razões do coração".

– *A ampliação dos nossos processos cognitivos é um caminho para a sabedoria.*

Costumamos acreditar que, em nossa formação como terapeutas, a necessidade primordial é uma maior informação sobre como agirmos em certas situações, pois *já* possuímos um grau de conhecimento e devemos *acrescentar* referências teóricas ao que temos.

De uma perspectiva transpessoal, se desejamos uma maior clareza, devemos questionar de antemão, e talvez *eliminar*, boa parte do que cremos conhecer, desenvolvendo faculdades ou modos de conhecimento novos, em lugar de aprendermos a racionalizar com maior rapidez. Uma das dificuldades mais comuns que costumam acometer os alunos que iniciam os meus Seminários de Formação em Musicoterapia Transpessoal consiste em compreender a noção de que, em todo processo de terapia, nem sempre se trata do que devemos *fazer* mas do que devemos *deixar de fazer.* Desse modo, a função de um terapeuta não consiste em dizer ou mostrar ao outro qual ou como é a natureza última da sua realidade, mas em "ensinar" a maneira de chegar a experimentar isso por si mesmo, de tal forma que o seu paciente passe por um *conhecimento direto*. O paciente não deve "conhecer" o seu problema em termos racionais, mas vivenciá-lo, jogá-lo criativamente, como caminho possível para mais tarde poder "sair" dele. O termo "sair" de um conflito é, em certo sentido, um axioma paradoxal, já que implica uma visão e uma compreensão mais profundas, mais penetrantes; um "entrar" em vivência e um "sair" posterior, sempre com uma visão diferente.

– *A "inconsistência" lógio-racional na expressão de um acontecimento o invalida de imediato*.

Com freqüência, o material de um sonho, uma experiência espiritual ou a emoção percebida ao se escutar uma música se manifestam sob formas que apresentam "inconsistências lógicas" e sérias dificuldades de tradução verbal. Na realidade, a lógica é apenas uma forma de conhecimento entre tantas outras e, no domínio terapêutico – tal como no âmbito artístico –, costuma ser desprovida de importância. Se um indivíduo experimenta um estado místico de alteração da Consciência e demonstra dificuldades ao racionalizá-lo, isso exprime uma limitação no sistema lógico do pensamento e não uma limitação referente à validade do estado vivenciado. Muitos terapeutas reconhecem a capacidade da imaginação artística no sentido de "informar" sobre outra realidade subjacente, mas costumam considerá-la como uma forma inferior que pode ser melhorada à medida que se a conceitue de modo adequado. Isso pode ser verdade sob alguns aspectos mas devemos levar em conta que a linguagem só é adequada a *certos tipos* de informação, e não a outros. Daí a enorme importância da inclusão, num contexto "artístico" de terapia de técnicas, modos e formas de compreensão e abordagem relacionados com formas não-verbais, a fim de se chegar a dimensões situadas para além do ego pessoal racional.

Por outro lado, os modos expressivos de elaboração não-verbal também se mostram adequados a *certo tipo* de informação (e não a toda ela), motivo pelo qual um *terapeuta holístico deve trabalhar complementarmente com ambas estruturas de metabolização*. Em musicoterapia, ao trabalhar num enfoque sistêmico transpessoal, me comunico por vários canais simultâneos – digitais e analógicos – e devo por conseguinte, estar aberto e *preparado* para me relacionar empaticamente no maior número possível de "linguagens".

Embora Birdwhistell tenha demonstrado que 75% de toda comunicação é não-verbal e que, quando numa relação há duas mensagens simultâneas e diferenciadas, o sujeito dá mais atenção à linguagem paraverbal, muitos psicoterapeutas rejeitam ou desacreditam o discurso de um paciente por encontrarem em suas expressões verbais uma forma pobre ou incompleta – atitude que surge de uma crença "ancorada no porto da cabeça", que postula a capacidade de pensar logicamente como característica exclusiva e "dominante" do homem sobre a Terra, desvalorizando outras formas expressivas comunicacionais.

– *Se está de acordo com a nossa postura, uma pessoa se mostra razoável; se difere, provavelmente não é razoável.*

Como diz Tart, "esse pressuposto não é monopólio dos psicólogos, pois nós todos sempre agimos assim e todo mundo o deplora; mas é bom relembrá-lo".

– *Os símbolos são objetos físicos com um significado afetivo ou pautas de funcionamento eletrofisiológico cerebral.*

Símbolo pode ser algo que uma pessoa olha (como um crucifixo ou uma figura mandálica) ou algo que se ouve e que tem certo tipo de significação profunda (ritmos primitivos, estruturas melódicas arquetípicas, um mantra). Muitas pessoas crêem, de maneira errônea, que o símbolo só tem realidade na nossa mente, identificada com pautas cerebrais de funcionamento, mas os símbolos (tais como os arquetípicos, ancestrais, espirituais) possuem uma existência e um *poder* que lhes são próprios, independentemente da mente que os experimente. Na realidade, eles não se *geram* "dentro da mente"; surgem nela como manifestações explicadas de outra ordem subjacente. De acordo com a psicologia junguiana, os símbolos – freqüentes e cotidianos em *toda sessão de terapia* – constituem laços de conexão com realidades não habituais, atuando como autênticos *transmutadores de energia* de/para outros níveis.

Emotividade – *A emotividade interfere na razão lógica e torna irracionais os nossos atos.*

Essa hipervalorização racionalista considera o mundo afetivo como causa de grandes dificuldades no momento de enfrentar toda situação real. A nossa filosofia noética crê que os estados afetivos podem ser meios para se conseguir uma avaliação informática, complementarmente diferente e tão importante quanto a avaliação intelectual pura.

– *A afetividade não tem espaço na pesquisa científica.*

A "objetividade" da ciência se baseia em sua racionalidade e ausência de emoções; embora possa motivar a sua tarefa, um impulso afetivo não pode aparecer nas conseqüências teóricas lógicas.

Essa concepção dualista não se harmoniza com uma terapia integral, que reconhece nos estados emotivos instrumentos vitais para a abordagem e a compreensão de certos tipos de verdades; a "extirpação" afetiva impossibilita o acesso a outros espectros de conhecimentos. As descobertas científicas do homem podem estar em perfeita harmonia com as suas emoções, os seus fins espirituais e as suas crenças religiosas; alguns concebem à afetividade como um sintoma de fragilidade humana, enquanto outros, entre os quais me incluo, a consideram uma *autêntica força criadora.*

– *Não há emoções de ordem superior*.

Supõe-se que os afetos sejam fundamentalmente negativos e que emoções como o amor, a compaixão ou o êxtase meditativo sejam mitos ou indícios de uma estrutura patológica.

O enfoque holístico contempla a possibilidade de experimentar emoções transcendentes, tão ou muito mais reais do que as emoções comuns e superficiais pelas quais passa a maioria dos seres humanos.

Aprendizagem – *A aprendizagem é uma questão de acumular conhecimentos*.

Costumamos trabalhar com o pressuposto implícito de que devemos aprender cada dia *mais*, obtendo maior informação, pois a aprendizagem intelectual é a forma mais elevada de aprendizagem.

Na terapia noética, enfatizamos o fato de *desaprender para aprender*, pois, na realidade, a maioria dos nossos desconhecimentos não provêm de uma falta de informação, mas da abundância de uma informação desnecessária e incorreta. A desaprendizagem, o "desandar" o caminho, talvez seja o passo mais difícil para o desenvolvimento; ao desaprendermos, não perdemos o que sabemos, mas formamos um espaço "vazio" indispensável para a aquisição de novo conhecimento. Costumamos estar muito cheios, "estagnamos" e, dessa maneira, não introduzimos novas premissas de ação. Despojar-se é, às vezes, mais importante do que acumular. A *vacuidade* é uma virtude sagrada.

Supervalorizamos o desenvolvimento intelectual e conferimos pouca importância à educação e ao desenvolvimento de outros sistemas ou caminhos de aprendizagem, de natureza mais intuitiva ou emocional.

Motivação – *As motivações primárias são o desejo de prazer sexual, o poder e a evitação da dor*.

Esse pressuposto, em parte defendido por Freud e Adler, e concebido como necessidade inconsciente, desconhece a própria natureza e a posição do homem no universo. As motivações sexuais, sociais ou de segurança – tal como vimos nas teorias de Maslow – têm grande importância e não se pode negar a sua existência, mas devemos aliar a elas a necessidade espiritual básica ou de autotranscendência (o que Bateson denomina "sabedoria"), que subordina todas as outras. O compreender-se intimamente – e, portanto, compreender a nossa imersão nesse oceano cósmico – costuma ser considerado como uma motivação ou necessidade "secundária"; não obstante, grande parte das patologias neuróticas se arraigam na desatenção a essas necessidades transcendentes.

– *A falta do "desejo de objetos" é patológica, já que esse desejo é um motivo fundamental para uma atuação bem-sucedida na vida*.

Se alguém não deseja um violão novo, uma casa mais bonita, mais dinheiro ou status social mais elevado, padece, segundo se acredita, da patológica "síndrome de desmotivação" (*amotivational syndrome*).

Os terapeutas que vivem numa constante "corrida" pela obtenção e acúmulo de coisas se mantêm enredados num estado de apego e avidez, que os encerra em paradigmas coerentes com a satisfação dessas "motivações básicas".

Percepção – *A nossa percepção nos proporciona uma imagem fiel do mundo que nos rodeia*.

A maioria dos psicoterapeutas supõe que, quando olha ou ouve algo, vê ou escuta tal coisa praticamente como é. A ciência sistêmica demonstra que a maior parte das nossas percepções é seletivamente condicionada e distorcida pela nossa *forma de ver* o mundo pelos nossos desejos, aspirações e necessidades.

Relações sociais – *A causa fundamental do nosso sofrimento pessoal reside nas ações dos outros*.

A filosofia transpessoal reconhece a realidade do sofrimento causado por atos egoístas, injustos, neuróticos ou irracionais dos outros, mas insiste no fato de que a raiz do nosso sofrimento está em nós mesmos, nos nossos próprios desejos, julgamentos, atitudes e ações. Na maioria dos casos, somos responsáveis pelo nosso sofrimento e não podemos acusar ninguém por ele.

Ciência, arte e misticismo – *Ser um cientista e ser um artista ou um místico são coisas incompatíveis*.

David Bohm sugere que a física e o misticismo são dois enfoques diferentes de uma mesma realidade subjacente. Tanto um cientista como um artista *podem* ter em comum a incessante busca das "profundezas em que reside o Real".

Capra diz que uma página de uma revista sobre física experimental moderna será tão misteriosa para o não-iniciado quanto uma mandala tibetana As duas são arquivos de perguntas à natureza do universo.

Há muitos exemplos históricos de cientistas que foram místicos e artistas ao mesmo tempo: Pascal Heisenberg, o violinista Albert Einstein, Jeans, Schrödinger, Planck, Eddington. Tart cita um estudo feito por LeShan sobre as semelhanças e paralelismos existentes entre a visão do mundo de físicos e de místicos. Num artigo sobre o tema, ele mescla concepções provenientes de místicos e físicos acerca da natureza última da realidade: mostra-se impossível a todo leitor diferenciar com exatidão a origem das acepções.

Em seu prefácio a *The Tao of Physics*, Capra observa que a ciência moderna abriu dois caminhos muito divergentes que, a partir da nossa escolha, podem conduzir-nos – para dizê-lo em termos extremos – a *Buda* ou à *Bomba*; cabe a cada pesquisador decidir que caminho tomar. Numa época em que quase a metade dos nossos cientistas trabalham para os militares, malbaratando um enorme potencial de engenho humano e criatividade na descoberta de meios cada vez mais sofisticados de destruição total, o caminho do Buda, *o caminho místico do coração*, nunca será demasiadamente enfatizado.

Essa lista – baseada nas investigações de Charles T. Tart, professor de psicologia na Universidade de Califórnia – não conclue aqui, mas serve de modelo projetivo para repensarmos todos os pressupostos implícitos que guiam a nossa ação enquanto "profissionais da arte da saúde"; nem todos são errôneos, mas, na medida em que funcionam de modo implícito, não admitem questionamento nem reflexão criativa.

Precisamos de uma filosofia do universo que dê sentido às nossas próprias vidas, diz Tart. Precisamos fazer da nossa tarefa uma arte. E a arte implica sempre a criação de um novo jogo de regras; mais amplo. . . Ascendente.

O próprio Max Planck, pai da teoria quântica e Prêmio Nobel de 1918, sugere que a ciência é incapaz de resolver o mistério último da natureza. Tal como a arte, a música ou as experiências místicas, a ciência se fundamenta na capacidade de assombro, na busca do incognoscível. O racionalismo puro não tem lugar neste contexto.

Nada mais que paixão

A principal semelhança entre os estilos de vida do artista, o místico e o terapeuta reside numa preocupação similar em provocar, evocar, convocar mudanças de consciência, alterando as nossas maneiras de sentir a própria existência e os nossos vínculos com a sociedade humana e com o mundo da natureza.

Na alvorada do segundo milênio, o psicoterapeuta do Ocidente começa a compreender que a sua ciência ou a sua arte recebe um nome errôneo, pois o motivo da sua pesquisa é algo muito mais amplo do que psique e a sua problemática. Em consonância com uma concepção sistêmica do homem e do seu ambiente, muitos *psiconautas* estão transformando o seu "trabalho" num renovado *jogo criador*, fato que, por sua vez, leva as formas universais da arte a se mostrarem tão pertinentes às suas funções profissionais.

Watts dizia que, logo que deixa de confundir-se com a definição de si-mesmo que lhe atribuíram os outros, o homem se torna, de maneira conjunta, universal e único. *Universal holonômico* porque o seu organismo é inseparável do cosmos; *único* na medida em que ele só é esse organismo, e não um papel, identidade ou tipo estereotipado, assumido para fins de conveniência do consenso social.

Este parece ser o truque cármico ou a brincadeira cósmica. . .
Faze o teu próprio sonho.
Deves fazê-lo por ti mesmo.
Isso é o que os grandes mestres têm dito desde o princípio do tempo. Eles podem mostrar o caminho, deixar uma indicação e pequenas instruções em livros que agora são considerados sagrados. Mas as instruções estão bem visíveis; sempre estiveram ali e sempre o estarão. As pessoas não podem obtê-lo por ti.
Eu não posso despertar-te.
Desperta-te tu mesmo.
Eu não posso curar-te.
Cura-te tu mesmo.

John Lennon

Não espere de mim
Nada mais que a paixão
Não espere nada de mais
Do meu coração
Que bate, rebate e grita
Geme, chora e se agita
Sambando nas cordas bambas
De uma viola vadia, vadia

Não espere encontrar numa canção
Nada além de um sonho
Nada além de uma ilusão
Talvez quem sabe
A verdade
A infinita vontade
De arrancar de dentro da noite
A barra clara do dia.

Egberto Gismonti/João C. Pádua

EDUCAÇÃO HOLISTA

BLUES ABERTO AO CORAÇÃO[1]

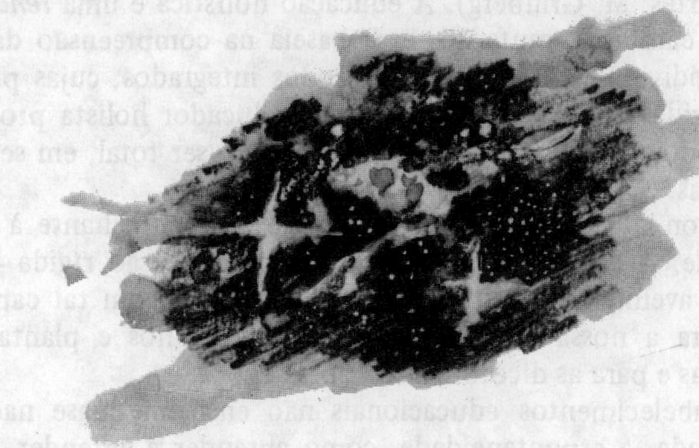

Os homens só alcançam as alturas ajudando outros homens a alcançá-las.

L. H. Dowling

Aos mestres e educadores, escultores da Consciência.

A forma mais simples e familiar da mutação é o movimento. Aprender é mudar e a mudança denota processo. A educação é um processo que modifica aquele que aprende.

O crescimento não significa aquisição de conhecimentos, mas a construção de uma individualidade criadora. Como no caminho da arte, o movimento da mutação implica um elemento essencial: o princípio de liberdade e autonomia.

"Educar" vem do latim *educare*, que indica "levar para adiante algo a partir de dentro". Educar é desenvolver um sistema sensível, em harmonia com outros sistemas mais amplos que o contêm; é desenvolver um processo holístico de transformação, em sincronia com o grande processo da vida.

"Educar" é uma arte. A arte de criar uma pessoa *íntegra*.

Reich escreve que, para o educador, existe uma única lealdade: a lealdade ao vivo e ao ser cósmico *em* cada pessoa. O educador do amanhã sentirá e reconhecerá as qualidades de Vida e fará todo o possível para que possam desenvolver-se. Ele se familiarizará com as qualidades emocionais naturais, que variam de um ser para outro, e aprenderá a considerar as influências sociais, próximas ou longínquas, que se opõem a essas qualidades vivas. A transformação radical, em todos os aspectos da nossa maneira de educar, afeta a vida enquanto tal.

1. O *blues* é uma música que nasceu da canção do trabalho, do hino das plantações, do lamento camponês e andarilho, do *spiritual* que se elevava como prece de liberdade dos homens e mulheres africanos que chegaram escravizados à América.

Holismo criativo

Holos é um termo grego que significa "inteiro"; equivale ao conceito de integridade e se refere à totalidade de *uma unidade* (diferenciando-se de *pan*, que é a totalidade das partes; M. Grinberg). A educação holística é uma *tendência* que emerge nesta era de câmbio e mutação, e se baseia na compreensão da realidade, tanto social como individual, em termos de todos integrados, cujas propriedades não podem ser reduzidas a pequenas unidades. O educador holista procura desenvolver a partir do todo, da integridade, da expansão do ser total, em seus aspectos pessoais e transpessoais.

Marilyn Ferguson afirma que aprender não é algo semelhante à saúde; trata-se da própria saúde. A saúde é a totalidade e uma educação rígida – tal como a conhecemos e provavelmente *padecemos* –, é uma força com tal capacidade de destruição que quebra a nossa integridade, fragmentando-nos e plantando as sementes para as doenças e para as dicotomias da nossa época.

Porque os estabelecimentos educacionais não ensinam quase nada sobre a iniciativa, a amabilidade, a espontaneidade, como aprender a aprender, como crescer conservando a forma, a confiança em nós mesmos, o valor, a criatividade, a expressão, a responsabilidade, a alegria, a capacidade de resolvermos problemas numa variedade de circunstâncias, o amor pelos animais, o verdadeiro sentido do êxtase religioso ou a pauta da experiência estética?

"Será que os mestres sabem que carregam consigo o 'beijo da morte' que torna insípido tudo o que tocam e então sabiamente se negam a tocar ou ensinar qualquer coisa que tenha importância para a vida real? Ou será que eles carregam o 'beijo da morte' *porque* não se atrevem a ensinar nada de importância para a vida real? (G. Bateson)

Uma educação artística não implica o ensino de uma "arte em particular"; trata-se de um convite a um pensamento totalizador transpessoal, que confia na capacidade de desenvolvimento da pessoa integral, fomentando a autonomia transcendente do ser humano em detrimento da auto-aceitação complacente de si mesmo.

Irmão educador. . .

É óbvia a sua importância numa nova perspectiva pedagógica; o seu nível de Consciência, o seu grau de evolução pessoal, a sua própria criatividade, amor pela verdade, mistério e iluminação, a sua coragem e ânsia de harmonia transcendem as fronteiras da sua "tarefa" e se tornam o verdadeiro veículo *transformador*. A sua ferramenta mais vital é a sua própria pessoa, o seu organismo consciente como operador e *catalisador* de mensagens e freqüências diversas. Como sugeria Baba Ram Dass, o que você tem para oferecer ao outro é – nem mais nem menos – *o seu próprio ser*. Ninguém pode passar de um estado de Consciência para outro mais elevado, desenvolver-se em termos noéticos, sem entrar "em sintonia" de inspiração com a "transcendência interior de uma personalidade que viva de forma estável nesse nível. Como educador, você é, em si mesmo, uma *força de mudança*.

Considero que a criatividade – esse pulsar interior que nos sintoniza com a dança das estrelas – pode ser "educada", estimulada, aprendida. Você deve ajudar os "pequenos sábios" a desenvolverem as suas potencialidades criadoras. Um dos meus Mestres – Fedora Aberastury – costumava dizer-me que as crianças são as únicas pessoas que deveriam ser tratadas por "senhor(a)".

Nunca é muito cedo para iniciar uma educação criativa.

Nunca é muito tarde. . .

Você me pergunta como encontrar o espírito da arte. Olhando uma árvore com paciência, andando descalço na grama, tocando, cheirando, acariciando, preparando uma harmoniosa refeição, "dançando" ao som da chuva, chorando e rindo, fomentando o pensamento divergente, equivocando-se, errando e recomeçando, permanecendo em silêncio. Experimente isso com o seu aluno, com o seu discípulo, com o seu "aprendiz". Assim se tece a trama de uma relação; através da *ação* criadora.

Nunca é muito tarde para a flexibilidade e para a fluidez.

A abertura e a liberdade favorecem a originalidade, a experimentação, a iniciativa, a descoberta, a criação de um "novo mundo". Uma vez que tenha desenvolvido criatividade num *campo*, você pode transpor essas faculdades para outras áreas com facilidade.

Deixe de ser sempre "mestre" e transforme-se em "aprendiz" dos seus próprios alunos; eles o guiarão se você ensiná-los a perguntarem. Juntos, vocês encontrarão as respostas, que, por sua vez, se tornarão novas perguntas.

Eles são o futuro; *deixe-os serem* correndo riscos. Esse é o jogo da vida; só se pode passar jogando, estimulando a fantasia, a imaginação e o pensamento divergente. Aprendemos a realidade jogando transacionalmente com ela.

Lembre-se de que não se trata de acelerar processos, mas de proporcionar um ambiente de segurança para que cada processo se desenvolva de modo pleno.

Fale a eles do *contexto*, de que nada está fossilizado ou é permanente; *o permanente é a mudança*, o retorno, a mutação. O que hoje é de uma forma amanhã pode mudar. Ensine as *pautas que conectam* essas mudanças; explore os sentimentos referentes a cada crença nova.

Pense e aja com todo o seu cérebro; lembre-se de que, como numa placa holográfica, a informação está distribuída em toda a sua superfície. Potencialize as estratégias holistas, não lineares e intuitivas, em conjunção com o pensamento discursivo analítico do hemisfério esquerdo. Integre formas e contextos, fundos e figuras, pois assim nascem os significados.

Não se preocupe demais com as normas estabelecidas; interesse-se pelos resultados. *Aprender é mudar*, transcender os antigos níveis de maneira contínua, a fim de voltar a *recomeçar*.

Procure entrar em ressonância com o seu aluno, "ponha-se no lugar dele", sinta as suas necessidades, a sua disposição para o movimento, as suas esperanças, conflitos e medos inconfessados. Ajude-o a formular mais perguntas, as "adequadas", em vez de exigir dele respostas "corretas". Se você se arrisca ao fracasso, tudo é possível; você é o parteiro de uma nova possibilidade, de um novo Ser.

Intua. . .

Imagine. A intuição acompanha o intelecto. Na região da mente não há limites. Não há limites para o sentimento. Não há limites para o pensamento. Na região da mente, o que se crê verdadeiro se torna verdade.

Transcenda a sua própria cultura em favor de uma *sabedoria planetária coletiva* e lembre-se de que cada criança é um pequeno Buda que tudo sabe; ela só precisa encontrar os caminhos para revelar esse conhecimento.

Não se esqueça de que você já foi criança. . . um filho do velho paradigma. O exercício mais revelador consiste simplesmente em assumir se você é o que é, ou se é a personagem ritual que atribuíram a você a partir de fora.

Confie nas crianças do futuro; são os *filhos do novo paradigma.*

Lembre-se de que você já foi criança. . .

Lembre-se de que *ontem* você foi sábio.

O ensino não é mais do que uma balsa para cruzar um rio; quando se alcançou a margem oposta, ela deve ser abandonada.

Transcendida.

Tudo o de que elas precisam é de amor.

Os mestres não são incidentais na nossa sociedade – diz Leonard –, mas são o seu próprio coração. As crianças são os nossos *passaportes para o porvir*. Se fracassarmos em educar a nova geração, não poderá haver um futuro para o homem.

Nos últimos quinze anos, coordenei diversos grupos de formação em musicoterapia e psicologia transpessoal. Trabalhei em universidades, hospitais e comunidades terapêuticas, escolas e grupos de estudo; faço também seminários voltados para uma concepção holista da realidade, enriquecendo-me com o trabalho junto aos meus alunos. Não pertenço hoje a nenhuma escola ou organização acadêmica; a experiência me ensinou que a única coisa viva na maioria desses lugares são os próprios alunos, com suas legítimas tentativas de ampliar a liberdade, a criatividade, a esperança e a consciência. As próprias estruturas internas dos organismos docentes tendem a paralisá-los; com chamativas posturas "humanistas de vanguarda" destituídas de conteúdo profundo, mantêm os mesmos sistemas hierárquicos e autoritários das rígidas formas educacionais do passado, deixando de lado o saber e a consciência essencial do viver em benefício de fragmentações isoladas socialmente adaptadas e rentáveis. Existe em todos eles uma enorme contradição entre o seu intenso desejo de vida e a sua incapacidade de plasmar a própria vida, entre os seus objetivos declarados e os seus objetivos reais.

Estamos num período de mudança e transmutação de paradigmas que envolve todas as áreas da atuação humana. Estamos imersos num processo de evolução no qual manter-se aberto e flexível é mais vital do que apoiar-se em inamovíveis "certezas". Muitos educadores começam a orientar a formação do ser humano para a integridade, a unidade e a transcendência, explorando as potencialidades de uma *educação transpessoal universal*.

Cada nova aprendizagem pressupõe uma mudança de paradigmas. *Educar* é uma arte. A arte de criar uma pessoa íntegra.

Minha mãe era do céu,
meu pai era da terra.
Mas eu sou do universo.

Yer Blues, Lennon-McCartney

PRECE

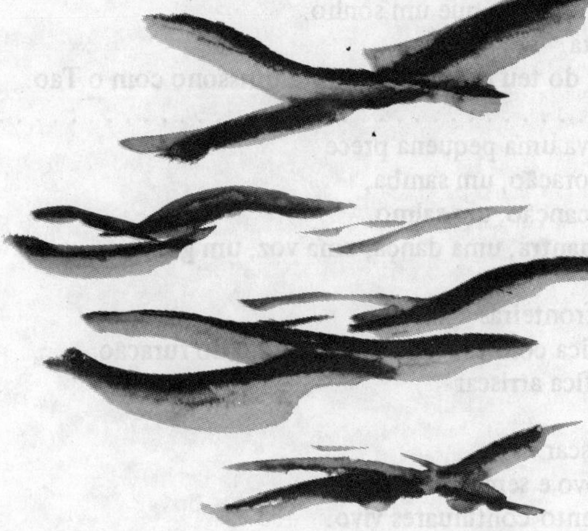

O passado é tão confuso
e inapreensível quanto o futuro.
O Gênesis
um arquétipo.
Os olhos do coração
vêem a pulsação do som
nas rochas
nas estrelas
nos amantes, loucos, poetas,
nos sonhos e nas fantasias.
Um único pulsar
eleva a sua cíclica voz
um macrocósmico ritual mântrico
criando vibração
vibrando criação
como o vento nas folhas da nogueira.
Fazemos parte de uma sinfonia holográfica
caleidoscópica
de uma nova alquimia emocional.
Somos iniciados da fraternidade da alma
síntese de céus
e terras.
Não é necessário transcender o mundo.
Tudo que precisamos saber
se estamos lucidamente atentos
se encontra bem *diante de nós*
na linha de fogo
no fio da navalha
no silêncio de que nasce todo som.
Não somos o que o nosso senso comum nos exige que acreditemos ser.
Somos seres luminosos
compositores da Música da Criação.
Não esperes de mim

nada mais que paixão
nada além do que um sonho.
Escuta
a voz do teu coração. Bate em uníssono com o Tao.
. . . .
E eleva uma pequena prece
uma oração, um samba,
uma canção, um salmo,
um mantra, uma dança, uma voz, um grito.
Criar
sem fronteiras
significa colocar a tua vida no olho do furacão.
Significa arriscar
e cair
e arriscar
de novo e sempre
enquanto continuares vivo.
Nunca se esqueças
o caminho da Consciência
o paciente Ritmo dos ritmos
é o caminho certo do teu coração.

EPÍLOGO EM MADRI

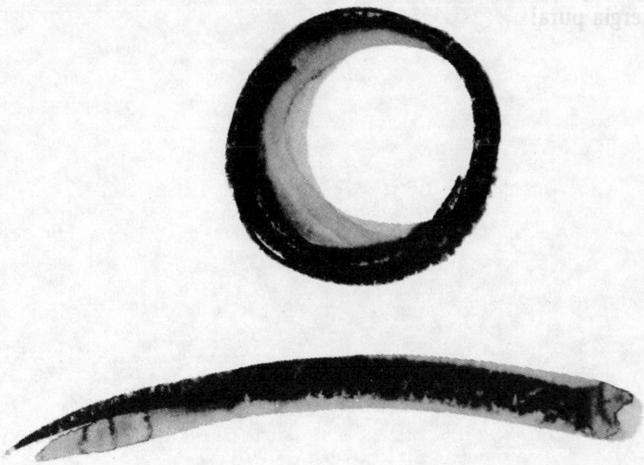

Abril de 1990

Várias vezes, ao viajar pela Europa fazendo seminários, senti "saudades" – nostalgia – de muitas das pessoas que estiveram comigo no Brasil durante o processo de criação deste livro. Homens e mulheres humildes e verdadeiros; sábios corações abertos.

Hoje, ao fraco sol da primavera madrilenha, recordo alguns fatos com extrema clareza. . .

Num dos meus momentos de descanso, saio para caminhar pelo monte e me encontro com José Freitas, um velho camponês do lugar. Ele me conta tranqüilamente que, naqueles dias, por causa do clima e das chuvas, deparou com várias cobras venenosas entre as plantas. Impressionado com o seu comentário, e esperando obter algum conselho de antídoto eficaz ou uma "receita" nativa, pergunto-lhe: E o que se faz quando se é mordido por uma cobra? José interrompe o seu trabalho, olha-me nos olhos um pouco perplexo por causa da pergunta e responde com simplicidade: "Morrer. . . você simplesmente tem de morrer".

Lembro-me também do dia em que conheci Dora, uma "mãe-de-santo" do Rio de Janeiro. Eu estava muito emocionado, pois era o meu primeiro contato direto com o *candomblé*. Ela tomou minhas mãos, fechou os olhos e começou a cantar; cantou cerca de vinte minutos, de uma forma e com uma emoção que eu nunca sentira. Compreendi naquele momento que criara em mim um espaço que eu jamais perderia, um centro de fé que me acompanha todos os dias e que permeia a minha música e os meus atos com esse mesmo caudal emocional. Dora revelou-me a força da música como ponte entre diferentes realidades.

A música de Egberto Gismonti me acompanha enquanto escrevo esta conclusão.

"Porque o sonho terminava
quando o dia amanhecia;
No espelho
um rosário de silêncio."

E tenho diante de mim o comentário que ouvi de Fedora Aberastury, em Buenos Aires, quando do seu encontro com Egberto, que tocou piano para ela e alguns discípulos:

– É energia pura!

Glossário

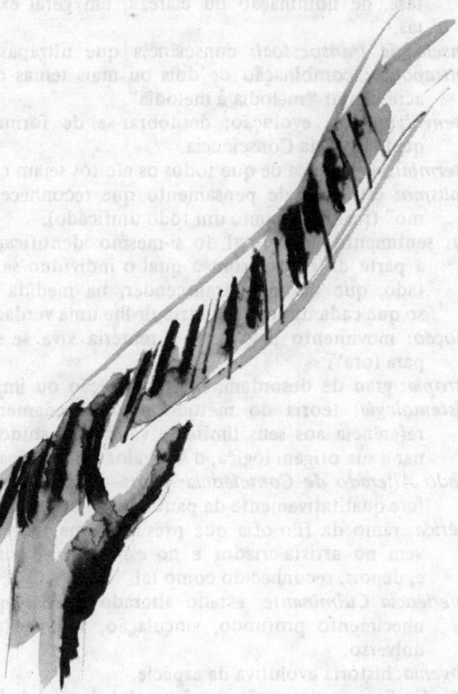

Acaso: conjunto de fatores indefinidos, irrelevantes e não relacionados com a questão específica; casualidade.

Adaptação: processo dinâmico através do qual um organismo se ajusta ao seu ambiente e modo de vida.

Aleatória: dependente de algum evento casual; diz-se que uma seqüência é aleatória se não há maneira de prever o acontecimento seguinte, dotado de determinada índole, a partir do acontecimento ou acontecimentos que o precederam e se o sistema obedece às regularidades da possibilidade; pertencente ou relativo ao jogo do acaso.

Aprendizagem: processo mediante o qual um sistema se modifica, em resposta à informação recebida por um estímulo externo.

Arquétipos: modelo original; formas ou imagens mentais associadas com instintos; pautas ou modelos exemplares de manifestação.

Auto-realização: concretização de tudo o que uma pessoa pode chegar a ser.

Campo: espaço no qual atuam as linhas de forças magnéticas, elétricas ou dinâmicas.

Campo de Consciência: estado alterado de consciência no qual o indivíduo crê experimentar um prolongamento dos limites habituais do seu ser, de tal modo que uma parte, ou a totalidade, do meio que o rodeia se funde com a sua consciência do eu.

Caráter: modo típico de agir e reagir psicossomaticamente de um indivíduo; aspecto da personalidade que pode ser atribuído à experiência.

Causalidade: correlação ou conexão entre causa e efeito.

Centrar-se: focalizar a atenção em si mesmo ou em algum processo em especial.

Cibernética: ramo da matemática que se ocupa dos problemas do controle, da recursividade e da informação. O estudo dos princípios comuns entre o funcionamento dos computadores e do sistema nervoso humano.

Consciência: estado de consciência alerta; estrato ou dimensão fundamental da existência, através do qual se realizam todas as atividades mentais e físicas (pensamentos, sentimentos, sonhos, volições, sensações e comportamento). Por esse motivo, a consciência é mais do que o conhecimento de si mesmo. As chamadas atividades inconscientes dependem, em certa medida, da consciência.

Consciência cósmica: pretende-se que seja o estado superior da consciência conhecida pelos seres humanos. Diz-se que, através dela, se consegue o conhecimento do significado da vida e do universo. Esse conhecimento se faz acompanhar por um sentimento de êxtase, de iluminação ou clareza, em geral exemplificados por santos, místicos ou artistas.

Consciência transpessoal: consciência que ultrapassa os domínios do pessoal ou individual.

Contraponto: combinação de dois ou mais temas ou frases de ações; em música, é a arte de acrescentar "melodia à melodia".

Desenvolvimento: evolução; desdobrar-se de forma mais completa; promover o crescimento qualitativo da Consciência.

Determinismo: crença de que todos os efeitos sejam criados por causas absolutas.

Dualismo: estrutura de pensamento que reconhece dois princípios independentes do "monismo" (realidade como um todo unificado).

Ego: sentimento conceitual do si-mesmo identificado com a condição separada do indivíduo; a parte da mente com a qual o indivíduo se identifica; o pequeno eu, possessivo e limitado, que devemos transcender, na medida em que é constituído por ilusões, ao passo que cada um tende a atribuir-lhe uma verdadeira realidade.

Emoção: movimento pelo qual a matéria viva se ex-pressa. Literalmente, significa "mover-se para fora".

Entropia: grau de desordem, indiferenciação ou imprevisibilidade num conjunto de elementos.

Epistemologia: teoria do método e dos fundamentos do conhecimento, especialmente com referência aos seus limites e validade; estudo crítico das ciências, com vistas a determinar a sua origem lógica, o seu valor e o seu alcance.

Estado Alterado de Consciência: pauta do conhecimento na qual o funcionamento mental difere qualitativamente da pauta dos estados normais de vigília.

Estética: ramo da filosofia que presume uma teoria da beleza, dos processos que se desenvolvem no artista-criador e no espectador-ouvinte por cujo intermédio "o belo" é criado e, depois, reconhecido como tal.

Experiência Culminante: estado alterado intenso que se caracteriza por uma sensação de conhecimento profundo, vinculação, adequação, unidade e perfeição de si mesmo e do universo.

Filogenia: história evolutiva da espécie.

Filosofia Perene: descrição fundamental da realidade da natureza humana que se encontra na base das principais tradições metafísicas.

Flexibilidade: adaptabilidade; ductilidade; capacidade de moldar-se ou formar-se.

Gestalt: expressão para indicar o caráter da percepção como uma unidade. Padrão conceitual no qual o todo sempre é mais do que a soma das partes.

Guru: mestre espiritual que tem o poder de guiar outros homens no caminho da realização. Para ser autêntico, ele próprio deve estar realizado, pois, caso contrário, se transforma no que, ironicamente, Watts denomina "guru embusteiro".

Harmonia: adequada ou conveniente proporção e correspondência de um elemento com outro; união ou combinação de eventos consoantes.

Holista: pertencente ao todo; a psicoterapia holística concebe o homem como uma unidade, algo mais do que a soma das suas "partes".

Holofonia: ciênzcia que postula que o nosso sistema de audição acústica utiliza princípios holográficos; para isso, devemos supor que o ouvido humano seja, além de receptor, um transmissor.

Holograma: imagem fotográfica tridimensional obtida por intermédio de um raio laser.

Holonomia: qualidade do conhecimento do Todo a partir de qualquer partícula do universo.

Holotrópico: identificado com uma área da consciência sem limites definidos com ilimitado acesso experiencial a variados aspectos da realidade, sem mediação dos sentidos, apresentando alternativas possíveis ao espaço tridimensional e ao tempo linear.

Homologia: semelhança formal entre duas estruturas orgânicas tal que as relações entre certas partes de A são semelhantes às partes de B correspondentes.

I Ching: Livro das Mutações ou Livro das Mudanças; obra que se encontra na própria base do pensamento e da cultura chinesa, remontando a alguma data entre os anos 3000 e 1200 a.C.

Ilusão: interpretação errônea de um dado sensorial obtido de forma normal.

Informação: qualquer diferença de importância, que gera uma "diferença".

Integrado: que faz parte de um todo completo e perfeito.

Integral: que não carece de nada para ser completo; essencial para a complementação.

Intuição: sensibilidade perceptiva refinada que se dá conta do surgimento e da extinção de cada momento da mente; capacidade de conhecer ou conhecimento obtido sem recurso consciente à inferência ou ao raciocínio.

Isomorfismo: semelhança de estrutura ou forma entre dois fenômenos superficialmente diferentes.

Koan: princípio de verdade eterna transmitido por um mestre, sob a forma de dilema contraditório em sua resolução possível.

Levitação: suposta elevação de corpos ou objetos no ar sem a aparente intervenção de elementos físicos.

Macrofísica: física tradicional que estuda a matéria tal como se apresenta à nossa ingênua percepção.

Mantras: recitações de fórmulas salmodiadas baseadas na reiteração, que têm como principal finalidade a indução de um estado de consciência particular.

Meditação: adestramento da percepção que trabalha com a vivência presente, cultivando a atenção e a percepção do fluir que, momento a momento, vai configurando a nossa vida.

Mensagem: sistema organizado de certas probabilidades.

Metamotivações: motivos de ordem superior que correspondem às metanecessidades.

Microfísica: física nuclear que estuda o núcleo do átomo.

Misoneísmo: medo profundo e supersticioso pela novidade e pela mudança.

Misticismo: doutrina ou crença segundo a qual é possível chegar ao conhecimento direto da realidade última através da intuição ou da compreensão íntima. É uma forma diferente da percepção sensorial comum ou do uso do raciocínio lógico.

Mutação: mudança integral; transformação essencial.

Noética: ciência da Consciência; do grego *nous*.

Número: essência ou causa hipotética dos fenômenos.

Nous: Para os gregos, *espírito*, nível superior da tríade espírito/psique/corpo.

Omnijetivo: pertencente à crença de que a Consciência e o mundo físico não estão separados, mas formam um único campo fundamental de consciência, que se diz omnijetivo em oposição a subjetivo ou objetivo.

Ontogênese: desenvolvimento do indivíduo desde a fecundação do óvulo até o estado adulto, a embriologia mais as mudanças que se podem gestar por ação dos hábitos e do meio.

Paradigma: conjunto de teorias, modelo ou teoria em geral.

Participante: experimentador que não apenas observa um evento como também o altera pelo simples fato de observá-lo.

Percepção: estado ou faculdade de conhecer.

Precognição: previsão ou conhecimento de fatos futuros que não podem ser inferidos do conhecimento atual.

Psicofísico: pertencente à interação mente-corpo.

Psicologia Transpessoal: enfoque psicológico que enfatiza o desenvolvimento fundamental da humanidade, ou o seu potencial transcendente enquanto indivíduo ou espécie. É costume designá-la, em psicologia, como a "quarta força" (as outras seriam o comportamentalismo, a psicanálise e a psicologia humanista).

Psicopatologia: perturbação psicológica; estudo dos distúrbios mentais.

Realidade relativa: visão do mundo tal como percebida de um ponto de vista particular; observação enquanto determinada pela interação entre o observador e o observado.

Relatividade: Teoria da Relatividade formulada por Einstein reconhece a impossibilidade de definir movimentos absolutos e implica a concepção de um continuum espaço-temporal de quatro dimensões.

Ressonância: fenômeno de vibração por simpatia entre dois corpos ou sistemas que possuem uma freqüência semelhante.

Samadhi: desprendimento da Consciência dos níveis de manifestação reabsorvidos nela; nível de realização espiritual.

Satori: despertar para a verdade cósmica.

Sincronismo: coincidência significativa com um conectante a-causal.

Sinergismo: ação cooperativa de agentes separados, de tal índole que o efeito total é maior que a soma dos efeitos tomados independentemente.

Sistêmico: visão da vida como estruturas em circuitos interconectados.

Som: sensação experimentada por um ouvido normal quando dele se aproximam as vibrações de um corpo sonoro.

Tao: conceito ético-metafísico central da filosofia taoísta. Pode ser traduzido como caminho, atalho, sentido, providência, razão, ritmo adequado ou ir consciente. Tao representa o princípio de regulação da alternância de polaridades e sua eterna mutação.

Teleologia: crença de que os fenômenos naturais não são determinados apenas por causa, mas por um desenho global ou princípio organizativo presente na natureza; dirigido para ou configurado por um propósito.

Tensão: condição que se produz quando o ambiente exterior ou uma doença impõem exigências excessivas ou contraditórias à capacidade de ajuste do organismo.

Terceira força: corrente de psicologia humanista, liderada por A. Maslow; a teoria positivista ou condutista é conhecida como "primeira força", a teoria psicanalítica clássica é a "segunda força", a psicologia humanista a citada terceira, e a emergente psicologia *transpessoal* constitue a chamada "quarta força" na evolução dos marcos teóricos em psicologia.

Tradução: transposição; mudança de uma linguagem a outra (por exemplo, de não-verbal a verbal).

Transe: estado alterado de consciência, induzido ou espontâneo, que permite o acesso a capacidades habitualmente inibidas no sistema mente-corpo.

Transpessoal: que transcende ao espaço da individualidade, ao ego ou a personalidade.

Vedas: santas escrituras, as mais antigas da Índia. O Veda original é composto por quatro partes: Rig, Yajus, Sama e Atharva.

Vibração: movimento oscilatório realizado pelos corpos elásticos quando sobre eles atua uma força que os tira da sua posição de quietude e equilíbrio.

Zen: verdadeiro e profundo silêncio; meditação sem objeto; espírito original e puro do ser humano.

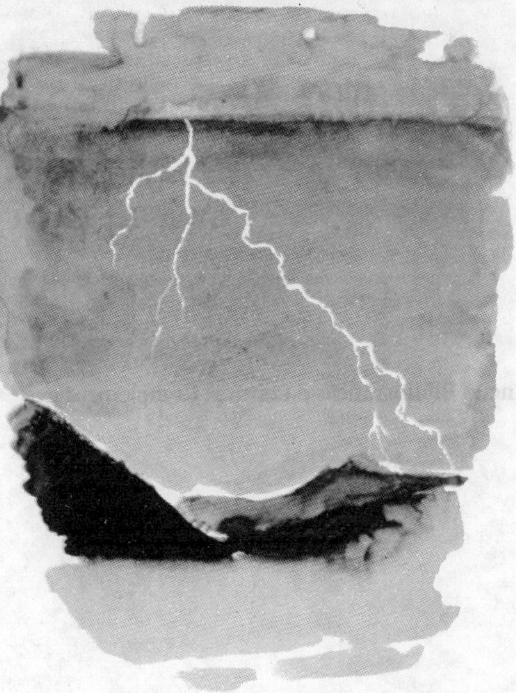

Bibliografia

Esferas de luz

O trabalho da arte é o do *espírito*
A *libertação*
A destruição das amarras que nos mantêm imóveis
Sem deixar entrar a luz

Iluminar a obscuridade é expandir a *Consciência*
Dar as boas-vindas ao *vazio*
Pois a *Criação* parte do *nada*
Da vacuidade "impregnada"
O *irreal* nos desperta do sonho da realidade.

O caminho da Consciência nos propõe encontrar novamente o ***mistério***; o secreto e oculto, e, por conseguinte – como diz Brown –, ***impublicável***, pois apenas alguns, não todos, podem ***vê-lo***.

Para além de um levantamento literário acadêmico e exaustivo, esta bibliografia visa a facilitar caminhos de acesso a uma informação sistêmica orientadora, rumo a espaços ressonantes com os temas abordados neste livro.

"O homem que lê deve ser um homem intensamente *vivo*.
O livro deve ser uma *esfera de luz* na mão." (Ezra Pound)

Marilyn Ferguson conta que, durante o segundo ***blackout*** sofrido pela cidade de Nova York, enquanto algumas pessoas se dedicavam impunemente à pilhagem, outras iluminavam as calçadas com as suas lanternas, das janelas dos seus apartamentos, ajudando os pedestres a "se moverem" de um edifício para outro, proporcionando-lhes uma ***trilha de luz e segurança***. Nesta época de incerteza e fragmentação, em que todas as formas sociais oscilam e se torna difícil para nós encontrar o *caminho* – o nosso Tao –, podemos servir de ***luzes*** uns para os outros.

O livro deve ser uma *esfera de luz* na mão.
Podemos servir de *luzes* uns para os outros.

Referências Bibliográficas e Leituras Complementares

Adler, A., *The Practice and Theory of Individual Psichology*, Nova York, Harcout Brace, 1957.
Aldrich, V. C., *Philosophy of Art*, Englewood Cliffs, Prentice Hall, 1963.
Allport, G. W., *Patterns and Growth of Personality*, Nova York, Holt, Rinehart & Winston, 1961.
Anderson, H. H., *Creativity and its Cultivation*, Nova York, Harper & Row, 1959.
Anderson, N., *Singing Man*, Tiburon, Califórnia, H. J. Kramer, 1980.
Andrews, D. H., *The Simphony of Life*, Lee's Summit, Missouri, Unity Books, 1966.
Angyal, A., *A Holistic Theory*, Nova York, Viking, 1965.
Angerami, O., *Psicología de la Creación Artística*, Buenos Aires, Columba, 1968.
Arnheim, R., *The Gestalt Theory of Expression*, Psychological Review 56, 1949.
________. *Hacia una Psicología del Arte*, Arte e Entropía, Madri, Alianza, 1980.
________. *Arte e Percepción Visual*, Madri, Alianza, 1984.
________. *The Power of the Center*, Berkeley, University of California Press, 1982.
Arundel, H., *La Libertad en el Arte*, México, Grijalbo, 1967.
Assagioli, R., *The Act of Will*, Nova York, Viking, 1973.
________. *Psychosyntesis*, Nova York, Hobbs, Dorman, 1965; *Psicossíntese*, Ed. Cultrix, São Paulo, 1982.
Aurobindo, S., *Ojeadas y Pensamientos*, Buenos Aires, Dédalo, 1976.
Austin, M., *Everyman's Genius*, Indianapolis, Bobbs Merril Co., 1923.
Baba Ram Dass, *Be Here Now*, Nova York, Crown, 1971.
Backman, E. L., *Religious Dances: In the Christian Church and Popular Medicine*, Londres, Allen and Unwin, 1952.
Barnett, L., *The Universe and Dr. Einstein*, Nova York, Bantam Books, 1968.
Barron, F., *The Dream of Art and Poetry*, Psychology Today, dezembro, 1968.
Barzun, J., *Science, The Glorious Entertainment*, Nova York, Harper & Row, 1964.
Bateson, G., *Espíritu y Naturaleza*, Buenos Aires, Amorrortu, 1980.
________. *Pasos hacia una Ecología de la Mente*, Buenos Aires/México, Carlos Lohle, 1976.
Bayer, R., *Historia de la Estética*, México, Fondo de Cultura Económica, 1965.
Bell, J. S., *On the Problem of Hidden Variables in Quantum Physics*, Review of Modern Physics 38, E.U.A., 1966.
Bellah, R., *Beyond Belief: Essays on Religion in a Post Traditional World*, Nova York, Harper & Row.
Belvianes, M., *Sociologie de la Musique*, Paris, Payot, 1951.

Bentov, I., *Stalking the Wild Pendulum*, Nova York, E. P. Dutton, 1977; *À Espreita do Pêndulo Cósmico*, Ed. Pensamento, São Paulo, 1990.
________. *A Cosmic Book: On the Mechanics of Creation*, Nova York, E. P. Dutton, 1982.
Berendt, J. E., *Nada Brahma: The world is sound*, East-West Pub., Newton Works, Londres, 1987.
Berger, R., *Arte y Comunicación*, Barcelona, Gustavo Gilli, 1977.
Berne, E., *Juegos a que participamos*, México, Diana.
Berner, J., *The Innerspace Project*, Nova York, World Publ., 1972.
Bernstein, L., *The Unanswered Question*, Cambridge, Harvard Univ. Press, 1973.
Bernstein, M., *The Rainbow Book*, Berkeley, Shambala, 1975.
Bertalanffy, L., *Robots, Men and Minds*, Nova York, George Braziller, 1967.
Bhattacharya, B., *Magnet Dowsing or the Magnet Study of Life*, Calcutá, Mukhopadhyay, 1967.
Blair, L., *Rhythms of Vision*, Nova York, Schocken Books, 1976.
Blake, W., *Poesía Completa*, 2 vol., Barcelona Ediciones 29, 1980.
Blofeld, J., *Tantric Mysticism in Tibet*, Nova York, E. P. Dutton, 1970.
________. *Sagradas Palabras de Poder, Mantras*, Madri, Edaf, 1980.
Bohm, D., *La Totalidad y el Orden Implicado*, Barcelona, Kairós, 1988.
________. *The Special Theory of Relativity*, Nova York, Benjamín, 1965.
Bohr, N., *Atomic Physics and Human Knowledge*, Nova York, J. Wiley & Sons, 1958.
Bonny, H., *Music and Your Mind*, Nova York, Harper & Row, 1973.
________. *Faciliting GIM Sessions*, Baltimore, Inst. for Consciousness and Music, 1978.
Brelet, G., *Esthétique et Création Musicale*, Paris, P. U. F., 1947.
Bronowski, J., *Ciencia y Valores Humanos*, Barcelona, Lumen, 1968.
Brosse, T., *Consciencia-Energía*, Madri, Taurus, 1981.
Brown, N. O., *El Cuerpo del Amor*, Buenos Aires, Sudamericana, 1972.
________. *Life Against Death*, Connecticut Woleyan Univ., 1959.
Brun, J., *El Retorno de Dionisios*, México, Extemporáneos, 1971.
Buber, M., *Qué es el Hombre?*, México, Fondo de Cultura Económica, 1949.
________. *Hasidism*, Nova York, Philosophical Library, 1948.
Bueno, M., *Princípios de Estética*, México, Patria, 1964.
Calabrese, O., *El Lenguaje del Arte*, Buenos Aires, Paidós, 1987.
Callois, R., *Man and the Sacred*, Glencoe, Free Press, 1959.
Campbell, D., *Introduction to the Musical Brain*, St. Louis, Magnamusic/Baton, 1984.
Campbell, J., *Creative Mythology*, Nova York, Penguin, 1979.
Capra, F., *El Tao de la Física*, Madri, Luis Cárcamo, 1984; *O Tao da Física*, Ed. Cultrix, São Paulo, 1988.
________. *O Ponto de Mutação*, São Paulo, Cultrix, 1984.
Carmen, R., *Our Endagered Hearing*, Pensilvânia, Emmaus, Rodale Press, 1977.
Caso, A., *El Pueblo del Sol*, México, F. C. E., 1953.
________. *El Libro de los Libros de Chilam Balam*, México, F. C. E., 1963.
Cassirer, E., *Filosofía de las Formas Simbólicas*, 3 vol., México, F. C. E., 1976.
________. *Essay on Man: Introduction to a Philosophy of Human Culture*, New Haven, Yale Univ. Press., 1944.
Castañeda, C., *Las Enseñanzas de Don Juan*, México/Argentina, F. C. E., 1979.
________. *Una realidad aparte*, México, F. C. E., 1974.
________. *Relatos de Poder*, México, F. C. E., 1976.
________. *El Don del Águila*, México, Edivisión, 1982.
________. *El Fuego Interno*, México, Edivisión, 1984.
Caudwell, C., *Ilusión y Realidad*, Buenos Aires, Paidós, 1971.
Clark, R. W., *Einstein: The Life and Times*, Londres, Hoddes & Stoughton, 1973.
Clot, R. J., *La Educación Artística*, Barcelona, Miracle, 1964.
Clynes, M., *Music, Mind and Brain*, Nova York, Plenum Press, 1982.
________. *Sentics: The Touch of Emotions*, Nova York, Doubleday, 1977.
Cobb, E., *The Ecology of Imagination in Childhood*, Daedalus, Jour. Ann. Acad. Arts and Sciences, E.U.A., 1959.
Cohen, S., *Sound Effects on Behavior*, Psychology Today, outubro, 1981.
Collingwood, G., *Essays in the Philosophy of Art*, E.U.A., Indiana Univ. Press, 1964.
Colodny, R. G., *Paradigms and Paradoxes*, Univ. of Pittsburg Press, 1972.
Combarieu, J., *Histoire de la Musique*, Paris, Colin, 1946.
Coomaraswamy, A. K., *The Dance of Shiva*, Nova York, The Noonday Press, Nova York, 1962.
Corso, G., *El Hombre Cambiará*, Buenos Aires, Mutantia, nº 7, 1981.
Cowel, H., *The Process of Musical Creation*, American Journal of Psych. 37, 1926.
Creel, H. G., *What is Taoism?*, Chicago, Univ. of Chicago Press, 1970.

Crutchfield, R. S., "Instructing the Individual in Creative Thinking", in *Exploration in Creativity*, Nova York, Harper & Row, 1967.
Chaudhuri, H., *Integral Yoga*, Londres, Allen & Unwin, 1970.
Cheng Man Ching e Smith, R. W., *Tai Chi*, Vermont, Charles Tuttle, 1967.
Chew, G. F., *Hadron Bootstrap: Triumph of Frustration*, Physics Today 23, 1970.
Chose, M., *Just Being at the Piano*, Culver City, Califórnia, Peace Press, 1977.
Da Távola, A.; *La difícil facilidad del verbo oír*, Mutantia 13, Buenos Aires, 1983.
David, N., *Sing with Your Soul*, Cleawater, Flórida, Polyphonia, 1979.
David-Neel, A., *Magos y Místicos del Tibet*, Espanha, Espasa Calpe, 1968.
Dean, S. R., *Metapsychiatry: The Confluence of Psychiatry and Mysticism*, Field Within Fields 110, 1974.
Decelso, *Umbanda para Todos*, Rio de Janeiro, Ed. Eco.
Derisi, O., *Lo Eterno y lo Temporal en el Arte*, Buenos Aires, Emecé, 1967.
Deshimaru, T., *Zen y Artes Marciales*, Madri, Luis Cárcamo, 1980.
Diamond, J., *The Life Energy in Music*, Nova York, Archaeus Press, 1983.
Doczi, G., *The Power of Limits*, Shambala, E.U.A., 1981.
Dodds, E. R., *Los Griegos y lo Irracional*, Revista de Occidente, Madri, 1960.
Doppelt, J. E., *What is Creativity?*, Transactions of the New York Academy of Sciences 26/7, 1964.
Dorfles, G., *Naturaleza y Artificio*, Barcelona, Lumen, 1972.
Dowling, L. H., *El Evangelio Acuario de Jesús el Cristo*, Madri, Eyras, 1978.
Duncan, I., *Mi Vida*, México, Cia. Gen. de Ediciones, 1970.
Eco, U., *La Definición del Arte*, Barcelona, Martinez Roca, 1969.
________. *La Estrutura Ausente*, Barcelona, Lumen, 1981.
________. *Obra Abierta*, Barcelona, Seix Barral, 1965.
Einstein, Albert, *La Evolución de la Física*, Barcelona, Edic. 62, 1984.
Einstein, Alfred, *Mozart, His Character, His Work*, Nova York, Oxford Univ. Press, 1945.
Eliade M., Shamanism: *Archaic Techniques of Ecstasy*, Bollingen Series 76, Nova York, 1964.
Eliot, C., *Japanese Budhism*, Nova York, Barnes & Noble, 1969.
Enjuto, J., *Las Ideas Filosóficas de A. N. Whitehead*, Madri, Tecnos, 1967.
Erikson, E. H., *Identidad*, Madri, Taurus, 1981.
Fauré, E., *Historia del Arte*, 2 vol., Buenos Aires, Sudamericana, 1966.
Fedorn, P., *Ego Psychology and the Psychosis*, Nova York, Basic Books, 1951.
Feltman, J., *Healing with Light and Sound*, Prevention Magaz, junho/1981.
Ferguson, M., *La Conspiración de Acuario*, Barcelona, Kairós, 1985.
Ferlinghetti, L., *Coney Island of the Mind*, Nova York, New Directions, 1958.
Fischer, E., *La Necesidad del Arte*, Colec. Península, Ediciones.
Flanagan, B., *Dentro do Rock*, São Paulo, Marco Zero, 1988.
Fodor, N., *Freud, Jung and Occultism*, New Hyde Park, Nova York, Univ. Books, 1971.
Follet, M. P., *Creative Experience*, Nova York, Longmans, Green, 1934.
Foucault, M., *Esto no es una Pipa*, Barcelona, Anagrama, 1974.
Francastel, P., *Sociología del Arte*, Madri, Alianza Edit., 1984.
Fregtman, C. D., *Cuerpo, Música y Terapia*, Buenos Aires, Búsqueda, 1982; Barcelona, Edic. Integral: *Corpo, Música e Terapia*, Ed. Pensamento, São Paulo, 1989.
________. *El Tao de la Música*, Buenos Aires, Estaciones, 1985; Barcelona, Edic. Integral, 1988; *O Tao da Música*, Ed. Pensamento, São Paulo, 1989.
________. *Holomúsica, Un Camino de Evolución Transpersonal*, Barcelona, Kairós, 1988; *Holomúsica, um caminho de evolução transpessoal*, Ed. Pensamento, São Paulo, 1989.
________. "La Musicoterapia", in *La Cura e la Locura*, Buenos Aires, Búsqueda, 1983.
________. "Creando con Música", in *Primeras Jornadas de Creatividad de los Grupos*, Buenos Aires, Edic. J. C. Piaget/C. T. Vicente Lopez, 1981.
________. *Musiktherapeutische Erfahrungen in einer Tagesklinic*, Musik Medizin, International Fachzeitschrift für Medizin, Musik und Musiktherapie, Alemanha, 1977.
________. *Musiktherapeutische Erfahrungen in einer Tagesklinic II*, Musik Medizin, Alemanha, 1978.
________. *Una Experiencia en Hospital de Día*, Actas del II Congreso Mundial de Musicoterapia, Buenos Aires, 1976; Boletín 9 da Associação de Musicoterapia do Rio de Janeiro, 1979.
________. *Terapias No Verbales en la Comunidad de Día*, Actualidad 47, Buenos Aires, 1979.
________. *Cuerpo y Psicosis en la Comunidad de Día*, Act. Psic. 58, Buenos Aires, 1980.
________. *Múltiples Técnicas de Abordaje en el Tratamiento de la Psicosis*, Act. Psic. 78, Buenos Aires, 1982.
________. *Vivimos en una Sonosfera*, Uno Mismo 3, Buenos Aires, Ed. Agedit, 1983.
________. *La Música del Corazón*, Uno Mismo 14, Buenos Aires, Ed. Agedit, 1984.

________. "Música em Movimiento", en *El Cuerpo en Movimiento I*, Buenos Aires, Ed. Agedit, 1984.
________. *La Energía de la Conciencia*, Uno Mismo 19, Buenos Aires, Ed. Agedit, 1985.
________. *La Música "terapiza"*, Uno Mismo 19, Buenos Aires, Ed. Agedit, 1985.
________. *La Pulsación Vital*, Mutantia, nº 22, Buenos Aires, 1985.
________. *Juglares de Paz*, Uno Mismo 24, Buenos Aires, Ed. Agedit, 1985.
________. *Hijo de las Estrellas*, Senda 13, Bahía Blanca, 1985.
________. *Tocando el Espíritu*, Uno Mismo 49, Buenos Aires, Ed. Agedit, 1987.
________. *Om, El Mantra Cuántico*, Uno Mismo 46, Buenos Aires, Ed. Agedit, 1987.
________. *El Alma es la Casa del Músico*, Uno Mismo 47, Buenos Aires, Ed. Agedit, 1987.
________. *Qué es la música para Keith Jarret*, Integral 115, Ed. Oasis, Barcelona, 1989.
________. *El pulso vital*, Integral 117, Ed. Oasis, Barcelona, 1989.
________. *Resonancias del corazón*, Integral 123, Ed. Oasis, Barcelona, 1990.
Freud, S., *Obras Completas*, Buenos Aires, Amorrortu. Ver em particular *La Moral Sexual "Cultural" y la Nerviosidad Moderna, El Poeta y los Sueños Diurnos, El Malestar en la Cultura, Tres Ensayos para una Teoría Sexual e Compendio de Psicoanálisis.*
Fromm, E., *El Arte de Amar*, Buenos Aires, Paidós, 1977.
________. *El Miedo a la Libertad*, Buenos Aires, Paidós, 1977.
Fung Yu Lan, *A History of Chinese Philosophy*, Londres, Allen & Unwin, 1985.
Gablik, S., *Progress in Art*, Nova York, Rizzoli Int., 1976.
García Martinez, J. A., *Dimensiones de la Creación Artística*, Buenos Aires, Kraft, 1966.
Gardner, H., *Arte, Mente y Cerebro*, Buenos Aires, Paidós, 1987.
________. *Do Babies Sing a Universal Song?*, Psychology Today 15, 1981.
Getzels, J. W., *Creativity and Intelligence*, Londres, Wiley & Sons, 1962.
Ghiselin, B., *The Creative Process*, Mentor Book, Univ. of California, 1964.
Ginsberg, A., *Empty Mirror*, Nova York, Totem Press, 1961.
Goleman, D., *Theories of Personality*, Nova York, John Wiley, 1979.
Gombrich, E., *Arte y Ilusión*, Barcelona, Gustavo Gilli, 1982.
Gonzalez Lanuza, E., *Arte, Ciencia y Artesanía*, Buenos Aires, Emecé, 1966.
Goodman, N., *Los Lenguajes del Arte*, Barcelona, Seix Barral, 1974.
Goodway, N., *Languages of Art*, Indianapolis, Hacket Publ. Co., 1978.
Gray, W., *Self Made by Magic*, Nova York, Weiser, 1975.
Greimas, A. J., *Semántica Estrutural*, Madri, Gredos, 1976.
Grimal, P., *Mitologías de las Estepas, de los Bosques y de las Islas*, Barcelona, Planeta, 1973.
Grimson, W. R., *La Cura y la Locura*, Buenos Aires, Búsqueda, 1983.
Grinberg, M., *La Educación Holística*, Mutantia 14, Buenos Aires, 1983.
________. *Eco-ternura*, Mutantia 12, Buenos Aires, 1982.
Grof, S., *Psicología Transpersonal: Nacimiento, Muerte y Trascendencia en Psicoterapia*, Barcelona, Kairós, 1988.
________. "Dominios del Inconsciente Humano", in Más Allá del Ego, Barcelona, Kairós, 1982.
________. *LSD Therapy, an Interview . . .* , Community Spirit, Nº 2, Monterrei, 1981.
Grotjahn, M., "Creativity and Freedom in Art and Analysis", in *Beyond Laughter*, Nova York, McGraw Hill, 1957.
Guilford, J. P., *Creativity and its Cultivation*, Nova York, Harper & Row, 1959.
Gurdjieff, G., *Relatos de Belcebú a su Nieto*, Buenos Aires, Hachette, 1976.
Gutheil, E., *Music and Your Emotions*, Nova York, Liveright, 1953.
Haag, E. van den, *Creativity, Health and Art*, American Journ. of Psych. 23, fevereiro/1963.
Hamel, P. M., *Through Music to the Self*, E.U.A., Campton Press, 1978; *O Autoconhecimento Através da Música*, Ed. Cultrix, São Paulo, 1990.
Halpern, S., *Som Saúde*, Rio de Janeiro, Tekbox, 1985.
________. *Music Making for Non-Musician*, Califórnia, Halpern Sounds, 1984.
________. *Tuning the Human Instrument*, Califórnia, Spectrum Research Inst., 1978.
Harner, Halifax, Dossey, Grof y otros: *El viaje del chamán*, Kairós, Barcelona, 1989.
Harner, M., *The Way of the Shaman, A Guide to Power and Healing*, Nova York, Harper & Row, 1982.
Hartog, H., *European Music in the Twentieth Century*, Londres, Routledge & Kegan Paul, 1957.
Harrison, J. E., *Ancient Art and Ritual*, Califórnia, Oxford Univ. Press, 1951.
Hau De No Sau Nee, *Espiritualismo: La Forma más Elevada de la Conciencia Política*, Mutantia 24, Buenos Aires, 1987.
Hegel, G. W. F., *Estética, Introdução à História da Filosofia, A Fenomenologia do Espírito*, São Paulo, Abril Cultural, 1980.
Heidegger, M., *El Ser y el Tiempo*, México, F. C. E., 1968.

_______. *El Origen de la Obra de Arte*, México, F. C. E., 1958.
Heisenberg, W., *Physics and Beyond, Encounters and Conversations*, Nova York, Harper & Row, 1971.
_______. *Physics and Philosophy*, Londres Allen & Unwin, 1963.
_______. Schrödinger, E. e outros. *Cuestiones Cuánticas*, Barcelona, Kairós, 1987.
Heline, C., *Esoteric Music*, Califórnia, De Vorsa, 1969.
Herrigel, E., *Zen en el Arte de Tiro con Arco*, Buenos Aires, Kier, 1974; *A Arte Cavalheiresca do Arqueiro Zen*, Ed. Pensamento, São Paulo, 1989.
Holton, G., *The Scientific Imagination*, Cambridge Univ. Press, 1978.
Houston, J., *Listening to the Body*, Nova York, Delacorte, 1978.
_______. *The Possible Human*, Los Angeles, J. P. Tarcher, 1982.
Howes, F., *Man, Mind and Music*, Londres, Secker & Warburg, 1948.
Huang, A., *La Esencia del TaiChi*, Chile, Cuatro Vientos, 1978.
_______. *A Quantum Soap: Fortune Cookies in Crisis*, E.U.A., E. P. Dutton, 1983.
Hudson, L., *Contrary Imagination*, Londres, Methuen, 1966.
Hughes, C. W., *The Human Side of Music*, Nova York, Philosophical Library, 1948.
Husserl, E., *Investigaciones Lógicas* (Obras Completas), Madri, Alianza, 1982.
Huxley, F., *The Way of the Sacred*, Nova York, Laurel Dell Pub. Company, 1976.
_______. *The Perennial Philosophy*, Nova York, Harper & Row, 1970; *A Filosofia Perene*, Ed. Cultrix, São Paulo, 1990.
Huyghe, R., *Diálogo con el Arte*, Buenos Aires, Labor, 1965.
James, W., *Varieties of Religious Experience*, Nova York, Modern Library, 1936; *As Variedades da Experiência Religiosa*, Ed. Cultrix, São Paulo, 1990.
Jeans, J., *The Mysterious Universe*, Nova York, Macmillan, 1930.
Jeanson, F., *De Gide a Sartre*, Buenos Aires, Paidós, 1970.
Jenny, H., *Cymatics: The Structure and Dynamics of Waves and Vibrations*, Basiléia, Suíça, Basilius Press, 1967.
Jensen, A. E., *El Mito y Culto entre Pueblos Primitivos*, México, F. C. E., 1975.
Johnson, W., *Silent Music*, Nova York, Harper & Row, 1974.
Jung, C. G., *The Spirit in Man, Art and Literature*, Princeton, Princeton University Press, 1966.
_______. "Picasso", in *Psychologische Abhandlungen*, Zurique, Rascher, 1950.
_______. *Sobre Cosas que se Ven en el Cielo*, Buenos Aires, Sur, 1961.
_______. *Psicología y Religión*, Barcelona, Paidós, 1981.
_______. *El Secreto de la Flor de Oro*, Barcelona, Paidós, 1981.
Kahler, E., *Lo Verdadero, lo Bello y lo Bueno*, México, UNAM, 1967.
Kandinsky, W., *De lo Espiritual en el Arte*, Buenos Aires, Nueva Visión, 1967.
Kant, E., *Crítica del Juicio*, Buenos Aires, El Ateneo, 1951.
Kapleau, P., *Los Tres Pilares del Zen*, México, Diana, 1975.
Kerouac, J., *Los Vagabundos del Dharma*, Buenos Aires, Losada, 1972.
_______. *Satori in Paris*, Nova York, Grove Press, 1966.
Keyes, E. L., *Tuning: The Creative Power of the Voice*, Califórnia, De Vorsa, 1978.
Khan, H. I., *Music*, Nova York, Samuel Weiser, 1962.
_______. *The Mysticism of Sound*, Nova York, Weber, 1979.
Koestler, A., *En Busca de lo Absoluto*, Barcelona, Kairós.
_______. *The Act of Creation*, Nova York, Macmillan, 1964.
Kogan, J., *La Estética de Kant*, Buenos Aires, El Ateneo, 1951.
_______. *Arte y Metafísica*, Nova York, Liveright, 1947.
Kohler, W., *Gestalt Psychology*, Nova York, Liveright, 1947.
Korzybsky, A., *Science and Sanity*, Lakeville, Conn., 1958.
Krippner, S., *Galaxies of Life: Acupunture and the Human Aura*, Nova York, Macmillan, 1973.
Krishnamurti, J., *La Libertad Primera Y Ultima*, Buenos Aires, Sudamericana, 1983.
Krüger, W., *Das Universum Singt*, Trier, 1974.
Kuhn, T., *La Estructura de las Revoluciones Científicas*, México, F. C. E., 1976.
Kwalwasser, J., *Exploring the Musical Mind*, Nova York, Colemanross, 1955.
Lacan, J., *Escritos I*, Madri, Siglo XXI, 1967.
_______. *Escritos II*, Madrî, Siglo XXI, 1967.
Laing, R. D., *Experiencia y Alienación en la Vida Contemporánea*, Buenos Aires, Paidós, 1971.
_______. *El Yo Dividido*, México, F. C. E., 1964.
Laúd, E., *El Vivir Creativo*, Barcelona, Herder, 1987.
Langer, S., *Feeling and Form*, Nova York, Scribner's Sons, 1953.
_______. *Philosophy in a New Key*, Nova York, Mentor, 1943.
_______. *Los Problemas del Arte*, Buenos Aires, Emecé, 1966.

Lao Tzu, *Tao Te Ching*, Madri, Morata, 1980; *Tao-Te King*, Ed. Pensamento, São Paulo, 1987.
Leary, T., *The Politics of Ecstasy*, Nova York, Putnam, 1968.
________. "The Effects of Test Feedback on Creative Experience", in C. Taylor, *Widening Horizons in Creativity*, Nova York, Wiley & Sons, 1964.
Legge, J., *The Sacred Books of China: Texts of Taoism*, Nova York, Dover, 1962.
Leon Portilla, M., *La Filosofía Nahuatl*, México, UNAM, 1974.
Leonard, G., *Education and Ecstasy*, Nova York, Delta, 1968.
________. *El Pulso Silencioso*, Madri, Edaf, 1979.
Le Shan, L., *The Medium, the Mystic and the Physicist: Toward a General Theory of the Paranormal*, Nova York, Viking, 1974.
________. *How to Meditate*, Nova York, Bantam, 1975.
Lévi-Strauss, C., *Mythologiques*, 4 vol., Paris, Plon, 1964-71.
________. *Mitológicas I, Lo Crudo y lo Cocido*, México, F. C. E.
Lilly, J., *Man and Dolphin*, Nova York, Doubleday, 1961.
________. *El Centro del Ciclón*, Barcelona, Martinez Roca, 1981.
________. *Programming and Metaprogramming in the Human Biocomputer*, Nova York, Julian Press, 1968.
Lingerman, H., *The Healing Energies of Music*, Illinois, Theosophical Pub., 1983; *As Energias Curativas da Música*, Ed. Cultrix, São Paulo, 1990.
Loevinger, J., *Ego Development*, São Francisco, Jossey Bass, 1976.
Lovelock, J., *Gaia: A New Look at Life on Earth*, Londres, Oxford Univ. Press, 1979.
Lowenfeld, V., *Creativity and Mental Growth*, Nova York, Macmillan, 1964.
Lowery, H., *The Background of Music*, Londres, Hutchinson, 1952.
Malinowski, B., *Magic, Science and Religion*, Nova York, Doubleday/Anchor, 1948.
Mannoni, O., *La Otra Escena: Claves de lo Imaginario*, Buenos Aires, Amorrortu, 1979.
Marcuse, H., *Ontología de Hegel*, Barcelona, Martinez Roca, 1969.
________. *Eros and Civilization*, Nova York, Vintage, 1962.
________. *El Hombre Unidimensional*, México, J. Mortiz, 1968.
Martín, G., *Kant: Ontología y Epistemologia*, Córdoba, Univ. de Córdoba.
Maslow, A., *The Farther Reaches of Human Nature*, Nova York, Viking, 1971.
________. *The Psychology of Science*, Nova York, Harper & Row, 1966.
________. *El Hombre Autorrealizado*, Barcelona, Kairós, 1983.
________. *La Personalidad Creadora*, Barcelona, Kairós, 1983.
________. *Motivación y Personalidad*, Barcelona, Sagitario, 1975.
________. Capra, F., Grof, S. e outros, *Más Allá del Fuego, Textos de Psicologia Transpersonal*, Barcelona, Kairós, 1982.
Masters, R. e Houston, J., *LSD, los Secretos de la Experiencia Psicodélica*, Barcelona, Bruguera, 1974.
________. *Psychedelic Art*, Nova York, Grove Press, 1968.
Matussek, P., *La Creatividad*, Barcelona, Herdes, 1984.
May, R., *The Courage to Create*, Nova York, Bantam Books, 1975.
________. *The Meaning of Anxiety*, Nova York, Simon & Schuster, 1977.
________. *Love and Will*, E.U.A., Fontana Lib., 1972.
MoAllestes, D., *Enemy Way Music*, Cambridge, Peabody Museum, 1954.
McKeller, P., *Imagination and Thinking*, Nova York, Basic Books, 1957.
Mead, M., *Adolescencia, Sexo y Cultura en Samoa*, Barcelona, Laia, 1981.
Merchant, C., *The Death of Nature*, Nova York, Harper & Row, 1980.
Merton, T., *El Zen y los Pájaros del Deseo*, Barcelona, Kairós, 1972; *Zen e as Aves de Rapina*, Ed. Cultrix, São Paulo, 1987.
________. *The Way of Chuang Tzu*, Nova York, New Directions, 1965.
________. *Semillas de Contemplación*, Buenos Aires, Sudamericana, 1977.
Metzner, R., *The Ecstasy Adventure*, Nova York, Macmillan, 1968.
Meyer, L., *Emotion and Meaning in Music*, Chicago, Chicago Univ. Press, 1956.
Michel, A., *Psychoanalise de la Musique*, Paris, P.U.F., 1951.
Mitchell, E., *El Mundo de la Parapsicología*, Buenos Aires, Horme, 1982.
________. *Parapsicología del Desconocido*, Buenos Aires, Horme, 1982.
Moles, A., *Teoría de la Información y Percepción Estética*, Madri, Júcar, 1976.
Morente, M. G., *Lecciones Preliminares de Filosofía*, Buenos Aires, Losada, 1938.
Morgan, E., *Tao, the Great Luminant*, Nova York, Paragon Reprint, 1962.
Morris, C., *La Significación y lo Significativo*, Barcelona, G. Gili, 1974.
Mosteirín, J., *Historia de la Filosofía I*, Madri, Alianza, 1983.
________. *Historia de la Filosofía II*, Madri, Alianza, 1983.

Motoyama, H., *Theories of the Chakras: Bridge to Higher Consciousness*, Nova York, Harper & Row, 1973.
Mukerjee, R., *The Social Functions of Art*, Nova York, Philosophical Lib., 1954.
Munford, L., *The Transformations of Man*, Nova York, Harper & Row, 1956.
Murchie, G., *The Seven Mysteries of Life, Boston, Houghton, 1978.*
Muses, C., Hypernumber Theory: The Appropriate Mathematics for a Science of Consciousness, Journal for the Study of Consciousness, janeiro, 1968.
Naranjo, C. e Ornstein, R., *On the Psychology of Meditation*, Nova York, Viking, 1971.
________. *Qué hacer con la libertad?*, Mutantia 18, Buenos Aires, 1984.
________. *La Edad de Síntesis*, Mutantia 7, Buenos Aires, 1981.
Navarra, J., *Our Noisy World*, Nova York, Doubleday, 1969.
Needham, J., *Science and Civilization in China*, Cambridge, Cambridge Univ. Press, 1962.
Needleman, J., *The New Religions*, Nova York, Doubleday, 1970.
Nettl, B., *Music in Primitive Culture*, Cambridge, Harvard Univ. Press, 1956.
Nicol, E., *Metafísica de la Expressión*, México, F. C. E., 1957.
Novalis, *La Enciclopedia*, Madri, Espiral-Fundamentos, 1976.
Ornstein, R., *The Nature of Human Consciousness*, São Francisco, Freemon, 1973.
________. *Psychology of Consciousness*, São Francisco, Freemon, 1972.
Orr, L. e Ray, S., *Rebirthing in the New Age*, Califórnia, Celestial Arts, 1977.
Ostrander, S., *Super Learing*, Nova York, Delacorte, 1979.
Ouspensky, P., *El Cuarto Camino*, Buenos Aires, Hachette; *O Quarto Caminho*, Ed. Pensamento, São Paulo, 1987.
Oyle, I., *The Healing Mind*, Califórnia, Celestial Arts, 1975.
Pagels, H., *The Cosmic Code: Quantun Physics as the Language of Nature*, Nova York, Simon & Schuster, 1982.
Panofsky, E., *Estudios sobre Iconología*, Madri, Alianza, 1982.
Parnes, S. e Hardiney, H., *A Source Book of Creative Thinking*, Nova York, Scribner's Sons, 1962.
Patrick, C., *Creative Thought in Poets*, Arch. Psych., 1935, 1-74.
Pavlovsky, E., *El Sr. Galindez y Reflexiones sobre el Proceso Creador*, Buenos Aires, Proteo, 1976.
________. e Kesselman, H., *Espacios y Creatividad*, Buenos Aires, Búsqueda, 1980.
Paz, O., *El Arco y la Lira*, México, F. C. E., 1956.
Pearce, J., *The Crack in the Cosmic Egg*, Nova York, Pocket Books, 1973.
Penfield, W., *The Mystery of the Mind*, Princeton, Princeton Univ. Press, 1976.
Pearls, F., *Sueños y Existencia*, Chile, Cuatro Vientos, 1977.
________. *Dentro y Fuera del Tarro de la Basura*, Chile, Cuatro Vientos, 1978.
Pessoa, F., *Mensagem*, Rio de Janeiro, Nova Fronteira, 1981.
________. *Ficções do Interlúdio 2 - 3*, Rio de Janeiro, Nova Fronteira, 1982.
Piaget, J., *La Psicología de la Inteligencia*, Barcelona, Crítica, 1983.
Pietsch, P., *Shufflebrain: The Quest for the Hologramic Mind*, Boston, Houghton Mifflin, 1981.
Planck, M., *Scientific Autobiography and Other Papers*, Conn., Greenwood Press, 1968.
Poincaré, H., *Ciencia y Método*, Madri, Espasa Calpe.
________. *La Esencia y la Hipótesis*, Madri, Espasa Calpe.
Pribram, K., *Languages of the Brain*, Englewood Cliffs, Nova York, 1971.
________. "Qué es todo este lío?", em *El Paradigma Holográfico*, Barcelona, Kairós, 1987.
________. *Holographic Memory*, Psychology Today, fevereiro de 1979, entrevista realizada por Daniel Goleman, E.U.A.
Prieto, L., *Mensajes y Señales*, Barcelona, Seix Barral, 1967.
Prigogine, I., *Order out of Chaos: Man's Dialogue with Nature*, Nova York, Bantam Books, 1984.
________. *From Being to Becoming: Time and Complexity in the Physical Sciences*, São Francisco, W. H., Freeman, 1980.
Prophet, E., *The Science of Rhythm for the Mastery of the Sacred Energies of Life*, Farol Culminante, E.U.A., 1978.
Racionero, L., *Textos de Estética Taoísta*, Madri, Alianza, 1983.
Rama, S., *Yoga and Psychotherapy*, Glenview, Himalaya Institute Publ., 1976.
Ramana Maharshi, *L'Enseigment de R. Maharshi*, Paris, A. Michel, 1972.
Ram Dass, *The Only Dance There Is*, Nova York, Doubleday, 1975.
Read, H., *Arte y Sociedad*, Barcelona, Península, Ediciones 62, 1970.
________. *Imagen e Idea*, México, F. C. E., Breviarios, 1957.
________. *The Significance of Children's Art*, Univ. of Brit. Columbia Press, 1957.
Reck, D., *Music of the Whole Earth*, Nova York, Scribner's Sons, 1977.

Reich, W., *El Asesinato de Cristo*, Barcelona, Bruguera, 1980.
________. *Análisis del Carácter*, Buenos Aires, Paidós, 1980.
________. *Escucha, Hombrecito*, Barcelona, Bruguera, 1981.
Rilke, R. M., *Cartas a un Joven Poeta*, Buenos Aires, Siglo Veinte, 1980.
Roberts, C., *The Scientific Conscience*, Nova York, Brazilles, 1967.
Roeder, J., *Music Perceptions and Basic Functions of the Human Brain*, Nova York, M. Clynes, 1982.
Rossi-Landi, F., *Significato, Ideología e Realismo Artístico*, Itália, Nuova Corrente, 1967.
Rogers, C,, *El Proceso de Convertirse en Persona*, Barcelona, Paidós Iberica, 1982.
________. *Liberté pour Apprendre*, Paris, Dunod, 1972.
Rothenberg, J., *Technicians of the Sacred*, Nova York, Doubleday, 1968.
Roszak, T., *El Nacimiento de una Contracultura*, Barcelona, Kairós, 1970.
Rudhyar, D., *The Magic of Tone and the Art of Music*, Colorado, Shambala, 1982.
Sachs, C., *The Commonwealth of Art*, Nova York, W. W. Norton, 1946.
________. *Style in Fine Arts*, Nova York, W. W. Norton, 1946.
________. *Music and the Dances*, Nova York, W. W. Norton, 1946.
Sagan, C., *La Conexión Cósmica*, Barcelona, Plaza & Janes, 1978.
________. *El Cerebro de Broca*, Barcelona, Grijalbo, 1981.
Salazar, A., *La Música como Proceso Histórico de su Invención*, México, F. C. E., 1950.
Saint-Exupéry, A. de, *El Principito*, Madri, Emecé, 1978.
Schachter, Z. M., *Sparks of Light: Counseling in the Hasidic Tradition*, Colorado, Shambala, 1983.
________. *The First Step*, Nova York, Bantam Books, 1983.
Sheelling, F. G., *Filosofía del Arte*, Buenos Aires, Nova, 1949.
Schumacher, E., *A Guide of the Perplexed*, Nova York, Harper & Row, 1977.
Scott, C., *The Voice of the Ancient*, J. M. Watkins, 1916.
Seashore, C., *Psychology of Music*, Nova York, McGraw-Hill, 1938.
Sejourne, L., *Pensamiento y Religion en el México Antíguo*, México, F. C. E., 1964.
Shah, I., *El Monasterio Mágico*, Buenos Aires, Paidós, 1976.
________. *El Camino del Sufí*, Buenos Aires, Paidós, 1974.
Sheldrake, R., *A New Science of Life*, Califórnia, Celestial Arts, 1976.
Singer, J., *Boundaries of the Soul: The Practice of Jung's Psychology*, Nova York, Doubleday/Anchor Press, 1972.
Small, C., *Music-Society-Education*, E.U.A., John Calder, 1972.
Snyder, G., *Ser y estar en la espacionave tierra*, Mutantia, 10, Buenos Aires, 1981.
Stebbin, L., *Music: Its Ocults Basis and Healing Value*, Londres, New Knowledge, 1972.
Stevens, S., *Sound and Hearing*, Nova York, Time Life Books, 1965.
Stone, A., *Song of the Kingdom*, Nova York, Doubleday, 1978.
Strawinsky, I., *Poética Musical*, Madri, Taurus, 1977.
Sourian, E., *La Correspondencia de las Artes*, México, F. C. E., 1965.
Suzuki, D. T., *Ensayos sobre Budismo Zen*, 3 vol., Buenos Aires, Kier, 1973.
Talbot, M., *Misticismo e Física Moderna*, Barcelona, Kairós.
Tart, Ch., *Psicologías Transpersonales I*, Buenos Aires, Paidós, 1979.
________. *Psicologías Transpersonales II*, Buenos Aires, Paidós, 1979.
________. *State of Consciousness*, Nova York, E. P. Dutton, 1975.
________. *Psi: Scientific Studies of the Psychic Realm*, Nova York, E. P. Dutton, 1977.
________. *On Being Stoned*, Palo Alto, Califórnia, Science and Behavior Books, 1971.
Taylor, C. W., *The Third Utah Conference on the Identification of Creative Scientific Talent*, Salt Lake City, Univ. Utah Press, 1959.
Teilhard de Chardin, P., *The Future of Man*, Nova York, Harper Torchbooks, 1969.
________. *The Phenomenon of Man*, Nova York, Harper & Row, 1959.
Thompson, D. W., *On Growth and Form*, Nova York, Cambridge Univ. Press, 1961.
Thomson, V., *The State of Music*, Nova York, Morrow, 1939.
Toffler, A., *Learning for Tomorrow*, Nova York, Vintage, 1974.
Travassos, E., "Xamanismo, Rituais Terapêuticos e Modalidades Vocais de Comunicação com o Sobrenatural entre os Kayabi", em *Pesquisa e Música*, Rio de Janeiro, Machado Horta Ed., 1984.
Trungpa, Ch. e Guenter, H., *El Amanecer del Tantra*, Barcelona, Kairós, 1976.
Tylor, E. B., *Primitive Culture*, Nova York, Brentano Ed., 1924.
Underwood, L., *World Music and Inner Transformation*, Milwaukee, Narada, 1984.
Valery, P., *El Alma y la Danza*, Buenos Aires, Losada, 1958.
Van Gulik, R. H., *The Lore of the Chinese Lute*, Tóquio, Sophia Univ., 1969.
Vargiu, J., "Creativity", em *Synthesis* 3/4, The Realization of the Self, Califórnia.

Vivekananda, S., *Raja Yoga*, Buenos Aires, Kier, 1973.
Watson, B., *Complete Works of Chuang Tzu*, Nova York, Columbia Univ. Press, 1968.
Watson, L., *Lifetide*, Nova York, Bantam Books, 1980.
________. *Supernature*, E.U.A., Hoddes & Stoughton, 1973.
Watts, A., *La Sabiduría de la Inseguridad*, Barcelona, Kairós, 1986.
________. *El Futuro del Extasis*, Barcelona, Kairós, 1974.
________. *El Libro del Tabú*, Barcelona, Kairós, 1972.
________. *O Significado da Felicidade*, São Paulo, Ed. Pensamento, 1983.
Weber, J. F., *La Psicología del Arte*, Buenos Aires, Paidós, 1966.
Weinstock, H., *Music as an Art*, Nova York, Harcourt, 1953.
Wertheimer, M., *Productive Thinking*, Nova York, Harper & Row, 1955.
White, J., *The Hightest State of Consciousness*, Nova York, Anchor, 1972.
________. *Frontiers of Consciousness*, Nova York, Julian, 1974.
________. *What is Meditation?*, Nova York, Anchor, 1974.
Whitehead, A. N., *Modos de Pensamiento*, Buenos Aires, Losada, 1984.
________. *Aventuras de las Ideas*, Buenos Aires, Fabril.
________. *Science and the Modern World*, Nova York, Macmillan, 1967.
________. *The Interpretation of Science*, Nova York, Bobbs Merril, 1961.
Whone, H., *The Hidden Face of Music*, Nova York, The Garden Studio, 1978.
Wilber, K., "El Ojo de la Ciencia y el de la Psicología Transpersonal", em *Más allá del Ego*, Barcelona, Kairós, 1982.
________. *La Consciencia sin Fronteras*, Barcelona, Kairós, 1985.
________. *El Proyecto Atman*, Barcelona, Kairós, 1988.
Wilheim, R., *I Ching*, Barcelona, Edhasa, 1979; *I Ching – O livro das mutações*, Ed. Pensamento, São Paulo, 1989.
________. *La Sabiduría del I Ching*, Madri, Guadarrama, 1977.
Winnicott, D., *Aspectos Psicológicos y Clínicos de la Regresión dentro del Marco Psicoanalítico*, Revista de Psicoanálisis, nº 3, Tomo XXVI, Buenos Aires.
Winternitz, E., *Musical Instruments and their Symbolism in Western Art*, New Haven, Yale Univ. Press, 1979.
Wittgenstein, L., *Tractatus Lógico Philosophicus*, Madri, Alianza, 1981.
Wolf, F. A., *Taking the Quantum Leap*, São Francisco, Harper & Row, 1981.
Wood, A., *The Physics of Music*, Londres, Methuen, 1944.
Yañez, A., *Mitos Indígenas*, Biblioteca del Estudiante Universitário, nº 31, México, UNAM, 1964.
Yates, P., *Twentieth Century Music*, Londres, Allen & Unwin, 1968.
Young, A. M., *The Reflexive Universe: Evolution of Consciousness*, Nova York, Delacorte Press, 1976.
Zoete, B. de, *Dance and Drama in Bali*, Londres, Faber & Faber, 1938.
Zuckenhandl, V., *Sound and Symbol: Music and the External World*, Princeton, Princeton Univ. Press., 1969.
Zukav, G., *The Dancing Wu Li Masters: An Overview of the New Physics*, Nova York, William Morrow, 1979.

Leia também

O TAO DA MÚSICA

Carlos D. Fregtman

Segundo uma concepção holística da realidade, a música se define em relação a outros sistemas mais amplos que a contêm e com os quais se inter-relaciona reciprocamente. Baseando-se nas mais recentes descobertas do campo da investigação ocidental e nos fundamentos da filosofia oriental, Carlos D. Fregtman não só sugere a existência de uma conexão íntima entre a consciência e a música, mas também entre todas e cada uma das partículas do Universo. Os reveladores conceitos que apresenta neste livro — baseados em mais de dez anos de pesquisas em laboratórios de som, sessões de musicoterapia e experiências transpessoais com música — constituem um documento único em seu gênero.

No momento em que o mau uso da tecnologia atenta contra a vida no planeta, em que o homem perde a noção de totalidade e se concentra apenas numa porção de si mesmo, em que a sensação generalizada que temos é a de ser um "ego separado, metido numa bolsa de pele", em que seres brutais negam os direitos de seus semelhantes, é preciso redescobrir as leis do equilíbrio e da harmonia da vida. Nossos limites não são as nossas fronteiras físicas, mas as nossas redes de mensagens, que deverão entrecruzar-se infinitamente para criar a trama cósmica de um futuro no qual reine o poder da consciência.

O Tao da música é o Tao do coração.

EDITORA PENSAMENTO

HOLOMÚSICA – Um Caminho de Evolução Transpessoal

Carlos D. Fregtman

Este é um livro fascinante, escrito por um músico que intuiu, encontrou e desenvolveu um caminho transpessoal em psicoterapia. Em *Holomúsica* se entrelaçam sentimentos, teorias, ritmos e pensamentos íntimos que são fonte de experiência emocional compartilhada através de encontros e leituras com "amigos e mestres", com Gregory Bateson, Wilhelm Reich, Carlos Castañeda, John Lennon, Ricardo Grimson, Egberto Gismonti, Alan Watts.

A partir de sistemas arquetípicos rítmicos que nos transcendem e construindo novas pontes entre a filosofia oriental e o paradigma sistêmico da ciência atual, *Holomúsica* esboça uma revolucionária *síntese noética* referente à natureza do homem, à realidade, à arte e à psicoterapia como processo criador e o misticismo como estrutura que tende a uma evolução global significativa.

Sugerindo que uma partícula subatômica pode ser considerada uma minúscula nota musical e que nossa natureza vital é harmônica, *Holomúsica* é a vibração que se apodera de nós quando o ritmo de nosso pulso se harmoniza com a pulsação do mar ou com as estrelas; quando nos sentimos parte inseparável de uma totalidade ininterrupta em movimento.

Cada capítulo deste livro é como um holograma: o leitor projeta luz e a imagem que obtém contém sempre a imagem total.

* * *

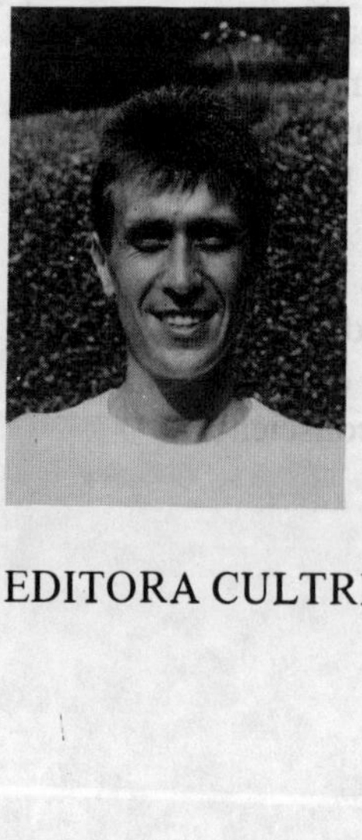

Carlos D. Fregtman é músico, musicoterapeuta e psicoterapeuta transpessoal formado pela Faculdade de Medicina da Universidad del Salvador, Buenos Aires. Foi chefe da equipe de musicoterapia do Serviço de Psicopatologia do Hospital Penna, professor da Universidad del Salvador, coordenador de seminários de formação para terapeutas no Rio de Janeiro, da Associação de Musicoterapeutas Universitários da Argentina e da Escola de Musicoterapia de Vitória, Espanha.

EDITORA CULTRIX

CORPO, MÚSICA E TERAPIA

Carlos D. Fregtman

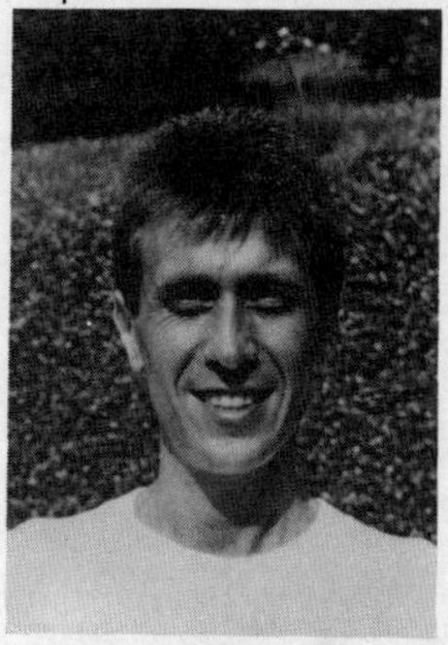

A partir de uma óptica de integração, consolidada por uma vasta experiência clínica, o autor, como um cartógrafo, explora ou mapeia neste livro o campo da relação som/ser humano no processo terapêutico e desenvolve, entre outros, os seguintes temas: função do som e do movimento, sentimentos reprimidos e catarse, instrumentos sonoros e comunicação não-verbal, criação de clima, múltiplas técnicas de abordagem no tratamento da psicose, laboratório de formação para terapeutas, corpo e identidade grupal e o papel da emoção.

Esta obra, que apresenta farto material com exemplos esclarecedores de patologias graves, culmina com a análise de um fragmento de sessão de musicoterapia a partir de três leituras possíveis dos fenômenos: interacional, psicodinâmica e social. Incluem-se também comentários e opiniões de dois grupos de pacientes acerca de suas próprias vivências com esse tipo de tratamento.

Seguindo um modelo de trabalho que é, fundamentalmente, uma forma criativa de jogo, o terapeuta mergulha numa realidade carregada de significados ancestrais, propondo uma liberação dos sentidos e uma recuperação de formas de relacionamento anteriores à formação do símbolo como geradoras e veiculadoras de estados emocionais.

Corpo, música e terapia constituirá, sem dúvida, um aliado valioso para os adeptos de um desenvolvimento orgânico da dinâmica do conflito do paciente através de diversas técnicas que permitam sua expressão e elaboração nos múltiplos planos em que se manifesta a comunicação humana.

EDITORA CULTRIX